高等职业教育药学类与食品药品类专业第四轮教材

# 药品储存与养护技术 第④版

## （供药学类、药品与医疗器械类、中医药类专业用）

主　编　秦泽平　张万隆

副主编　蒋　桃　辛艳梅

编　者　（以姓氏笔画为序）

王　沛（山西药科职业学院）

孙冠男（天津生物工程职业技术学院）

辛艳梅（山东医药技师学院）

张万隆（北京卫生职业学院）

张起强（天津中新药业集团股份有限公司）

秦泽平（天津生物工程职业技术学院）

蒋　桃（湖南食品药品职业学院）

蔡　鹃（赣南卫生健康职业学院）

薛秋颜（湖南九州通医药有限公司）

中国健康传媒集团

中国医药科技出版社

# 内 容 提 要

　　本书是"高等职业教育药学类与食品药品类专业第四轮教材"之一，根据药品储存与养护技术课程标准的要求编写而成。教材内容由药品仓库基本知识与基本技能，仓库医药商品进、出、盘操作过程和各类医药商品储存养护技术三个模块组成，共分为 13 个项目。本教材为书网融合教材，即纸制教材有机融合电子教材、教学配套资源（PPT、微课、视频等）、题库系统、数字化教学服务（有线教学、在线作业、在线考试），使教学资源更多样化、立体化。

　　本教材可供全国高等职业院校药学类、药品与医疗器械类和中医药类等相关专业教学使用，也可为医药企业仓储部门的岗位培训提供参考。

## 图书在版编目（CIP）数据

药品储存与养护技术/秦泽平，张万隆主编 . —4 版 . —北京：中国医药科技出版社，2021.8

高等职业教育药学类与食品药品类专业第四轮教材

ISBN 978 - 7 - 5214 - 2569 - 7

　Ⅰ.①药…　Ⅱ.①秦…　②张…　Ⅲ.①药物贮藏 – 中等专业学校 – 教材　②药品管理 – 中等专业学校 – 教材　Ⅳ.①R954

中国版本图书馆 CIP 数据核字（2021）第 143051 号

美术编辑　陈君杞
版式设计　友全图文

出版　**中国健康传媒集团** | 中国医药科技出版社

地址　北京市海淀区文慧园北路甲 22 号

邮编　100082

电话　发行：010 - 62227427　邮购：010 - 62236938

网址　www.cmstp.com

规格　889 × 1194mm $\frac{1}{16}$

印张　15 $\frac{3}{4}$

字数　446 千字

初版　2008 年 7 月第 1 版

版次　2021 年 8 月第 4 版

印次　2023 年 11 月第 5 次印刷

印刷　北京紫瑞利印刷有限公司

经销　全国各地新华书店

书号　ISBN 978 - 7 - 5214 - 2569 - 7

定价　**45.00 元**

获取新书信息、投稿、为图书纠错，请扫码联系我们。

# 出版说明

　　"全国高职高专院校药学类与食品药品类专业'十三五'规划教材"于2017年初由中国医药科技出版社出版，是针对全国高等职业教育药学类、食品药品类专业教学需求和人才培养目标要求而编写的第三轮教材，自出版以来得到了广大教师和学生的好评。为了贯彻党的十九大精神，落实国务院《国家职业教育改革实施方案》，将"落实立德树人根本任务，发展素质教育"的战略部署要求贯穿教材编写全过程，中国医药科技出版社在院校调研的基础上，广泛征求各有关院校及专家的意见，于2020年9月正式启动第四轮教材的修订编写工作。

　　党的二十大报告指出，要办好人民满意的教育，全面贯彻党的教育方针，落实立德树人根本任务，培养德智体美劳全面发展的社会主义建设者和接班人。教材是教学的载体，高质量教材在传播知识和技能的同时，对于践行社会主义核心价值观，深化爱国主义、集体主义、社会主义教育，着力培养担当民族复兴大任的时代新人发挥巨大作用。在教育部、国家药品监督管理局的领导和指导下，在本套教材建设指导委员会专家的指导和顶层设计下，依据教育部《职业教育专业目录（2021年）》要求，中国医药科技出版社组织全国高职高专院校及相关单位和企业具有丰富教学与实践经验的专家、教师进行了精心编撰。

　　本套教材共计66种，全部配套"医药大学堂"在线学习平台，主要供高职高专院校药学类、药品与医疗器械类、食品类及相关专业（即药学、中药学、中药制药、中药材生产与加工、制药设备应用技术、药品生产技术、化学制药、药品质量与安全、药品经营与管理、生物制药专业等）师生教学使用，也可供医药卫生行业从业人员继续教育和培训使用。

　　本套教材定位清晰，特点鲜明，主要体现在如下几个方面。

　　1. 落实立德树人，体现课程思政

　　教材内容将价值塑造、知识传授和能力培养三者融为一体，在教材专业内容中渗透我国药学事业人才必备的职业素养要求，潜移默化，让学生能够在学习知识同时养成优秀的职业素养。进一步优化"实例分析/岗位情景模拟"内容，同时保持"学习引导""知识链接""目标检测"或"思考题"模块的先进性，体现课程思政。

　　2. 坚持职教精神，明确教材定位

　　坚持现代职教改革方向，体现高职教育特点，根据《高等职业学校专业教学标准》要求，以岗位需求为目标，以就业为导向，以能力培养为核心，培养满足岗位需求、教学需求和社会需求的高素质技能型人才，做到科学规划、有序衔接、准确定位。

　　3. 体现行业发展，更新教材内容

　　紧密结合《中国药典》（2020年版）和我国《药品管理法》（2019年修订）、《疫苗管理法》（2019

年）、《药品生产监督管理办法》（2020年版）、《药品注册管理办法》（2020年版）以及现行相关法规与标准，根据行业发展要求调整结构、更新内容。构建教材内容紧密结合当前国家药品监督管理法规、标准要求，体现全国卫生类（药学）专业技术资格考试、国家执业药师职业资格考试的有关新精神、新动向和新要求，保证教育教学适应医药卫生事业发展要求。

**4. 体现工学结合，强化技能培养**

专业核心课程吸纳具有丰富经验的医疗机构、药品监管部门、药品生产企业、经营企业人员参与编写，保证教材内容能体现行业的新技术、新方法，体现岗位用人的素质要求，与岗位紧密衔接。

**5. 建设立体教材，丰富教学资源**

搭建与教材配套的"医药大学堂"（包括数字教材、教学课件、图片、视频、动画及习题库等），丰富多样化、立体化教学资源，并提升教学手段，促进师生互动，满足教学管理需要，为提高教育教学水平和质量提供支撑。

**6. 体现教材创新，鼓励活页教材**

新型活页式、工作手册式教材全流程体现产教融合、校企合作，实现理论知识与企业岗位标准、技能要求的高度融合，为培养技术技能型人才提供支撑。本套教材部分建设为活页式、工作手册式教材。

编写出版本套高质量教材，得到了全国药品职业教育教学指导委员会和全国卫生职业教育教学指导委员会有关专家以及全国各相关院校领导与编者的大力支持，在此一并表示衷心感谢。出版发行本套教材，希望得到广大师生的欢迎，对促进我国高等职业教育药学类与食品药品类相关专业教学改革和人才培养作出积极贡献。希望广大师生在教学中积极使用本套教材并提出宝贵意见，以便修订完善，共同打造精品教材。

# 数字化教材编委会

主　编　秦泽平　张万隆
副主编　蒋　桃　辛艳梅
编　者　（以姓氏笔画为序）
　　　　王　沛（山西药科职业学院）
　　　　孙冠男（天津生物工程职业技术学院）
　　　　辛艳梅（山东医药技师学院）
　　　　张万隆（北京卫生职业学院）
　　　　张起强（天津中新药业集团股份有限公司）
　　　　秦泽平（天津生物工程职业技术学院）
　　　　蒋　桃（湖南食品药品职业学院）
　　　　蔡　鹃（赣南卫生健康职业学院）
　　　　薛秋颜（湖南九州通医药有限公司）

《药品储存与养护技术》（第 4 版）是在第 3 版的基础上按照教育部印发的《职业教育专业目录（2021年）》中各相关专业课程标准的要求进行编写修订。药品储存与养护技术是药学、中药学等专业的通识课程，也是药品经营与管理等专业的核心课程之一。本次修订过程中继续坚持"以就业为导向、以能力为本位，全面提升学生素质为目标"的现代职业教育教学改革方向，根据近年来医药仓储物流的发展变化以及各专业岗位群对本门课程内容的要求，参照国家"十四五发展规划"和 2035 年远景目标的战略部署，结合了《中华人民共和国药典》（2020 年版）和近五年来实施的法律法规以及国家或行业相关标准。

与本教材第 3 版相比，本版在内容上有以下变化：①体现课程思政的内涵，结合专业内容和岗位工作特点插入有关遵纪守法、安全规范、爱岗敬业和工匠精神等的内容，引领并培养学生的文明行为与爱国情怀，提高学生的职业素养。②结合《疫苗法》和《药品管理法》（2019 年版）以及后疫情时代医药仓储行业的变化和学生的就业特点，增加了各类医药商品仓库堆码摆放特点介绍以及疫苗的储存养护要求。③结合现代医药物流领域的发展，增加了现代医药物流仓储中药品的进、销、盘操作，同时在原有医药经营 ERP 系统上，增加了医药 WMS 系统在现代医药物流仓储中的运用。由于医药行业领域发展的不平衡，在编写内容上一方面要反映现代医药仓储作业过程，同时另一方面还要使学生了解目前零售连锁、医药电商、药材经营等中小企业的仓库工作现状，以便使学生能够适应各种医药商品仓库的岗位工作。本教材内容仍保留 3 个模块，将原有的 10 个实训项目调整为 13 个；在每个教学项目后附有目标检测题。为了使教学内容丰富多彩，本教材制作成书网融合教材，在"医药大学堂"在线平台中包含有本教材配套的各项目的知识回顾、岗位情景模拟解析、即学即练答案和解析、目标检测答案与解析、各项目的教学课件、微课以及试题库及解答等数字资源。

本版教材的编写分工如下：天津生物工程职业技术学院秦泽平编写了项目二、项目三任务一、项目四任务一，北京卫生职业学院张万隆编写了项目九、项目十二并负责全篇审阅，山东医药技师学院辛艳梅编写了项目一、项目十，湖南食品药品职业学院蒋桃编写了项目五、项目六和项目七的任务四，湖南九州通医药有限公司薛秋颜编写了项目三任务二至任务四、项目四任务二，天津中新药业集团股份有限公司张起强编写了项目十一，天津生物工程职业技术学院孙冠男编写了项目八，山西药科职业学院王沛编写了项目七（任务一至任务三），赣南卫生健康职业学院蔡鹃编写了项目十三。全书由秦泽平统一审定和校对。

本书可作为高职高专院校药学类、药品与医疗器械类、中医药类各专业的教材，也可供各类医药企业在岗职工仓储培训使用。

本教材在编写过程中得到湖南九州通医药有限公司仓储部、天津中新药业药材分公司储运部、天津国药物流有限公司储运部、天津瑞澄大药房连锁有限公司配送中心等企业的领导和岗位师傅的大力支持和无私帮助，同时编写中也得到各参编院校的大力支持和帮助，在此一并表示衷心感谢。限于时间紧迫、编写水平所限，书中若有不足之处，敬请广大师生和读者提出宝贵意见。

编　者
2021 年 6 月

# 目录
CONTENTS

# 模块一
# 药品仓库基本知识与基本技能

## 项目一　药品储存与养护工作职责与职业素养要求

### 学习引导

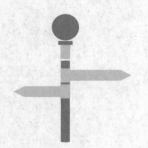

　　药品离开生产过程进入流通领域，到最终被消费是存在一定的时间间隔，如何保证药品在这个时间间隔内不出现丢失以及损坏、变质？医药仓库在这其中承担了什么样的职能？通过本项目的学习，将了解到药品储存与养护工作的概念、目的、意义、基本任务、工作职责等内容。

　　在药品的市场流通过程中，一般需要经历采购、运输、储存、销售四个主要环节，在医药商业工作实践中，我们常简称之为购、运、存、销。其中，购是药品从生产领域进入流通领域的第一个环节，销是药品从流通领域进入消费领域的最终环节。药品从采购到销售，都必须要经过运输和储存过程，也就是说，药品流通的起点是采购，终点是销售，而运输和储存是药品流通的中间环节。这四个环节相互依存、互相制约、互相促进，缺一不可。

### 学习目标

1. **掌握**　药品储存与养护的概念和意义。
2. **熟悉**　药品储存与养护的基本任务与工作职责。
3. **了解**　医药仓储从业人员应具备的职业素养。

## 任务一　药品储存与养护的目的和意义

PPT

 **岗位情景模拟 1-1**

　　**情景描述**　2008 年 7 月，昆明特大暴雨造成库存的×××药业公司生产的刺五加注射液被雨水浸泡。该公司云南销售人员张某从药业公司调来包装标签，更换后销售。6 名患者使用后出现严重不良反应，其中有 3 例死亡。中国食品药品检定研究院、云南省食品药品检验所在被雨水浸泡药品的部分样品中检出多种细菌。

　　**讨　　论**　"刺五加"事件产生问题的主要原因是什么？是否与药品的储存和养护不当有关？

答案解析

## 一、药品储存与养护的目的

### （一）药品储存与养护的概念

药品储存：指药品从生产到消费领域的流通过程中经过多次停留而形成的储备，是药品流通过程中必不可少的重要环节。"储"表示收存、保管、交付使用的意思，也称为"储存"。

药品养护：是运用现代科学技术与方法，研究药品储存养护技术和储存药品质量变化规律，防止药品变质，保证药品质量，确保用药安全、有效的一门实用技术。"养护"是指对储存药品所进行的"保养"及质量"维护"。

药品经营企业的仓储管理，主要是指以药品的出入库流程为主轴、在库药品的 GSP 管理与养护为核心的物流管理过程。

药品在生产完成后，未到达患者手中之前，在生产和消费之间存在一定时间和空间的间隔过程，药品储存与养护就是使用合理的储存手段与技术，有效地防止或延缓药品质量变异现象的发生，保证药品质量，确保用药安全。

### （二）药品储存与养护的目的　微课 1

**1. 保证药品安全有效**　"养护"是指药品在储存期间，所采取的必要的保养与维护的措施，以确保药品的安全有效。药品仓库的业务不单纯是进进出出、存存放放，必须重视保管养护，才能避免因养护不善而造成的各种损失。

**2. 确保药品储存安全**　确保药品储存安全系指在药品储存过程中，必须采取一定的养护技术，确保药品不发生质量变化，不发生燃烧、爆炸、倒塌、污损等现象。

**3. 降低损耗**　降低损耗是指药品在储存过程中要切实防止霉烂、变质、虫蛀、鼠咬、泛油、挥发、风化、潮解等现象的发生，以减少商品损耗，节省保管费用。

**4. 保证市场供应**　药品储存一方面有利于购进业务，另一方面又有利于批发和零售，可使药品源源不断地购进、发出，持续不断地供应市场，满足人们医疗保健需要。

**5. 促进流通顺畅、迅速**　药品的生产与消费在时间上和地区上往往出现差异。进行必要的药品储存可以调节这种差异，灵活地调剂余缺，使药品的流通顺畅、迅速。

**6. 促进医药商品生产标准化**　医药商品入库和出库时的质量抽检和质量核对，可促进药品生产企业不断提高医药商品质量和改进医药商品包装，使医药商品生产水平不断提高。

**7. 提高应急能力**　药品的生产与消费在时间上存在着差异。国家实行药品储备制度，同时鼓励企业储存一定量的药品，以保障在疫病流行、自然灾害和战争等各种非常情况下，具备应急供应能力。

**8. 消除地区差异**　药品的生产与消费在地区之间存在着差异。进行药品储存，可将药品从产地运往销售地，进行地区间的调剂。

## 二、药品储存与养护的意义

**1. 确保药品在储存过程中的安全，保证药品的使用价值**　药品仓库的基本职能是保存药品，保证药品在库不丢失、不损坏、数量准确、质量完好。同时，仓库应具有一定的条件和设备，加强药品的养护，确保药品的安全，减少药品破损、变质，避免各种损失，以保证药品的使用价值。

**2. 促进药品的流通，满足人民防治疾病的需要**　药品储存和养护是药品流通中的重要环节，只有组织好药品的储存，加强药品的养护，才能有效地保证药品质量，保障公众用药安全和合法权益，保证药品流通的顺利进行。如果流通领域中存在仓储设施不足、技术设备条件落后、仓储管理不善、仓储能力过小等情况，都会限制药品流通的速度和规模，进而影响市场供应，不能充分满足人民防治疾病的需要。

3. 监督药品质量，保证用药安全有效，保护和促进公众健康　在药品储存养护过程中，一方面不合格的药品不许入库，另一方面不符合规定的药品也不许出库。这样就可以阻止不合格的药品进入流通领域。

4. 降低流通费用，加速资金周转，提高企业的经济效益　药品储存部门通过加强储存管理，改善仓储保管条件，提高仓库和设备的使用效率，就能节约药品储存过程中的劳动消耗，降低储存费用；同时，做好药品养护工作，避免和减少药品损耗；根据市场需求，加快吞吐业务，加速资金周转，提高工作效率，从而可以节约开支、增加收益，提高企业的经济效益。

---

**即学即练 1 - 1**

答案解析

下列（　　）不属于药品储存与养护的意义？

A. 监督药品质量　　　　　　　　　　B. 增加就业岗位

C. 加速企业资金周转　　　　　　　　D. 促进药品的流通

---

# 任务二　药品储存与养护的基本任务和工作职责

PPT

## 一、药品储存与养护的基本任务

### （一）按时完成药品的收货、验收、入库、拣货、出库复核和发货等工作

药品的收货、验收、入库、保管、拣货、出库复核和发货等工作是药品仓储工作的重要环节与日常工作任务。按照工作职责与操作程序，药品仓储人员要尽职尽责地完成好药品验收、入库、储存、出库复核和发货的工作，做到票、账、货相符。

### （二）做好在库药品日常检查和储存养护工作，保证药品质量与数量

药品储存与养护是防止或延缓药品发生变质现象、保证药品质量和数量的重要环节。药品在储存过程中，如果发生变质而导致药品不合格的情况发生，不仅造成经济损失，而且有时还会危及患者健康。

### （三）掌握药品储存中发生质量变异的规律，积极采取预防和救治措施

药品质量的特性是安全性、有效性、稳定性和均一性。药品在储存及运输过程中其储存环境可能会发生温度、湿度等的变化，可能会遇到空气、光线、微生物、昆虫等的影响，有可能导致药品发生内在质量变化，因此药品仓储人员只有掌握药品质量变化规律、研究药品储存与养护新技术，才能有效地实施相应预防和救治措施，保证药品质量的安全有效。

## 二、药品储存与养护的工作职责

药品储存与养护的基本工作职责是：安全储存、降低损耗、科学养护、保证质量、收发迅速、避免

事故。基本原则是以预防为主，基本要求是合理储存。确保药品质量稳定，安全有效。

每个药品经营企业都对仓库药品储运和养护工作有明确的职责要求，如图1-1所示的岗位职责牌，虽然各个企业所要求的职责范围和表述形式各有不同，但一般都包括如下内容。

**药品储存保管与养护工作职责**

1. 药品仓库保管人员的基本职责：安全储存、降低损耗、科学养护、保证质量、收发迅速、避免事故。
2. 按照药品不同自然属性分类进行科学储存，防止差错、混淆、变质；做到数量准确，账目清楚，账、货、卡相符。
3. 药品仓储保管应执行《药品储存控制程序》，并按《主要剂型的储存保管与养护要点》做好在库药品的储存保管。
（1）药品应按储藏温湿度要求，分别储存于阴凉库或常温库、冷藏库内。阴凉库：温度不高于20℃；常温库：温度保持在10~30℃；冷库：温度保持在2~10℃。相对湿度：各库房相对湿度保持在35%~75%之间。
（2）药品应依据药品性质，按分库、分类存放的原则进行储存保管，其中：药品与非药品应分库存放；内服药与外用药应分库或分区存放；品种外包装容易混淆的品种应分区或隔垛存放；易串味的药品、中药材、中药饮片、化学原料药以及性质相互影响的药品应分库存放；药品中的危险品应存放于危险品专库；不合格品应存放在不合格品区内；退货药品应存放在退货区，经质量验收并确认为合格品后再移入合格品区；经质量验收为不合格的入不合格品区；特殊管理药品（即麻、精、毒、放类药品）应专库储存。
（3）药品应按效期或批号分开摆放：药品按品种、规格、批号、生产日期及效期远近依次或分开堆码，如混批堆码，每一垛的混批时限不超过一个月；近效期药品即有效期不足一年时，应按月填报近效期药品催销月报表，并挂近效期标志。
4. 在搬运和堆垛等作业中均应严格按药品外包装图示标志的要求搬运存放，规范操作。不得倒置，要轻拿轻放，严禁摔撞。怕压药品应控制堆放高度，并定期翻垛。
5. 药品的货堆应留有一定距离，具体要求如下：药品垛与垛的间距不小于100cm；药品垛与墙、柱、屋顶、房梁的间距不小于30cm；药品垛与散热器或供暖管道、电线的间距不小于30cm；药品与地面的间距不小于10cm；库房内主要通道宽度不小于200cm；照明灯具下方与药品垛之间的垂直距离不小于50cm。
6. 在库药品均实行色标管理。其中：黄色，为待验药品、退货药品；绿色，为合格药品；红色，为不合格药品。
7. 药品入库时要经过质量检查验收，并依据检查验收员签字或盖章的"验收入库通知单"办理入库手续；仓储保管人员对货与单不符、质量异常、包装不牢或破损、标志模糊等情况，有权拒收并报告企业有关部门处理。
8. 药品仓储保管人员应接受药品养护员有关储存方面的指导，掌握《主要剂型的储存保管与养护要点》，与养护员共同做好库间温湿度等管理，正确储存药品。
9. 药品出库发货时，应坚持执行药品出库复核的管理规定，未经复核人员检查复核并签字的药品不得出库发货，药品出库发货时，应做好出库发货复核记录。
10. 对于销后退回药品，应按《退货药品的管理规定》做好退货记录与存放、标识等管理工作。
11. 药品仓储保管人员每月底应定期做好库存盘点工作，做到货、账、卡相符。

图1-1 岗位职责牌

**（一）药品储存岗位职责**

1. 按照药品不同自然属性分类进行科学储存，防止差错、混淆和变质；

2. 做到数量准确，账目清楚，票、账、货相符；

3. 药品仓储保管人员应执行《药品储存控制程序》，并按《主要剂型的储存保管与养护要点》做好在库药品的储存保管。

（1）应按储藏温、湿度要求，分别储存于常温库、阴凉库和冷藏库内。

（2）应依据药品性质，按分库、分类存放的原则进行储存保管。

（3）在搬运和堆垛等作业中均应严格按药品外包装图示标志的要求搬运存放，规范操作；不得倒置，要轻拿轻放，严禁跌落、挤压；怕压易碎药品应控制堆放高度，并定期翻垛。

（4）药品的堆垛和摆放应符合相关距离要求。

（5）在库药品均实行色标管理；根据药品的质量状态分别标示黄色、绿色和红色色标。

（6）药品仓储人员每月底应定期做好库存药品盘点工作，做到票、账、货相符。

**（二）药品出入库岗位职责**

药品出入库管理应严格执行《药品出入库管理制度》，积极主动，尽职尽责地做好药品出入库管理工作。

1. 药品入库时应按照《进货药品验收入库工作流程》及其图示，经过质量检查验收，并依据验收员签字或盖章的"验收入库通知单"办理入库手续。

2. 药品入库时保管员对货与单不符、质量异常、包装不牢或破损、标志模糊等情况，有权拒收并报告企业有关部门处理。

3. 药品出库发货时，应坚持执行《药品出库复核管理规定》对药品进行复核，并做好出库复核记录。未经复核人员检查复核并签字的药品不得出库发货。

4. 药品出库发货时，应打印《出库药品随货同行单》并加盖药品出库专用章，连同药品一起配送给客户。

5. 对于销后退回药品，应按《退货药品管理规定》做好退货药品的验收与存放、标示等管理工作。

**（三）药品在库检查和养护岗位职责**

1. 每天要按照《药品养护管理制度》，检查在库药品的储存条件；要掌握主要剂型的储存保管与养护要点，做好仓库温、湿度等管理，正确储存药品。

2. 药品仓储保管过程中，按照《药品在库检查与养护操作规程》定期对在库药品根据流转情况进行质量检查和养护，并做好检查和养护记录；对检查中发现的问题应及时通知质量管理部进行复查处理。

**即学即练 1–2**

药品储存与养护工作的基本原则是（ ）。

A. 合理储存 　　 B. 降低损耗 　　 C. 预防为主 　　 D. 收发迅速

答案解析

---

 **知识链接**

### 医药物流与《药品物流服务规范》

医药物流是指依托一定的物流设备、技术和物流管理信息系统，有效整合营销渠道上下游资源，通过优化药品供销配运环节中的验收、存储、分拣、配送等作业过程，提高订单处理能力，降低医药商品分拣差错，缩短库存及配送时间，减少物流成本，提高服务水平和资金使用效益，实现自动化、信息化和效益化。

《药品物流服务规范》（GB/T 30335–2013）是由全国物流标准化技术委员会制订，经国家标准化管理委员会批准的国家标准。标准规定了药品物流服务的基本要求，仓储、运输、配送、装卸搬运、货物交接、信息服务等作业要求，以及风险控制、投诉处理、物流服务质量的主要评价指标，适用于药品流通过程中的药品物流服务。药品生产过程中涉及的药品物流服务亦可参照执行。

仓储作业主要包含以下方面内容：①信息、单据审核及作业准备；②药品收货验收；③药品在库储存、养护；④药品出库与包装；⑤销后退回药品处理；⑥不合格药品处理；⑦单据信息传递与管理；⑧药品仓库环境温湿度的控制；⑨作业场所、标识。

PPT

# 任务三　医药仓储从业人员应具备的职业素养

## 一、医药仓储行业安全管理行为规范 微课2

如图1-2药品仓库安全管理制度牌所示，医药仓储行业安全管理规范一般主要包括以下内容。

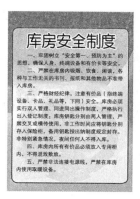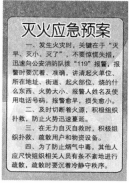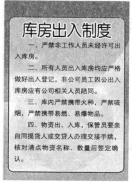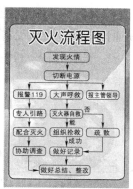

图1-2　药品仓库安全管理制度牌

1. 在上班前4小时内和工作中，不准喝酒和上网，保证充足的睡眠和清醒的头脑。

2. 作业前必须按规定穿戴好工作服，叉车工应戴好安全帽。

3. 仓库工作人员必须熟悉所管理医药商品的安全知识。

4. 工作中不准唱歌、闲谈、打闹、睡觉、吃零食、听音乐，做与工作无关的事。

5. 非仓库人员禁止入内，严禁在仓库内住宿；对外业务和接待外来人员要在办公区内进行。

6. 工作前要检查工具、设备和安全消防设施是否完好；发现问题要及时汇报处理，登记结果。

7. 不是自己操作的设备，不准随意开动，各种开关、阀门和警告标志不准乱动。

8. 电脑系统必须经过批准登记才能使用。

9. 非电器维修人员不准拆装电器装备和线路。

10. 工具设施要定期维护，不准带病作业。

11. 仓库内电动叉车等运输工具要正向行驶，货物不能遮挡视线；医药商品在搬运时，应平稳牢固。

12. 各类医药商品分类摆放在安全通道以外、系统指定货位，整齐稳固便于取放，要按批号顺序摆放。停电或系统故障时，能够按图和规律找到货物；所有物品都要求摆放在货架或托盘上，杜绝地面摆放货物。

13. 重物搬运轻拿轻放，要防止脱手砸脚；不随意打开集装箱类的车门。

14. 工作中产生的废弃物，要放到指定区域，专人统一处理。

15. 从货架高层取放医药商品时，脚踏车、梯子、凳子应状况良好、放置稳固，不准踩踏医药商品包装、周转箱、货架、传送带，避免发生事故。

16. 窗户未经允许不准随意打开和关闭；人员离开库区前，检查水电门窗的安全情况。

17. 仓库为禁止烟火的场所，严禁吸烟或未经允许的明火作业。

18. 各种消防器材，要经常维护保持良好状态，放置在指定位置不得随意移动。

19. 仓库应符合医药商品保管条件；库内通风良好，温湿度符合标准要求，定期检查；工作场所噪音要符合标准。平时应防止老鼠和其他生物进入仓库。

20. 每天随时注意天气变化，在暴雨和暴雪来临前，应提前做好预防，防止雨水和雪水侵入仓库。严禁私自将易散湿的个人物品带入库内，引起库内湿度出现较大变化。

21. 注意安全用电，平时应检查电器电源是否正常，电源线绝缘部分是否破损、电源插头是否损坏松动；一旦发生触电事故时，要迅速使受害者脱离电源，进行抢救。

22. 危险品库和特殊药品库实行专人管理，未经批准不得入内；在危险品库内禁止使用手机或对讲机等无线通讯工具，以免引起爆炸或火灾。

23. 应急电话：119、110、120、相关领导的电话、责任人的电话、派出所的电话，休假、轮休、替班人员的登记。

24. 交接班登记：水、电、门、窗、工作人员、来访人员、时间、异常情况、工作情况、待处理情况、提醒注意。

## 二、医药仓储从业人员职业素养要求

职业，即个人所从事的服务于社会并作为主要生活来源的工作。职业素养是职业中内在的规范和要求，是在职业过程中表现出来的综合品质；职业信念、职业知识技能和职业行为习惯是职业素养的三大核心。一个成功职业人要具备良好的职业道德、正面积极的职业心态和正确的职业价值观意识；良好的职业信念体现在爱岗、敬业、忠诚、奉献、正面、乐观、用心、开放、合作及始终如一等各项职业行为。

### （一）医药仓储从业人员职业道德

**1. 职业人遵循的基本职业道德**　诚实、正直、守信、忠诚、公平、关心他人、尊重他人、追求卓越、承担责任。

**2. 医药行业职业道德**　质量第一，崇尚生命；诚信为本，公平竞争；遵纪守法，杜绝假冒；爱岗敬业，钻研技艺；规范操作，健康卫士。

**3. 药品仓储行业职业道德**　注重质量，坚持原则；认真负责，一丝不苟；预防为主，减少损失；不断学习，总结规律；工作勤奋，保证供应。

【职业道德警示】

### 药店储存药品不当应当承担法律责任

2017 年 5 月 18 日，广西某市银海区食药监局（以下简称"区食药监局"）在执行广西药品抽检计划时，对某市某药房销售的银黄胶囊（生产企业：陕西＊＊制药有限公司；产品批号：20160＊＊＊；生产日期：2016.＊＊；有效期至2018.＊＊；数量：9盒）进行监督抽检。经广西壮族自治区某市食品药品检验所检验，检验结论为"结果不符合规定"。其中，银黄胶囊检查项下的水分检验结果为"11.5％，不符合规定"，标准规定为"不超过9.0％"；装量差异检验结果为"不符合规定"，标准规定为"应符合规定"。

警示：药品不同于普通商品，药品在外部性状发生肉眼可见的变质特征之前，常常会先发生内在质量变化。本案中的药品银黄胶囊，其水分含量超出药品标准规定上限2.5％，这将导致药品中的黄芩苷出现水解，造成疗效减低并出现一些不可预测的不良反应。银黄胶囊水分与储存的温度、湿度等密切相关。经查该药房购入银黄胶囊并验收合格后，没有在药品规定的贮藏环境中（贮藏条件：密封，置阴凉处）进行储存，也不能提供药品从购进开始直至扣押当日的环境温湿度监测记录。抽检药品不合格是药店人员储存不当造成的，因此这些人员应承担销售劣药的法律责任。

**（二）医药仓储从业人员职业行为习惯**

**1. 职业人的基本职业习惯** 守时，认真聆听，快速响应，做事有条理，事事有回复。

**2. 职业人的良好职业习惯** 积极的职业态度，清晰的目标计划，有效的时间管理。

**3. 医药仓储从业人员职业行为习惯** 爱护医药商品，讲究卫生，手勤眼快，细心周到，勤奋好学，善于合作。

**（三）医药仓储从业人员职业意识**

**1. 职业人应具备的职业意识** 团队意识、服务意识、服从意识、沟通意识、学习意识、责任意识。

**2. 医药仓储从业人员应具备的职业意识** 安全意识、自觉意识、核算意识、保密意识、竞争意识。

**（四）医药仓储从业人员应具备的职业精神**

**1. 要具备敬业精神** 首先必须热爱仓库的工作，具有敬业的精神，才能做到讲效率，讲效益，认真地贯彻执行有关仓储管理工作的方针、政策和法律法规，并具有高度的责任感。忠于职守，廉洁自律，关心企业的经营。

**2. 要具备吃苦耐劳精神** 仓库一线工作不仅脏而且累，从业人员必须要有吃苦耐劳的精神。仓储作业的特点，主要表现在以下几个方面。

（1）作业过程存在不连续性，每件商品的作业过程不一定完全相同，有些商品的外包装很脏，包装也很不规范，入库和拣货时多数情况需要手工进行。

（2）作业量的不均衡，仓库每天发生的作业量是有很大的差别的，不同月份之间的作业量也有很大的不同。

（3）作业对象复杂，医药商品成千上万、各式各样，不同的医药商品要求有不同的作业手段、方法和技术。应认识到作业商品的复杂性，机智巧妙地加以解决。

（4）作业范围广泛，仓库作业环节大部分是在仓库范围内进行的，但是也有一部分作业是在仓库以外的范围进行的，比如接运、配送等。

**3. 要具备不断学习、不断更新的精神** 仓储活动离不开仓储技术装备的支持。仓储人员应该与时俱进，熟悉仓储设备，能综合高效地利用仓储设备，掌握现代仓储管理技术，能熟练地运用各种现代信息技术。

**4. 要具备团队协作精神和个人独立工作能力** 医药商品仓库最重要的两项工作便是入库和出库。入库阶段由接运、验收和入库交接三个环节组成，这之间每个岗位既要相互协作，同时在每个岗位工作的个人还要有很强的独立工作能力。

**5. 要具备精打细算的精神** 仓储经济核算有利于仓储管理现代化的提高，有利于提高仓储的经济效益。通过核算，有利于企业编制合理的仓储计划，充分发挥企业和职员的积极性和主动性，增强责任感，不断提高仓储管理水平。虽然仓储人员并非专业的财务人员，但作为合格的仓储人员必须要具备一定的财务管理能力，能查阅财务报表，进行经济核算，精通成本管理，进行价格管理和决策。

**【学习工匠精神，认真对待药品仓储工作—思政点滴】**

　　药品仓库中验收员和保管员等都是一些非常平凡的岗位，工作既辛苦又单调乏味，然而作为医药仓储从业人员来说应该以积极、认真、负责的态度来对待这项工作，要学习工匠精神，要树立敬业精神。

**即学即练 1-3**

仓库药品储存与养护人员应当具备（　　）职业意识?

A. 关爱生命　　　B. 言语文明　　　C. 保密意识　　　D. 遵守交通法规

答案解析

答案解析

# 目标检测

## 一、选择题

1. 下列描述不是药品养护目的的是（　　）

　　A. 保证药品安全有效　　　　　　　　B. 确保药品储存安全

　　C. 降低损耗　　　　　　　　　　　　D. 提高企业利润

2. 药品养护的基本原则是（　　）

　　A. 专人养护　　　　　　　　　　　　B. 预防为主

　　C. 分类分区　　　　　　　　　　　　D. 正确堆垛

3. 药品存储的基本原则是（　　）

　　A. 分类储存　　　　　　　　　　　　B. 按批号储存

　　C. 按体积大小储存　　　　　　　　　D. 按入库先后时间顺序储存

4. 有关药品仓库安全管理制度，下面说法不正确的是（　　）

　　A. 仓库窗户未经允许不准随意打开和关闭

　　B. 药品仓库库房内严禁吸烟，但在库房外的库区道路上可以吸烟

　　C. 仓库内空间严禁晾晒湿衣物

　　D. 仓库内电动叉车等运输工具要正向靠右行驶

5. 下列哪一项没有违反药品仓库管理制度（　　）

　　A. 叉车工在作业时，没有戴安全帽

　　B. 中午在餐厅喝了一瓶啤酒，休息1小时后开始药品上架工作

　　C. 开库房照明灯时发现开关漏电打火，自己没有主动维修，而是申请报修

　　D. 在仓库内接待了非本单位亲友

6. 下列不属于药品储存与养护意义的是（　　）

　　A. 保证药品的使用价值　　　　　　　B. 促进药品的流通

　　C. 监督药品质量，保证用药安全有效　　D. 最大限度的储备药品

7. 下列描述不属于药品仓储行业职业道德的是（　　）

　　A. 注重质量、坚持原则

　　B. 认真负责、一丝不苟

C. 预防为主、减少损失、不断学习、总结规律

D. 要具备吃苦耐劳、敬业精神

二、判断题

1. 在危险品库内使用手机打电话。（　　）

2. 仓库到货卸车，收货人员可以不用向司机打招呼，直接打开集装箱的车门。（　　）

3. 在药品储存中，危险品不能直接放到医疗用毒性药品库中储存。（　　）

4. 下雨天，仓库工作人员可以把湿雨伞带进库房晾干。（　　）

5. 在立体仓库工作时，保管员从货架高层取放药品时，可以踩在传送带上。（　　）

书网融合……

知识回顾　　　　微课1　　　　微课2　　　　习题

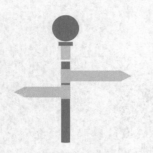

## 项目二　医药商品的类型、包装和标示认知

### 学习引导

在各类医药企业的仓库中，经常会看到存储的各种各样不同的医药商品，它们有的是采用纸箱包装，有的采用纸板桶包装，也有的使用纸袋或麻袋包装，在这些包装上面常常还印有各种不同的标示和符号。那么在经营中都有哪些医药商品？又是怎样来区分它们的呢？接下来就去认识一下这些常见的医药商品吧。

### 学习目标

1. **掌握**　各类医药商品的基本概念和类型。
2. **熟悉**　各类医药商品包装要求。
3. **了解**　各类医药商品包装上各项标示的含义。

在医药行业中，经营的医药商品主要分为原料型和消费型医药商品两大类，其中原料型医药商品主要包括：化学原料药、中药材、中药提取物和药用辅料等；消费型医药商品主要包括：中药饮片、中成药、化学药制剂、生物制品、医疗器械、保健食品、医药类化妆品、预包装食品、消毒剂、卫生用品、抗（抑）菌剂及卫生杀虫剂等产品。 📱 微课1

## 任务一　原料型药品的类别、包装和标示

PPT

### ▶▶ 岗位情景模拟2-1

**情景描述**　2018年1月某市药品零售连锁企业在接受当地市场监管部门检查时，被告知仓库中储存的精制党参包装礼盒，共计15盒，属于超范围经营药品，禁止销售，并须接受处罚。

**讨　论**　该企业经营者认为，仓库中的精制党参包装礼盒，是种植的党参剪截成6厘米长段后的商品，属于精制中药饮片，本企业的《药品经营许可证》上规定的经营范围中包括有中药饮片（精制），企业没有超范围经营，不应受到处罚；而市场监管人员则认为，该礼盒中党参不符合中药饮片的性状特征，并且在其包装上也没有中药饮片要求的标示项目，该党参虽然经过了加工，去除了芦头和支根，但主根原型依然保持，加工过程属于中药材的产地加工，商品仍属于中药材；该商品超出了企业的《药品经营许可证》规定的经营范围，应当停止销售，接受处罚。对此你有什么看法？

答案解析

中药是指在中医理论指导下用于预防、诊断、治疗疾病或调节人体机能的药物。中药多来源于植物，也有的来源于动物和矿物。中药按生产制造工艺分为中药材、中药提取物、中药饮片和中成药，其中中药材和中药提取物都属于原料型医药商品。

## 一、中药材的类型、包装和标示

中药材是指来源于药用动植物或矿物，经过产地加工取得的药用部位的制成品，它是生产中药饮片和中成药的原料。在传统中药材商品中，通常按药用部位将中药材分为根和根茎类、果实种子类、全草类、花叶类、树皮类、藤木树脂类、菌藻类、动物类、矿物类及人工提取加工类等。在中药材中有28种药材含有剧毒成分，也有1种含有麻醉药品成分（罂粟壳），它们分别属于特殊管理药品中的医疗用毒性药品和麻醉药品，实行特殊管理。

### （一）中药材的包装

现行流通的药材产品包装形式主要以麻袋、编织袋、纸箱、压缩打包件四大形式为主，也有部分品种采用桶装形式。但是同一品种不同产地的包装形式比较随意，包装装量也由产地自行决定，无统一规定。药材商品交易中通常采用下列方式。

1. 一般药材，例如，根和根茎类、皮类药材、茎木类等，通常使用麻袋做包装；装量通常为15~20kg。

2. 细小的种子类和粉末类药材，例如葶苈子、车前子、蒲黄、松花粉等，常常在麻袋内衬布袋密封；装量通常为5~15kg。

3. 矿石类、贝壳类等较重的药材，通常使用塑料编织袋包装；装量一般为15~30kg。

4. 贵细料药材，例如，冬虫夏草、牛黄、鹿茸等，外包装通常采用纸箱或木盒包装，内衬绸布和防潮纸，装量通常为500g~10kg，也有的采用布袋装。

5. 易变质药材，如枸杞子、山茱萸等，外包装通常选用坚固的瓦楞纸箱，内包装使用透气的牛皮纸袋或布袋；装量通常为1~10kg。

6. 易碎药材，如蝉蜕、蛇蜕、鸡内金、月季花等，外包装也通常选用坚固的瓦楞纸箱，箱内多衬防潮纸或塑料薄膜；装量通常为1~10kg。

7. 液态类药材，如竹沥液等，内包装通常使用玻璃器皿，外包装选用坚固的瓦楞纸箱。

8. 受压不易变形、破碎的药材，通常选用打包机压缩打包，包外用麻绳、棕绳或铁丝捆扎，外套麻布、粗平布、塑料编织布等，最后用麻线缝合；通常每包重15~30kg。

9. 毒麻中药材通常使用特殊的铁盒或木盒包装，装量为1~5kg；医疗用毒性药材和麻醉药材要在外包装上分别贴有相应明显的医疗用毒性药品和麻醉药品标志，并加封。

10. 危险中药材（危险品）按不同性质单独包装，在包装上必须按国家标准GB190-2016《危险货物包装标志》的规定粘贴危险品标志，并标明标志的类别，以在运输、贮藏时引起注意。

中药材的包装器材（袋、箱、盒、罐等）及包装材料应清洁、干燥、无污染、无破损，并符合药材质量要求。药材进行包装后应有批包装记录，内容有品名（药材名）、批号、规格、产地、生产年月等。

### （二）中药材的包装标示

在每件药材产品包装上牢固粘贴药材商品标签，包装标签要注明：品名（使用中药正名正字）、规格、包装含量、产地、采收年月、储存条件、注意事项等，并附有质量合格的标志，有的药材商品还标有生产批号，目前中药材没有批准文号，在包装标示中必须要标示出药材产地。

目前，市场（包括互联网）上也有一些精制保健药材包装商品，这些商品通常是属于既可食用又可药用的中药材，它们的包装通常采用精致木盒、精美的纸盒或精美纸袋，上面标示有药材名称、产地、生产企业等信息。

## 二、中药提取物的类型、包装和标示

所谓中药提取物是指在中成药国家药品标准的处方项下载明，并具有单独国家药品标准，且用于中成药投料生产的挥发油、油脂、浸膏、流浸膏、干浸膏、有效成分、有效部位等成分，它不包括传统按中药材或中药饮片使用的产品，例如冰片、青黛、阿胶等；也不包括按化学原料药管理，并经过化学修饰的产品，例如盐酸小檗碱等。

中药提取物根据其形态通常分为：植物油脂、流浸膏和干浸膏粉等类型。植物油脂（含挥发油）提取物的内包装通常为氟化塑料桶（瓶）或玻璃瓶，外包装通常为瓦楞纸箱、纸板桶等；中药流浸膏提取物的内包装常采用强度较高的复合膜塑料袋，外包装通常使用圆形纸板桶；中药干浸膏粉的内包装通常采用强度较高的铝箔袋、牛皮纸袋或复合膜塑料袋，外包装通常采用纸板桶或纸筒。

在中药提取物的内外包装上通常标示有：提取物名称、含量、生产备案号和使用备案号、质量标准、生产企业、生产日期、生产批号、有效期至、包装规格、贮藏及运输注意事项等。

目前，中药提取物实行备案制，由省级药品监管部门发给中药提取物生产备案号，只有经过生产备案的中药提取物才允许使用，使用该提取物的中成药由省级药监部门发给使用备案号。中药提取物生产备案号格式为：ZTCB + 4 位年号 + 4 位顺序号 + 省份简称；中药提取物使用备案号（使用该提取物的中成药）格式为：ZTYB + 4 位年号 + 4 位顺序号 + 省份简称。例如，由贵州 XXXX 制药有限公司生产的中药提取物穿心莲内酯，其生产备案号是：ZTCB20190047 黔。

## 三、化学原料药的类型、包装和标示

化学原料药是指由化学合成、动植物组织提取或者发酵物提取所制备的各种药物原料，用于生产各种化学药制剂，是制剂中的有效成分，根据来源分为化学合成药和天然化学药两大类。在化学原料药中有一些需要特殊管理（专库储存、专车运输等）的药品，包括毒性药品、麻醉药品、精神药品（又分为第一类精神药品和第二类精神药品）和放射性药品，此外，对易制毒类化学品原料药也进行特殊管理。

原料药根据其形态通常分为液态原料药、固态粉末原料药和晶体原料药。

液体原料药常温下多为澄清油状，例如：维生素 A、甘油等，内包装通常为氟化塑料桶、棕色玻璃瓶或药用（PET 聚酯/AL 铝/PE 聚乙烯）复合膜包装袋，外包装通常使用圆形纸板桶、瓦楞纸箱等；固态原料药通常为化合物粉末或结晶，内包装通常采用强度较高的药用（PET 聚酯/AL 铝/PE 聚乙烯）复合膜包装袋、铝箔袋，外包装通常使用圆形纸板桶。

在内外包装上通常标示有原料药药品名称、批准文号（进口药品注册证号）、上市许可持有人、生产企业、生产日期、产品批号、有效期至、执行标准和贮藏要求，同时注明包装数量以及运输注意事项等内容。

国产化学原料药的批准文号格式是：国药准字 H + 四位年号 + 四位顺序号；例如，国药准字 H20052081。进口化学原料药标示：进口药品注册证号 H + 四位年号 + 四位顺序号；港澳台产化学原料药标示：医药产品注册证号 HC + 四位年号 + 四位顺序号。

## 四、药用辅料的类型、包装和标示

药用辅料系指生产药品和调配处方时使用的赋形剂和附加剂，是除活性成分或前体以外，在安全性方面已经进行了合理的评估，并且包含在药物制剂中的物质。药用辅料按照形态分为气体、液体、半固体和固体制剂；按照化学结构分为酸类、碱类、盐类、醇类、酯类、醚类、纤维素类、单糖类、双糖类和多糖类等。

液体药用辅料和半固体药用辅料的内包装通常采用氟化塑料桶、药用塑料瓶、药用玻璃瓶或药用（PET 聚酯/AL 铝/PE 聚乙烯）复合膜包装袋，外包装通常采用瓦楞纸箱；固体药用辅料的内包装通常采用牛皮纸袋、强度较高的药用（PET 聚酯/AL 铝/PE 聚乙烯）复合膜包装袋，外包装通常采用纸板桶或编织袋。药用辅料的包装或标签上通常要注明：产品名称、分子式、分子量、生产许可证号、批准文号、执行标准、类别（应注明为药用辅料）、规格（型号）、产品批号、生产日期、有效期至、生产企业和贮藏要求等信息。

普通药用辅料由省级药监部门给予注册，其批准文号格式是：省级简称 + 药准字 F + 四位年号 + 四位序列号；例如，一种药用辅料糊精，其批准文号为：鲁药准字 F2014023。对新的药用辅料和安全风险较高的药用辅料（例如：空心胶囊）由国家药品监督管理局实行注册管理，注册证号是：国药准字 F + 四位年号 + 四位顺序号；例如，某种交联羧甲基纤维素钠药用辅料其批准文号是：国药准字 F20110001。进口药用辅料标注：进口药品注册证号 F + 四位年号 + 四位顺序号；例如，一种进口的聚维酮 K17 药用辅料，注册证号：进口药品注册证号 F20171002。

【职业道德警示：素质教育】

药用辅料是包含在药物制剂中的物质，它的生产必须经药监部门的批准，绝不能以普通化工原料代替药用辅料，更不能"张冠李戴"。

2006 年 4 月 24 日起，中山大学附属第三医院陆续有患者在使用齐齐哈尔第二制药厂生产的亮菌甲素注射液后出现急性肾衰竭症状，事件最终造成 13 名患者死亡，2 名患者受到严重伤害。

事后查明是齐齐哈尔第二制药厂原辅料采购人员、验收检验人员，将工业原料二甘醇冒充药用辅料丙二醇采购入库，并用于生产亮菌甲素注射液，最终导致该悲剧发生。

**即学即练 2－1**

医药商品仓库货台上储存的甘石粉，在其牛皮纸袋包装上标示有批准文号：国药准字 H20103587；据此它属于下列哪类医药商品？（ ）

答案解析

A. 药用辅料 　　 B. 化学药原料药 　　 C. 中药饮片 　　 D. 化学药制剂

PPT

# 任务二 消费型药品的类别、包装和标示

 **岗位情景模拟 2-2**

答案解析

**情景描述** A 药品批发企业仓库中，刚刚采购的一批药艾条到货，验收人员验收合格后，通知保管员入库。如果你是保管员，你会将本批药艾条存入哪种药品库？

**讨 论** 你根据哪些特征和标示将此商品存入这个仓库？

## 一、中药饮片的类型、包装和标示

中药饮片是指在中医药理论指导下，按照中药饮片炮制规范和炮制方法将中药材经过净制、切制和炮炙处理后的制成品，可以直接供应临床配方煎制汤剂、生产中药配方颗粒或中成药。中药饮片包括原药材经过净制、切制后形成的切制饮片，也包括将切片炒制、蒸制等进一步炮炙加工后形成的炮炙饮片。

### （一）中药饮片的类型

**1. 切制饮片** 指药材经过了精选、净制、切制等工序，但未经过炮炙（炒、烫、煅等）加工而形成的片、段、块、丝等，直接干燥后形成的饮片商品。

**2. 炮炙饮片** 切制后的药材，经炒、烫、煅、蒸（炖）、煮、制炭、制霜等处理加工后形成的饮片。

在中药饮片中，包含有 28 种毒性饮片和 1 种麻醉饮片，对这些饮片实行严格的特殊管理，采取专库储存、专车运输方式（见项目十二）。

### （二）中药饮片的包装和标示

目前中药饮片多采用牛皮纸袋、塑料薄膜袋或复合膜袋等作内包装，以纸箱作外包装。少数饮片采用了玻璃瓶、塑料瓶、木盒、铁盒等精致包装。目前，只有少数品种有批准文号，而大部分中药饮片还没有实行批准文号管理，中药饮片生产实行许可制，中药生产企业必须取得饮片生产许可证后才允许生产中药饮片。

 **知识链接**

**实行批准文号管理的中药饮片品种**

蜂蜜、人工牛黄、滑石粉、冰片、青黛、龙血竭、熊胆粉、水牛角浓缩粉、胆南星、六神曲、半夏曲、建曲、沉香曲、阿胶、鹿角胶、龟甲胶、珍珠粉、蟾酥（锭）、鲜竹沥、西瓜霜等。

**1. 外包装** 中药饮片外包装通常采用能够防潮、防污染，有机械强度，易储存、运输的包装用瓦楞纸箱。包装箱侧面通常标明饮片名称、炮制规范、装量、注册商标、生产日期、生产批号、生产企业，并印有防潮等警示标示，一些精制饮片采用塑料瓶、玻璃瓶或精制纸盒或铁盒装。

**2. 内包装** 中药饮片的内包装通常使用牛皮纸袋、复合膜塑料袋和纸盒等，每袋装量为 500～1000g。

（1）牛皮纸袋　用于包装需要透气的植物类切制饮片、炒制饮片、烫制饮片、蒸（炖）制饮片、炮制的动物类饮片等。

（2）复合膜塑料袋　用于包装需要密封的中药饮片，如煅制、炭制、煮制、蜜炙、酒炙、醋炙、盐炙饮片、树脂类、粉末类、矿物类饮片。塑料袋侧面透明，能看到里面产品。

（3）铁（纸、木）盒　用于包装需要密闭，并防止串味的中药饮片，如姜（胆）汁炙饮片、酒蒸（炖）制饮片、曲类、胶类饮片及贵重饮片等。

（4）热封型茶叶滤纸包装袋　用于包装不易霉变、虫蛀的中药饮片品种。

（5）牛皮纸袋内衬塑料薄膜　用于包装粉末类或细小的种子类饮片，采用双层包装，防止洒漏污染。

在饮片的内包装上通常标示有：饮片名称、规格、产地、产品批号、生产日期、生产企业等内容，有的省还要求标注质量（炮制）标准、生产许可证号、质量合格标志、注册商标等，并印有密封、防潮等警示标记。实行批准文号管理的中药饮片必须印有产品的批准文号。

## 二、中成药的类型、包装和标示

中成药是以中药材、中药饮片为原料，在中医药理论指导下，为了预防及治疗疾病的需要，按规定的处方和制剂工艺将其加工制成一定剂型的中药制品。

### （一）中成药的类型

中成药根据用药途径分为内服药和外用药，根据是否需要处方分为处方药和非处方药（OTC），根据功能主治分为：解表药、清热药、温里药、泻下药、安神药、理气药、理血药、开窍药、祛湿药、补益药、祛风止痉药、消导药、止咳化痰平喘药等。

### （二）中成药的包装和标示

中成药的包装是中成药的销售单元。一般中成药通常采用三级包装形式，即：小包装、中包装和大包装。

**1. 小包装**　是中成药的最小销售单元，是指含有药品说明书并在外表面印有标示的小包装纸盒，小包装又包含有外包装和内包装，外包装通常为纸盒，内包装是直接接触药品的塑料袋、纸袋、聚丙烯塑料瓶、复合硬片、软管等。

小包装的外包装纸盒，在表面要印制标示或贴有标签，标示（标签）内容包括：药品通用名称、批准文号、成分、性状、适应证或者功能主治、规格、用法用量、不良反应、禁忌证、注意事项、贮藏、生产日期、产品批号、有效期至、上市许可持有人和生产企业等内容。

国产中成药的批准文号格式是：国药准字 Z + 四位年号 + 四位顺序号；少数中药保健药品的批准文号格式是：国药准字 B + 四位年号 + 四位顺序号；进口天然药物制剂标注：进口药品注册证号 Z + 四位年号 + 四位顺序号；港澳台产中成药标注：医药产品注册证号 ZC + 四位年号 + 四位顺序号；进口天然药物制剂国内分装标注：国药准字 ZJ + 四位年号 + 四位顺序号。

**2. 中包装**　是指将若干个（一般为5至12个）小包装用聚乙烯塑料薄膜封装成一个销售单元。也有的中包装采用纸盒、塑料盒等（图2-1）。有些中成药在大包装内直接装有若干小包装，而没有中包

装。 📱 微课2

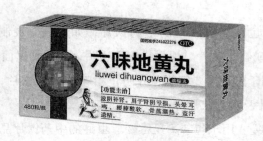

图2-1 中成药的中包装

**3. 大包装** 是中成药的运输、储存包装，习惯称为"整件"。中成药大包装通常采用运输包装用单瓦楞纸箱和双瓦楞纸箱。在包装纸箱的外表面通常注明药品通用名称、规格、贮藏、生产日期、产品批号、有效期至、批准文号、上市许可持有人和生产企业，也可以根据需要注明包装数量、运输注意事项或者其他标记等必要内容。

### 三、化学药制剂的类型、包装和标示

以化学原料药为原料加入适当辅料，采用现代药物制剂技术生产出的各种药品剂型就是化学药制剂，化学药制剂的剂型与中成药所用剂型基本相同，包装和标示基本上也与中成药要求一致。

#### （一）化学药制剂的类型

化学药制剂通常也根据用药途径分为内服药和外用药，根据是否需要处方分为处方药和非处方药（OTC），其中在处方药品中也有一些需要特殊管理的药品，包括毒性药品制剂、麻醉药品制剂、精神药品制剂（又分为第一类精神药品制剂和第二类精神药品制剂）和放射性药品制剂，对易制毒化学药制剂、蛋白同化制剂和肽类激素等实行特殊管理。

化学药制剂根据其适应证或用途又可以划分多种类型，实行分类储存。主要类型有：抗感染药、解热镇痛抗炎药、神经系统用药、精神疾病用药、麻醉药、心血管系统药、呼吸系统药、消化系统药、泌尿系统药、血液系统药、免疫调节药、激素及影响内分泌药、维生素及矿物质药、电解质及酸碱平衡调节药、肠外营养药、抗肿瘤药、解毒药和外用药等。

#### （二）化学药制剂的包装和标示

化学药制剂的包装材料和包装形式基本上与中成药相同，在包装标示内容上也与中成药相近，不同的是中成药包装上标示的功能主治在化学药制剂的包装上则标示为适应证。

化学药制剂的批准文号格式与化学原料药相同。以进口原料药生产的化学药制剂标注：国药准字J + 四位年号 + 四位顺序号；进口化学药制剂国内分装的标注：国药准字HJ + 四位年号 + 四位顺序号。

区分化学原料药和化学药制剂主要是在药品通用名称上：化学原料药只有药品名称，在名称后面没有反映药品剂型，例如：阿奇霉素；化学药制剂则在其名称后面反映出该药品采用的剂型或使用方法，例如：阿奇霉素分散片、注射用阿奇霉素。

## 四、生物制品的类型、包装和标示

### （一）生物制品的类型

在 2020 年版《中国药典》三部总论中根据产品性质和来源，将生物制品分为：疫苗、重组 DNA 蛋白制品、重组单克隆抗体制品、血液制品、抗毒素和抗血清、微生态活菌制品、诊断试剂等；根据生物制品用途又可以分为：预防类、治疗类、体内诊断类和体外诊断类。

依据《中华人民共和国疫苗管理法》（2019 年），疫苗的生产、采购、储存、运输、配送以及预防接种实行特殊监管。

### （二）生物制品的包装和标示

生物制品目前常用的剂型主要是溶液型注射剂。其包装和标示内容与化学药制剂中液体注射剂要求相同。国产生物制品批准文号的格式是：国药准字 S + 四位年号 + 四位顺序号；进口生物制品标注：进口药品注册证号 S + 四位年号 + 四位顺序号；港澳台产生物制品标注：医药产品注册证号 SC + 四位年号 + 四位顺序号；进口生物制品制剂国内分装的标注：国药准字 SJ + 四位年号 + 四位顺序号。

疫苗的最小包装外包装上应标注：疫苗名称、主要成分、性状、批准文号、接种对象、用法用量、不良反应、生产日期、生产批号、有效期至、上市许可持有人和生产企业等，有的标注有"严禁皮下或肌内注射"等警示，凡纳入国家免疫规划的疫苗制品的最小外包装上，须标明"免费"字样以及"免疫规划"专用标识。

上面介绍了各种药品的包装和标示，其中麻醉药品、精神药品、医疗用毒性药品、放射性药品、非处方药、外用药品以及国家规定的免疫规划疫苗其包装上都有特殊标示（图 2 - 2）。

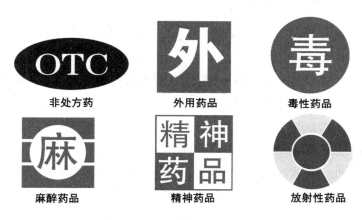

图 2 - 2 药品专有标示

### 即学即练 2 - 2

答案解析

药品仓库刚刚到货的蛾贞胶丸，在整件包装上标示的批准文号是国药准字 B20020222，请问该药品需要储存在（ ）？

A. 中药饮片库　　　　B. 中成药库　　　　C. 化学药制剂药品库　　　　D. 中药材库

# 任务三 非药品类医药商品的类型、包装和标示

PPT

 **岗位情景模拟 2 - 3**

　　**情景描述**　A 药品批发企业仓库拣货人员在为某社区卫生院拣选医用无菌敷贴时,拣货人员寻遍了医疗器械仓库的各个货位也没有找到该商品,后来经询问仓库保管员,被告知医用敷贴是储存在卫生用品库内。据此,拣货员判断该商品进货时入库错误。

　　**讨　论**　拣货员告诉保管员医用无菌敷贴属于医疗器械,应储存在医疗器械库,不能存放在卫生用品库;保管员则认为医用无菌敷贴和脱脂纱布叠片、卫生湿巾以及医用垫巾一样都属于卫生用品,应储存在卫生用品库。你认为他们 2 人谁说得正确?

答案解析

　　在医药商品经营企业仓库中除了药品以外,还储存有各种非药品。常见的非药品类医药商品通常包括:医疗器械、保健食品、消毒剂、卫生用品、抗(抑)菌剂、医药类化妆品及卫生杀虫剂等产品;在非药品类医药商品的包装标示中不得标注或暗示对疾病的治疗作用。　微课 3

## 一、医疗器械的类型、包装和标示

### (一)医疗器械的概念、类型和注册(备案)号

　　医疗器械,是指直接或间接使用于人体的仪器、设备、器具、体外诊断试剂及校准物、材料以及其他类似或相关的物品,包括所需的计算机软件;其效用主要通过物理方式获得,不是通过药理学、免疫学或者代谢的方式获得,或者虽然有这些方式参与,但只起辅助作用。根据监管要求,医疗器械分为三类。

　　第一类是指通过常规管理足以保证其安全性、有效性的医疗器械。这类医疗器械实行备案管理,国产第一类医疗器械由地区级的药监部门进行备案,备案号格式为:省地区缩写 + 械备 + 四位年号 + 四位顺序号,例如,沪嘉械备 20180046 号;进口第一类医疗器械由国家药监局进行备案,备案号格式为:国械备 + 年号 + 四位顺序号,例如,国械备 20200084 号。

　　第二类是指对其安全性、有效性应当加以控制的医疗器械。这类医疗器械实行注册管理,国产第二类医疗器械由省级药监部门进行注册审批,注册号格式是:省简称 + 械注准 + 年号 + 2 + 两位分类号 + 四位顺序号,例如,浙械注准 20172631003;进口第二类医疗器械由国家药监局进行注册审批,注册号格式是:国械注进 + 年号 + 2 + 两位分类号 + 四位顺序号,例如,国械注进 20202160070。

　　第三类是指植入人体;用于支持、维持生命;对人体具有潜在危险,对其安全性、有效性必须严格控制的医疗器械。这类医疗器械实行注册管理,国产和进口第三类医疗器械都由国家药监局进行注册审批,国产第三类医疗器械注册号格式是:国械注准 + 年号 + 3 + 两位分类号 + 四位顺序号,例如,国械注准 20183660219,进口第三类医疗器械注册号格式是:国械注进 + 年号 + 3 + 两位分类号 + 四位顺序号,例如,国械注进 20153132297。

### (二)医疗器械的包装和标签

　　医疗器械根据体积和外形通常采用纸箱、纸盒、聚乙烯或聚丙烯复合膜塑料袋进行包装,有无菌要

求的医疗器械通常使用灭菌包装材料，包括医疗包装纸、无纺布 Tyvek、各类塑料薄膜和吸塑盒以及铝塑复合材料等。

在医疗器械包装标签上一般标示以下内容：通用名称、型号、规格，注册人、备案人，医疗器械注册证编号或者备案凭证编号，生产企业的名称或受托企业名称、地址、联系方式，生产许可证编号或者生产备案凭证编号，生产日期、使用期限或失效日期，产品性能、主要结构、适用范围、禁忌、注意事项及其他需要警示或者提示的内容，安装和使用说明或者图示，维护和保养方法，特殊运输和储藏的条件，产品技术要求应当标明的其他内容；由消费者自行使用的医疗器械还应当具有安全使用的特殊说明。标签因位置或者大小受限而无法全部标明上述内容的，至少应当标注通用名称、型号、规格、生产日期和使用期限或者失效日期，并在标签中明确"其他内容详见说明书"。

在医疗器械中还包含有一类体外诊断试剂，所谓体外诊断试剂是指可单独使用或与仪器、器具、设备或系统组合使用，在疾病的预防、诊断、治疗监测以及遗传性疾病的预测过程中，用于对人体样本进行体外检测的试剂、试剂盒等（图2-3）。体外诊断试剂通常要求专库或专柜冷藏储存。

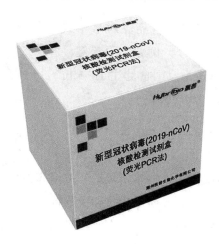

图 2-3　体外诊断试剂小包装

## 二、保健食品的类型、包装和标示

### （一）保健食品的概念和类型

保健食品是指声称具有特定保健功能或者以补充维生素、矿物质为目的的食品，即适宜于特定人群食用，具有调节机体功能，不以治疗疾病为目的，并且对人体不产生任何急性、亚急性或者慢性危害的食品。

世界卫生组织把保健食品分成以下四大类。

**1. 营养型保健食品**　例如，蜂王浆、蛋白粉、维生素、葡萄糖等。

**2. 强化型保健食品**　有目的地强化补充人体所缺少的一些微量物质，例如，补充钙、铁、锌、硒等微量元素的制剂。

**3. 功能型保健食品**　以调节人体的某些生理功能为目的，例如深海鱼油。

**4. 机能因子型保健食品**　强调对身体的代谢机能进行调节，例如，辅酶 Q10、左旋肉碱、茶多酚等。

保健食品必须是口服食用，常见剂型有口服液、软胶囊、胶囊、颗粒、片、粉等；另外还有些呈现食品形态，例如硬糖、软糖、酒、茶、饮料、牛奶、醋等。

### （二）保健食品的包装和标签

保健食品的包装材料通常采用药品或食品的包装材料，在包装标签上必须标注：保健食品专有标示（图2-4）、产品名称、注册号或备案号、主要原料、功效成分及含量、保健功能、适宜人群、不适宜人群、食用量及食用方法、净含量（包装规格）、保质期、生产企业名称、生产企业地址、生产许可证编号、注意事项、贮藏方法、生产日期、生产批号等。

实行备案管理的保健食品，国产保健食品备案号格式为：食健备G+4位年号+2位省级行政区域代码+6位顺序编号，例如，食健备G201834000807。进口保健食品备案号格式为：食健备J+4位年号+00+6位顺序编号，例如，食健备J201800000024。

实行注册管理的保健食品，国产保健食品注册号格式为：国食健注G+4位年号+4位顺序号，例如，国食健注G20170549。进口保健食品注册号格式为：国食健注J+4位年号+4位顺序号，例如，国食健注J20170013。

保健食品
国食健字G20070317
国家食品药品监督管理局批准

图2-4 保健食品专有标示

### 三、医药类化妆品的类型、包装和标示

医药类化妆品是指能够对人体皮肤和毛发起到防护、护理或美化，从而改善皮肤质量，在流通中作为医药商品经营的一类化妆品，包括一些普通化妆品和少数特殊用途化妆品。

作为医药商品经营的化妆品主要包括：育发、染发、脱毛、除臭、祛斑、防晒和润肤护肤化妆品等类型。例如，裂可宁霜、芦荟修复凝胶、痘清霜等。

医药类化妆品运输包装通常采用瓦楞纸箱，销售外包装通常为印刷精美的纸盒，内包装通常采用塑料瓶、玻璃瓶、软管、真空瓶，一般发用化妆品采用塑料柱状包装，美容护肤产品则采用玻璃瓶状、塑料管状或塑料盒包装，还有一些采用塑料袋装；护肤品、沐浴露和防晒化妆品主要使用PET瓶、罐包装。

医药类化妆品销售外包装标签上通常标示以下内容：产品名称、卫生许可证编号、化妆品批准文号或备案号、成分、净含量、生产日期、保质期、生产批号和限期使用日期、生产企业名称、生产企业地址、安全警示用语等，必要时标示使用方法和储存条件。

国产和进口普通化妆品均实行备案制，例如，云G妆网备字2017001784，国妆网备进字（沪）2020007017。

国产和进口特殊用途化妆品实行注册制，例如，国妆特字G20080001，国妆特进字J20080001。

### 四、消毒剂的类型、包装和标示

根据国家卫健委发布的《消毒管理办法（2018年修订）》规定，消毒产品包括消毒剂、消毒器械、卫生用品和一次性使用医疗用品。其中卫生用品中包含有一次性卫生用品，在一次性卫生用品中又包括用于皮肤黏膜消毒的抗（抑）菌剂。在医药商品经营中习惯将消毒剂、卫生用品和抗（抑）菌剂分类储存和陈列，这里也将其分类介绍。

（一）消毒剂的概念和类型

**1. 消毒剂的概念**　是指用于杀灭传播媒介上病原微生物，使其达到无害化要求的产品；消毒剂剂型主要有液体制剂、凝胶剂、粉剂、片剂、喷雾剂等。

**2. 消毒剂的类型**　按照消毒剂成分，主要分为含氯消毒剂、过氧化物类消毒剂等9种类型。

（1）含氯消毒剂　是指溶于水产生具有杀微生物活性的次氯酸的消毒剂，常见的有次氯酸钠、次氯酸钙、氯化磷酸三钠（TD粉）等。

（2）过氧化物类消毒剂　此类消毒剂具有强氧化能力，可将所有微生物杀灭，包括过氧化氢、过氧乙酸、二氧化氯等。

（3）醛类消毒剂　是一类含有醛基的简单有机化合物，常用的是35%～40%的甲醛水溶液（福尔马林），可杀灭各种微生物，但对人体皮肤、黏膜有刺激和固化作用，仅用于医院中医疗器械的消毒或灭菌。

（4）醇类消毒剂　是一类含有羟基的小分子有机化合物消毒剂，最常用的是75%乙醇，它可凝固蛋白质，可杀灭细菌繁殖体，破坏多数亲脂性病毒。

（5）含碘消毒剂　主要通过碘来杀灭病原微生物的一类消毒剂，例如碘酊和碘伏，可杀灭细菌繁殖体、真菌和部分病毒，可用于皮肤、黏膜消毒。

（6）酚类消毒剂　是一类含有酚羟基结构的简单有机化合物消毒剂，其中常用的煤酚皂主要成分为甲基苯酚，主要是防腐、消毒。

（7）环氧乙烷消毒剂　是以环氧乙烷为主要成分的气体消毒剂，可杀灭所有微生物，穿透力强，可用于中药饮片、医疗器械、卫生用品包装后消毒或灭菌。

此外，还有双胍类消毒剂（例如，醋酸氯己定）和季铵盐类消毒剂（例如，苯扎氯铵、苯扎溴铵），它们都属于阳离子表面活性剂，具有杀菌和去污的作用，可用于手部皮肤的消毒。

（二）消毒剂的包装和标示

**1. 消毒剂的包装**　外包装通常使用纸盒或纸箱，内包装通常使用耐腐蚀的玻璃瓶或塑料瓶（桶），也有使用耐压的喷雾容器等。

**2. 消毒剂的标示**　在消毒剂外包装标签上标注以下内容：产品名称、产品卫生许可批件号、执行标准、生产企业卫生许可证号（进口产品除外）、生产企业（名称、地址、联系电话、邮政编码）、原产国或地区名称（国产产品除外）、符合安全性要求的储存条件、生产批号、生产日期、有效期至等（图2-5）。在消毒剂最小销售包装标签除了标注以上内容外，还要标出主要有效成分及其含量，用于黏膜的消毒剂还应标注"仅限医疗机构诊断和治疗消毒使用"字样内容。

目前，卫生部门对消毒剂实行备案管理，消毒剂

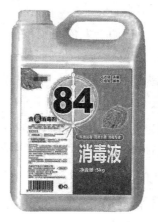
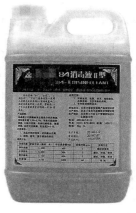

图2-5　消毒剂

的生产企业卫生许可证号格式为"（省、自治区、直辖市简称）卫消证字（发证年份）第××××号"，例如，某75%酒精消毒液，标有生产企业卫生许可证号：鲁卫消证字（2020）第1××1号。

## 五、卫生用品的类型、包装和标示

### （一）卫生用品的概念和类型

**1. 卫生用品的概念**　是指用于皮肤、黏膜以及环境清洁等的消毒处理产品。主要用于杀灭或清除传播媒介上病原微生物，是国家卫健委为提高公共卫生质量而批准的一类产品，它不具有任何治疗效果。

**2. 卫生用品的类型**　包括妇女经期卫生用品（例如，卫生巾、卫生护垫、卫生内置棉条），排泄物卫生用品（例如，纸尿裤等），皮肤、黏膜卫生用品（例如，卫生湿巾等）和一次性卫生用品（例如，卫生棉棒、棉签、棉球、手指套、口罩、安全套等）。

一次性使用医疗用品包括一次性使用无菌敷（胶）贴、脱脂纱布叠片、脱脂纱布绷带、抗菌医用敷料、医用弹力绷带、医用腹带、输液贴、腹部垫、产垫、卫生护理垫和隔离服等。

### （二）卫生用品的包装和标示

卫生用品运输包装通常采用瓦楞纸箱，销售外包装很多采用纸盒，内包装通常选用能够严格密封的聚乙烯或聚丙烯塑料袋。卫生用品包装标签通常标示有：产品名称、生产企业卫生许可证号、生产日期、生产批号和有效期至、储存条件、生产企业名称和地址等，消毒级的卫生用品应标注"消毒级"字样、消毒方法、消毒批号、消毒日期、有效期、限定使用日期等；一次性卫生用品最小销售包装标签除标注以上内容外还标注有规格或包装含量；卫生湿巾标注杀菌有效成分及其含量、使用方法、使用范围和注意事项。

卫生用品也由省级卫生主管部门备案，生产企业卫生许可证号格式为"（省、自治区、直辖市简称）卫消证字（发证年份）第××××号"；例如，某种卫生湿巾，标示的生产企业卫生许可证号：冀卫消证字（2017）第0××1号。

## 六、抗（抑）菌剂的类型、包装和标示

### （一）抗（抑）菌剂的概念

抗（抑）菌剂是指直接用于人体完整皮肤、口腔黏膜和阴道黏膜（不包括用于人体足部、眼睛、指甲、腋部、头皮、头发、鼻黏膜、肛肠等特定部位），在一定时间内具有一定杀菌或抑菌（细菌和酵母菌）作用，但不以治疗疾病或者改善皮肤、黏膜的症状为目的的抗菌制剂和抑菌制剂；其中抗菌剂应具有一定杀菌作用，且杀菌率大于或等于90%；抑菌剂应具有一定抑菌作用，且抑菌率大于或等于50%（栓剂、皂剂除外）。抗（抑）菌制剂必须使用国家卫健委规定的《抗（抑）菌剂有效成分清单（2019年版）》中规定的物质，禁止添加禁用物质，抗（抑）菌剂不属于外用药品。

### （二）抗（抑）菌剂的类型

抗（抑）菌剂通常按照剂型分类，常采用外用药品的剂型形式，例如：洗剂、贴膏剂、软膏剂、乳膏剂、外用溶液等。

抗（抑）菌剂的生产也由省级卫生主管部门进行备案，生产企业卫生许可证号格式与卫生用品相同。

### （三）抗（抑）菌剂的包装和标示

抗（抑）菌制剂的运输包装通常采用瓦楞纸箱，表面标注有产品名称、生产企业卫生许可证号、包装规格、执行标准、贮藏、生产企业（名称、地址、联系电话、邮政编码）和注册商标等，进口抗（抑）菌制剂应标注原产国或地区名称；最小销售包装外包装通常采用纸盒包装，内包装采用塑料瓶或玻璃瓶、软管、塑料袋等；在最小销售包装上应标示有：产品名称、企业卫生许可证号、主要成分及含量、使用方法、使用范围、用法用量、注意事项、贮藏、包装规格、执行标准、生产企业（名称、地址、联系电话、邮政编码）、厂址、注册商标、商品条形码等，并标有外用标示。

**【职业道德警示：素质教育】**

**大头娃娃"涉事婴儿面霜含激素！**

2020 年 1 月，有媒体反映 5 个月大的孩子使用"益芙灵多效特护抑菌霜"后出现了脸部肿大的现象，并伴有发育迟缓、多毛等症状，经监管部门调查确认，由福建 ＊＊ 婴童健康护理用品有限公司生产的两款"益芙灵多效特护抑菌霜"和"开心森林一抹舒宝宝皮肤抑菌霜"产品中添加有皮质激素药"氯倍他索丙酸酯"，企业涉嫌生产、销售伪劣产品，被吊销生产企业卫生许可证和营业执照。

警示：一些不法分子和企业利用普通群众对药品与非药品不能正确识别以及监管缺位的空隙，用消毒产品、医疗器械、保健食品或医药化妆品等冒充药品销售，更有甚者，在这些产品中添加激素等违禁药物，严重损害患者身心健康。这里也再次提醒我们医药行业从业人员，一定要遵守医药行业职业道德：崇尚生命、诚信为本，遵纪守法。

## 七、医药类预包装食品的类型、包装和标示

预包装食品是指预先定量包装或者制作在包装材料和容器中的食品。医药商品流通中的预包装类食品主要有食用蜂蜜、饮料（例如，金银花露）、糖果（例如，薄荷糖）、配方茶（例如，鱼腥草配方茶）、药膳食材等商品。

医药类预包装食品运输包装通常采用瓦楞纸箱或精致礼盒包装，表面通常标示有食品名称、配料、净含量和规格、生产日期、产品批号、保质期、储存条件、生产企业、地址、电话和商标等。销售包装通常为精美的纸盒、铁盒、塑料瓶等，表面标示必须按照《预包装食品标签通则》（GB7718 - 2019）的要求进行标注，包括食品名称、配料表、配料的定量标示、营养成分表、净含量和规格、生产日期、保质期、生产批号、储存条件、食品生产许可证编号、产品标准代号、生产者名称、地址和联系方式及其他需要标示的内容。

预包装食品生产许可证编号格式为：SC 和 14 位阿拉伯数字组成，数字从左至右依次为：3 位食品类别编号、2 位省（自治区、直辖市）代码、2 位市（地）代码、2 位县（区）代码、4 位顺序码、1 位校验码。

## 八、卫生杀虫剂的包装和标示

卫生杀虫剂是指主要用于公共卫生领域控制病媒生物和影响人群生活的害虫的药剂。主要包括防治蚊、蝇、蚤、蟑螂、螨、蜱、蚁和鼠等病媒生物和害虫的药剂。卫生杀虫剂直接作用于人类居住的环境，有的甚至长时间与人接触（如用于室内的空间喷洒剂、滞留喷洒剂，蛾、蚊浸泡剂等），其保护对

象是人。

卫生杀虫剂的农药成分主要是有机磷类、氨基甲酸酯类和拟除虫菊酯类等农药。

卫生杀虫剂使用的剂型主要有：粉剂、油剂、酊剂、气雾剂、盘式蚊香、电热蚊香片（液）、毒饵、粘捕剂、杀虫涂料驱避剂等。

卫生杀虫剂结合其剂型主要采用密封瓶装或密封塑料袋装，气雾剂采用耐压容器铁罐装，通常使用纸盒作为外包装。在包装标签上通常注明农药名称、有效成分及含量、剂型、农药登记证号或农药临时登记证号、农药生产许可证号或者农药生产批准文件号、产品标准号、企业名称及联系方式、生产日期、产品批号、有效期、重量、用途、使用方法、毒性及标识、注意事项等。

卫生杀虫剂的生产许可证号格式为：XK13－×××－××××××，家用卫生杀虫剂农药登记证号是：WP×××××××或WL×××××××。

【励志物语：思政专栏】

让勤学敬业成为一种习惯

医药仓库商品种类繁多，分类复杂；要做好储存养护工作，就要认真学好各类医药商品知识，随着商品的不断更新，学习也在不断继续。"勤学"应该成为我们的一种生长方式、一种生存需要、一种精神追求；勤学和敬业应成为一种思想境界，一种高尚的习惯。

即学即练 2－3

下列（　　）应该标有生产企业的卫生许可证号："鲁卫消证字（202×）第 1×01 号"。

答案解析

A. 鱼腥草配方茶 　　　　　B. 75%酒精消毒液

C. 芦荟修复凝胶 　　　　　D. 医用退热贴

# ✎ 实践实训

## 实训一　医药商品包装和标示认知

PPT

【实训目的】

1. 能准确识别化学药制剂、中成药、生物制品、医疗器械、保健食品、医药类化妆品、消毒剂、卫生用品、抗（抑）菌剂、预包装食品、卫生杀虫剂的类型、剂型、包装和规格。

2. 能基本识别化学原料药、中药提取物、中药材和中药饮片的类型、包装和规格。

【实训场所】

模拟药品制剂仓库、模拟中药材和中药饮品库。

【实训材料】

1. 化工原料、化学原料药、中药提取物各 3 种，中药材、中药饮片各 5 种。

2. 中成药和化学药制剂（含外用药品和特殊管理药品）各 10 种，生物制品 5 种。

3. 医疗器械（含体外诊断试剂）、保健食品和预包装食品各 5 种，医药类化妆品、消毒剂、卫生用品（含抑菌制剂、一次性医疗用品）各 4 种，卫生杀虫剂 2 种。

【实训内容】

（一）化工原料、化学原料药和中药提取物的认知

仔细观察 3 种化工原料、化学原料药和中药提取物的外观性状、外包装及标示，注意有无批准文号、备案号、生产批号和有效期，根据批准文号或备案号识别其类型，并将观察结果填写在表 2-1 中。

（二）中药材和中药饮片的认知

仔细观察 5 种中药材和中药饮片的性状特征、包装和标示，根据其性状特征和标示识别其类型，并将观察结果填写在表 2-1 中。

（三）化学药制剂、中成药和生物制品的认知

分别观察 10 种化学药制剂和中成药，以及 5 种生物制品的包装和标示，区分出哪些属于外用药品、非处方药和特殊管理药品，根据其批准文号识别其类型，并将观察结果填写在表 2-1 中。

（四）医疗器械、医药类化妆品、保健食品和预包装食品的认知

分别观察所给出的医疗器械（含体外诊断试剂）、医药类化妆品、保健食品、预包装食品和卫生杀虫剂包装和标示，注意商品的性状特征，根据其批准文号识别其类型，并将观察结果填写在表 2-1 中。

（五）消毒剂、卫生用品、抗（抑）菌剂和卫生杀虫剂的认知

分别观察所给出的消毒剂、卫生用品、抗（抑）菌制剂和卫生杀虫剂，根据商品的外观性状、包装、标示和使用要求区分其类型，并将观察结果填写在表 2-1 中。

表 2-1　各类医药商品识别记录

| 商品名称 | 外观性状 | 包装 | 批准文号或备案号 | 特有标示 | 用途 | 类型 |
| --- | --- | --- | --- | --- | --- | --- |
|  |  |  |  |  |  |  |
|  |  |  |  |  |  |  |
|  |  |  |  |  |  |  |

【实训过程】

实训学生每 3 人一组，每人轮流分别对各类医药商品进行认知和识别，并完成以上填写内容。

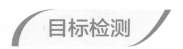 目标检测

答案解析

一、选择题

1. 某医疗器械产品标示的批准文号是：鲁青械备 20190047 号，该医疗器械产品属于第几类管理（　　）

A. 一类 　　　　　　　　　　　　B. 二类

C. 三类 　　　　　　　　　　　　D. 不能确定

2. 仓库冷藏室内储存的地衣芽孢杆菌活菌胶囊属于（　　）

    A. 中成药                          B. 减毒活疫苗

    C. 保健食品                        D. 微生态活菌制剂

3. 下列药品中属于重组 DNA 蛋白质制品的是（　　）

    A. 注射用重组人白介素 –2           B. 麻腮风三联疫苗

    C. 冻干抗五步蛇毒血清               D. 奥拉西坦注射液

4. 药品仓库内储存有一种参茸胶囊，其最小包装表面标示的批准文号是：国食健字 G20090091，此产品应储存在下列哪个区域（　　）

    A. 中成药药品区                 B. 保健食品区

    C. 化学药制剂区                 D. 中药饮片区

5. 下列哪一类医药商品包装标示上，标注产品备案号的格式是：ZTCB20190047 黔（　　）

    A. 化学原料药                   B. 保健食品

    C. 中成药                       D. 中药提取物

6. 在外包装上只要求标注生产企业许可证号和生产批号，不要求标注有效期的药品是（　　）

    A. 中药饮片                    B. 化学原料药

    C. 生物制品                    D. 中成药

7. 妇炎洁植物本草精华抑菌洗液，在其最小包装盒上标注的产品卫生许可证号是：赣卫消证字（2010）第 0003 号，此产品属于（　　）

    A. 外用中成药                   B. 外用化学药制剂

    C. 抗（抑）菌剂                 D. 卫生用品

8. 某药品生产企业生产的热磁灸贴妇炎贴，销售包装的外包装上标示有：吉械注准 20172260077，此产品属于（　　）

    A. 外用中成药                   B. 第二类医药器械

    C. 外用化学药制剂               D. 一次性卫生用品

9. 某药品仓库中储存有 1 件扫日劳清肺止咳胶囊，其大包装上标示的批准文号：国药准字 Z20050290，此产品属于（　　）

    A. 内服中成药                   B. 中药饮片

    C. 化学药制剂                   D. 卫生用品

10. 金嗓子喉片的批准文号是国药准字 B20020993，此商品属于（　　）

    A. 外用中成药                   B. 保健药品

    C. 保健食品                    D. 内服化学药制剂

11. 某电商仓库刚到货 5 件内蒙古阿拉善整支肉苁蓉精致包装礼盒，该商品验收后应储存在（　　）库

    A. 中药饮片                    B. 中成药

    C. 保健食品                    D. 中药材

12. 某医药零售连锁企业仓库最近购进一件"菊花枸杞决明茶"，在最小包装上标示有"营养成分表"，该商品属于哪一类医药商品（　　）

A. 中药饮片      B. 中成药

C. 保健食品      D. 预包装食品

13. 某药品批发企业仓库中储存的"医用冷敷贴"（关节型），在其销售外包装上标示有：鲁济械备 20150084 号，该商品属于哪一类医药商品（   ）

A. 卫生用品      B. 第二类医疗器械

C. 第一类医疗器械      D. 外用中成药

14. 某中成药生产企业仓库最近新到货一批蜂蜜，在其大包装纸箱上标示有：国药准字 Z35020101，则该商品验收完成后应储存在哪一类库房内（   ）

A. 中成药      B. 中药饮片

C. 药用辅料      D. 中药材

15. 某电商仓库中储存有 5 件福建某企业生产的百花蜂蜜，在其销售包装标签上标注有生产许可证号是 SC12634020805058，产品标准号 GB14963，并标有营养成分表等内容，该商品属于哪一类医药商品（   ）

A. 预包装食品      B. 保健食品

C. 中药饮片      D. 中药材

16. 某药品批发企业最近到货一批立体防护口罩，在其销售包装上产品名称标注为自吸过滤式防颗粒物呼吸器，同时标有产品执行标准：GB2626－2006，防护等级 KN95，则该商品验收完成后应储存在哪一类库房内（   ）

A. 医疗器械仓库      B. 卫生用品仓库

C. 防护用品仓库      D. 药用辅料仓库

17. 某药品批发企业最近到货一批医用外科口罩，在其销售包装上印有生产许可证编号：鄂食药监械生产许 20110347 号，注册证编号：鄂械注准 20162642263，该商品属于哪一类医药商品（   ）

A. 卫生用品      B. 第二类医疗器械

C. 防护用品      D. 消毒产品

18. 某药品零售连锁企业采购了一批人绒毛膜促性腺激素（HCG）诊断试剂盒（胶体金法），该商品最小销售包装上标示有注册证编号：津械注准 20152400203，该商品属于哪一类医药商品（   ）

A. 外用化学药制剂      B. 卫生用品

C. 医疗器械类体外诊断试剂      D. 化学原料药

19. 某医药物流企业仓库到货了一批"一次性使用医用无菌敷贴"，在其大包装纸箱上标示有产品卫生许可证编号：冀卫消证字（2018）第 20518 号，该商品属于哪一类医药商品（   ）

A. 第一类医疗器械      B. 外用化学药制剂

C. 防护用品      D. 一次性医疗用品

20. 某药品零售连锁企业仓库到货一批甘菊金银花露，在其销售包装上标示有生产许可证：SC106111111810159，并标示有营养成分表，该商品属于（   ）

A. 保健食品      B. 保健药品

C. 中成药      D. 预包装食品

二、问答题

1. 在中成药验收时，检查最小包装的外包装标示，在最小包装的外包装上应标示哪些内容？

2. 根据监管要求，医疗器械分为哪几类？怎样识别？

书网融合……

知识回顾　　　　微课1　　　　微课2　　　　微课3　　　　习题

## 项目三　药品仓库设置与堆码摆放

### 学习引导

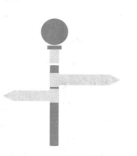

　　在项目二中介绍了常见医药商品的类型，这些医药商品有各自的性能和特征，在仓库中储存时，必须根据各类医药商品的性质和要求进行分类储存，否则容易发生变异，影响销售和使用；本项目介绍一下各类医药商品仓库的设置以及分类储存要求。

 **学习目标**

1. **掌握**　药品分库分区储存的要求。
2. **熟悉**　仓库内部环境、设施设备要求及商品堆码摆放。
3. **了解**　影响药品变质的因素。

　　在各类医药商品中以药品的种类和数量最多，同时药品也是经营和使用的主体，因此本项目主要介绍一下各类药品仓库的设置、设施设备和堆码摆放特点。在介绍药品仓库前，我们先了解一下影响药品质量发生变化的因素。

## 任务一　影响药品质量发生变化的因素

PPT

▶▶ **岗位情景模拟 3-1**

　　**情景描述**　某药品批发企业最近新购进了 1kg 松贝，因为价格较高，保管员担心松贝生虫和发霉，遂将其放入冷藏箱内储存，但是过了一个月后，保管员却发现冷藏的个别松贝上竟然出现了霉点。

　　**讨　　论**　你认为保管员的做法正确吗？怎样储存这种比较贵重的中药材？

答案解析

　　在日常药品变质现象中既有一些我们所能感知到的变色、变味、发霉、生虫等物理变化特征，也有一些我们不能感知到的化学变化特征，如：水解、氧化、消旋等。药品发生这些变质现象主要受到以下几个方面的影响。

## 一、药品组成成分对药品质量的影响

### （一）药品原料的化学结构对质量的影响

**1. 含有容易被水解的化学键** 药物结构中含有酯键、酰胺键、酰脲键、酰肼键、醚键和苷键时，易发生水解反应，导致药品分解、失效。具有内酯结构的成分也容易发生水解，例如葡醛内酯等，在碱性溶液中容易水解开环，而使药物失效或减效；具有酰胺结构的成分，例如，头孢菌素类等，因其结构特殊，极易水解失效；苷类结构一般均较易水解，水解后形成糖和苷元两部分，效价明显降低，例如，曲克芦丁等。

**2. 含有容易被氧化的化学键** 药物结构中含有酚类或酚羟基、芳香胺类、吩噻嗪类、巯基及不饱和脂肪链成分，容易被氧化，氧化后化学键断裂，结构发生改变。例如，肾上腺素等被氧化后变色失效，磺胺嘧啶水溶液被氧化后逐渐变黄至深棕色，盐酸氯丙嗪氧化后变色，二巯基丙醇被氧化生成二硫化物而分解失效；含有不饱和油脂的药物氧化后酸败，产生异臭、异味；维生素 A 和维生素 D 氧化后失效等。

**3. 含有对光不稳定的结构** 有些药物成分受光照射后，分子结构内部发生重排，发生光化学反应，造成其结构发生改变。例如，尼莫地平、磺胺嘧啶银等。

**4. 含有容易发生消旋的手性碳结构** 天然的生物碱、苷类和某些激素的分子结构中含有手性碳，具有旋光异构体，多数左旋体药物的药理作用大于右旋体。但是，这两种异构体极易互变，混合后失去旋光性，称为消旋，消旋后效价减失。例如肾上腺素等溶液，消旋后药效下降。

**5. 中药成分中含有多种容易变质的物质** 中药所含成分极为复杂，一些含有生物碱类成分的容易发生氧化、分解而变质；含有苷类的易分解，并与细胞内的水解酶共存，组织受损时酶发生作用，促进苷水解；含有鞣质类成分的容易氧化和聚合，暴露在空气中经氧化，则渐渐变成棕黑色；含有油脂类的药材若储存不当，经常与空气中 $O_2$、水分和微生物接触，则发生水解和氧化，产生"油哈"气味，出现"泛油"；叶、花和全草类药材所含的植物色素很不稳定，易受到日光、空气等影响而遭到破坏，受潮后也易发霉变色，如月季花、玫瑰花等；富含淀粉、糖类、黏液质的药材和饮片也易于发霉、生虫和泛油，如枸杞子等。

### （二）制剂辅料对药物制剂质量的影响

在药物制剂中，辅料作为与药物共存的物质，可能由于改变 pH、引湿或者辅料中某些金属离子的影响或者直接与药物相互作用，促使药品发生水解、氧化等化学反应，从而影响药品质量。例如，在阿司匹林制片时如果使用硬脂酸镁做为润滑剂，其中极少量的水分和碱性物质即可使乙酰水杨酸发生水解反应，因此要改用滑石粉做润滑剂。常用制剂辅料淀粉，吸湿后可造成片剂的破碎或颗粒剂的结块；在维生素 C 制片中所用崩解剂淀粉等辅料，所含 $Fe^{3+}$ 超过《中国药典》规定，或者用作润滑剂的乙醇未经过蒸馏而含有铁锈，都会因为 $Fe^{3+}$ 的催化作用而促进维生素 C 氧化引起发生变色。辅料的种类有时也影响制剂的物理性状，例如，以香果脂、可可豆脂为基质制成的栓剂，当储存温度比较高时容易发生熔化变形；颗粒剂中的糖分极容易吸潮结块；用明胶制作的胶囊壳受热极容易软化变形；酚类药物如果选择吐温界面活性剂作为乳化剂，就会由于两者生成水中不溶性油状物而引起分层。

### （三）水分含量对药品质量的影响

每种化学原料药的水分含量（或称为干燥失重）在《中国药典》（2020 年版，二部）中都有明确规定，粉末状固体原料药水分含量超标，常常会引起结块；结晶性固体原料药水分含量不足容易引起风化，水分含量超标则会发生潮解，有的会引起水解；青霉素等容易水解的原料药中水分含量超标，储存时就会引起水解反应造成失效或生成有毒物质；纯度较高的水溶性液体原料药（例如，甘油），储存时如果密封不严，则会从空气中吸收水分，吸水后本身被稀释，纯度降低，造成制剂时投料计量不准。

药物制剂中大部分剂型水分含量在《中国药典》（2020年版）中都有明确规定，例如，蜜丸、浓缩蜜丸和颗粒剂中所含水分不得超过15.0%，水蜜丸和浓缩水蜜丸不得超过12.0%，水丸、糊丸、浓缩水丸、中药硬胶囊剂、中药散剂所含水分不得超过9.0%等，制剂中水分含量超标常常是引起药品变质的重要原因，例如，阿莫西林克拉维酸钾颗粒和头孢克洛胶囊等制剂中，水分含量超标则很容易引起药物成分发生水解。

中药材和中药饮片都含有一定的水分，它是保证中药质量的重要因素之一，失水或含过量水，其质量都将发生变化。含水量过多，容易发生霉变、虫蛀、泛油、变色、腐烂、粘连等；含水量过低，则又会发生风化、干裂等。因此，控制含水量在安全水分范围内，是中药材和中药饮片养护中一项非常重要的工作。《中国药典》（2020年版，四部，通则0212药材和饮片检定通则）规定：饮片水分通常不得超过13%，各种中药材和中药饮片含水量都有明确规定。

 **知识链接**

### 中药材和中药饮片中水分的存在方式

中药材和中药饮片中水分因其来源类别不同而存在多种形式：矿物类药材分子中含有结晶水；存在于中药材和中药饮片体内细胞与细胞间隙中呈游离状态的水分，称自由水，自由水往往随着药材和饮片的干湿而变化；药材成分（例如，多糖类）中氢、氧原子以水分子形式存在于其中形成结构水，结构水只有在成分结构发生氧化、裂解或缩合等化学反应时才会释放成为自由水，例如含油脂类药材出现泛油时，结构水转化为自由水，药材含水量增加，从而进一步引起发霉或生虫；在一定时间内，中药材和中药饮片的含水量通常是指内部结晶水和自由水的总和。结晶水和自由水的性质不稳定，常常在温湿度特别是湿度影响下出现增减变化。

## 二、环境因素对药品质量的影响

### （一）温度对药品质量的影响

**1. 温度对化学原料药和中药提取物质量的影响**　温度升高可促使化学原料药和中药提取物发生水解、氧化、光化学反应和消旋的加速。较高温度会促进许多药物成分的水解和氧化，致其变色和有效成分含量下降，也会促进油脂和挥发油类原料药的氧化而出现酸败，温度快速变化还会引起一些结晶体出现消旋。温度升高也促进药物挥发减量和性状变化，液体原料药因温度升高导致霉菌的滋生和蔓延，引起发酵而产生异味；冷冻储存的原料药如克拉维酸钾（应储存在－20℃以下）当温度升高，极易引起药粉出现湿润而发生结块，甚至结构发生变化等。大多数原料药因自身性质要求在常温下保存，有的需要阴凉、冷藏或冷冻保存。

**2. 温度对化学药制剂、中成药和生物制品质量的影响**　储存温度过高，化学药制剂和中成药中某些成分分解加速，出现变质；含芳香挥发性成分的制剂可因加速挥发而损失；含脂肪油成分的制剂易氧化或酸败；胶囊剂易黏软变形；包衣片易熔化粘连；软膏剂易溶化分层。储存温度过低，含乙醇制剂、糖浆剂、溶液剂、乳剂、部分注射剂等易产生沉淀、结晶，甚至变性失效，玻璃容器有时还会冻裂，活性酶制剂和蛋白质制剂，如蚓激酶注射液，发生冰冻后会失去活性。

生物制品中很多都属于有活性的蛋白质，蛋白质的活性都有最适温度，过高过低都会影响其活性，甚至变性。温度降低，会引起蛋白质凝聚，严重时引起变性，出现絮状沉淀；温度升高会引起蛋白质末端基团和内部官能团或原子的震动加剧，造成氢键和其他化学键的断裂，最终导致蛋白质整体结构发生变化，发生消旋或失去活性。温度在短时间内的剧烈升高或降低会加速这种变性。减毒活疫苗中活的细菌，当温度升高时繁殖加快，但个体对环境的耐受性降低，生长过程中很容易死亡；减毒活病毒非常不耐热，当温度升高时很容易死亡；当温度低于0℃时有些减毒活疫苗会被冻死。

**3. 温度对中药材和中药饮片质量的影响** 温度对于中药材和中药饮片的储存影响最大。中药材和中药饮片对温度有一定的适应范围，阴凉储存（低于20℃）时，中药成分基本稳定，利于储存。当温度升高至35℃以上时，药材和饮片水分蒸发，失去润泽，甚至干裂、氧化、水解反应加快，变质亦加快；温度在30℃左右时，有利于害虫、真菌的生长繁殖，致使药材和饮片霉变、虫蛀。

药材泛油是一些中药成分在酶的催化作用下发生的氧化或水解反应，在20～50℃范围内，随着温度升高，酶的活性增大，油脂氧化速度增加；温度低于20℃时，酶的活性亦逐渐减弱。阴凉库温度控制在20℃以下就是利用温度对酶的影响而采取的养护措施。

温度也会直接影响中药材仓虫和药材霉菌的生理功能，从而间接影响药材和饮片的储存养护。

（1）温度对仓虫的影响 药材仓虫是一类变温动物，生理活动受温度制约。根据仓虫在不同温度范围内生理活动方面表现出的差异，把温度范围划分成不同区域，为防治仓虫、减少危害提供科学依据。

仓虫致死高温区：50～60℃之间的温度范围，仓虫体内的酶被破坏，部分蛋白质凝固，各组织丧失生理功能。利用这一温度区对仓虫的影响，可采用烘干、湿热等高温方法灭虫。

仓虫亚致死高温区：在40～50℃温度区域内，仓虫处于昏迷与死亡的临界状态下，若长时间受此温度影响，其生理活动严重受阻，可导致死亡。若短时间受此温度影响并继而转入适宜温度区，仓虫有可能再生。夏季日光曝晒下灭虫，关键是掌握好时间，达到预定温度后，曝晒时间一般不应少于2小时，才能达到防治效果。

仓虫适宜温度区：15～35℃温度区域是仓虫的适宜温度区；25～32℃温度区域是仓虫的最适宜温度范围，也是仓虫蛀蚀活动最为严重的时期。药材仓库防虫，贯彻"预防为主"方针，灭虫工作要在仓虫进入适宜温度区之前的时间段进行。

仓虫不活动温度区：8～15℃温度区域是仓虫不活动温度范围，在此温度范围内仓虫停止进食和繁殖，处于静卧状态，但不死亡，此阶段是开展春防检查、落实全年养护措施的良好时机。

仓虫致死低温区：在-4℃以下是仓虫的致死低温区，仓虫因体液结冰，细胞原生质冻损而脱水死亡。利用冬季寒潮低温，可有效地杀死仓虫。

温度对仓虫成、幼虫的影响是明显的，对蛹和卵则要求在致死温度下延长致死时间。

（2）温度对霉菌的影响 在药材和饮片储存过程中，引起发霉的主要是霉菌，此外还有少量的细菌和酵母菌。霉菌的生长繁殖需要一定的温度和湿度，根据霉菌对温度的适应范围，可分为低温性、中温性和高温性三种类型。

低温性霉菌：这类霉菌最低适应温度为-8℃；最适生长温度为5～10℃；最高适应温度为20～30℃。低温性霉菌的最适温度与冷藏库（2～10℃）温度范围相近，因此冷藏库可抑制部分中温性霉菌的生长，但对低温性霉菌较少抑制，故在冷藏库内长时间储存中药材和中药饮片也要做好防霉工作。

中温性霉菌：这是自然界中种类和数量最多的霉菌类群，这类霉菌其最低适应温度约5℃；最适生长温度25～37℃；最高适应温度40～50℃。中温性霉菌几乎一年四季都会造成药材和饮片发霉，采用低温冷藏储存能够有效减缓中温性霉菌的生长速度，但不能完全杀死中温性霉菌。

高温性霉菌：这类霉菌最低适应温度约30℃；最适宜生长温度50～60℃；最高适应温度70～80℃。潮湿的药材和饮片在储存中有时发热，甚至自燃（冲烧），这与高温性霉菌代谢产生的化学热有关。

温度对霉菌的影响可用于防霉灭菌，根据三类霉菌对温度的最高适应范围，常采用干热或湿热方法灭菌，针对最适生长温度范围，采取日晒等物理方法防霉是可行的。

（二）湿度对药品质量的影响

**1. 湿度对化学原料药和中药提取物质量的影响**　湿度也是引起化学原料药和中药提取物发生变化的重要因素之一。存储环境空气湿度较高时，易造成粉末类固体原料药和提取物吸湿潮解而结块，严重的出现湿润；高湿环境还会引起液体原料药和提取物被稀释，也会造成原料药和提取物某些成分水解，结晶类原料药因为吸湿溶解而出现消旋；多数原料药和提取物因为吸湿而造成计量不准，湿度过高还会造成一些成分出现发霉变质。存储环境湿度过低会造成结晶类成分出现风化或干裂。总之，环境湿度升高或降低，都会引起各类原料药和提取物发生明显的物理或化学变化，故化学原料药和中药提取物包装应当隔离潮湿并严格密封。GSP规定库房的相对湿度在35%～75%，以充分保证化学原料药和中药提取物的质量。

**2. 湿度对化学药制剂、中成药和生物制品质量的影响**　空气中湿度过高，有些化学药制剂和中成药会发生吸潮、潮解、稀释、软化、变形、霉变、生虫；湿度过低，会发生风化或干裂、皱缩、变色。故化学药制剂和中成药储存的相对湿度以35%～75%为宜。

生物制品中的活性多肽和活性蛋白质通常制作成注射剂，不易受到环境湿度影响，绝大多数减毒活疫苗当环境湿度降低时会死亡，一些活菌制剂和酶制剂当湿度升高时会被激活，但干燥后会很快死亡，因此这些药物必须要严格密封储存。

**3. 湿度对中药材和中药饮片质量的影响**　湿度能直接引起药材和饮片潮解、溶化、糖质分解、霉变等多种变异现象，药材和饮片的含水量与空气的湿度有密切关系。

当含水量较高的中药材和饮片入库时，其含有的水分会散失到仓库空气中，引起库内空气相对湿度增加，继而引起其他中药材和饮片含水量增加；因此严格控制入库中药材和中药饮片的含水量，降低仓库空气的相对湿度，有利于在库中药材和饮片含水量的降低，减少其发生质量变异的风险。

一般药材和饮片储存的安全水分为6%～15%，如果密封不严，逐渐吸收空气中的水蒸气，会使含水量增加。当储存环境空气相对湿度超过70%时，药材和饮片的含水量就会随之增加，含糖质较多的药材，如蜜炙款冬花等，会因吸潮发软、发霉乃至虫蛀；盐制药材（盐附子等）及钠盐类的矿物（如芒硝等）会潮解；当储存环境空气相对湿度在60%以下时，空气中水蒸气含量即显著降低，药材和饮片的含水量亦会减少，含结晶水较多的矿物药材，如胆矾、芒硝等则易风化；叶类、花类、胶类药材因失水而干裂发脆。水分蒸发与药材或饮片的包装、堆放、仓库环境条件也有重要关系，冬天药材和饮片进库时，若库内温度较高，或春天热空气进入仓库，都会造成药材和饮片表面冷凝水的产生，亦影响质量。

湿度也会直接影响中药材仓虫和霉菌的生长和繁殖。

（1）湿度对仓虫的影响　仓虫生理活动所需要的水分，一方面可以从食料所含的水分中获得，另一方面也可以通过表皮吸收或通过呼吸获得。湿度对仓虫的影响如下。

仓虫最适湿度范围：相对湿度70%～80%（温度18～27℃）是仓虫最适宜湿度范围。在这一（温）湿度范围内，仓虫的繁殖能力最强，产生下一代的时间最短，对中药材和饮片的危害最为严重。

仓虫适宜湿度范围：相对湿度75%～90%（温度27～35℃）是仓虫的适宜湿度范围。在这一（温）湿度范围内，仓虫的繁殖能力下降，从中药材和饮片中获取营养物质的蛀蚀活动也随之减少，但仍能对中药材和饮片造成严重危害。

不适宜湿度范围：相对湿度30%～40%是仓虫的不适宜湿度范围，在这一湿度条件下，中药材和饮片内水分与空气湿度的平衡作用会使药材含水量减少，仓虫从空气和中药材或饮片中获取水分不足，导致生理功能失调而死亡。

（2）湿度对霉菌的影响　根据湿度对霉菌生长发育的影响，可把霉菌分为干生性、中生性和湿生性三种类型。

干生性霉菌：环境相对湿度80%以下时，此类霉菌才能正常生长发育。中药材和饮片储存环境的相对湿度要求是35%～75%，其上限恰好符合干生性霉菌对湿度的要求。因此必须做好防霉工作。霉菌中的部分曲霉菌属于干生性霉菌，如杂色曲霉菌、灰绿曲霉等。

中生性霉菌：相对湿度80%～90%是中生性霉菌生长的适宜湿度范围。大多数霉菌都属于中生性，在储存环境中，中药材和中药饮片含水量高或者环境潮湿都会使中生性霉菌快速生长繁殖，最终导致商品发霉，因此必须加强环境湿度管理，使相对湿度符合储存规定要求。

湿生性霉菌：这类霉菌最低发育要求的相对湿度在90%以上，湿度小则影响它们生长。梅雨季节及夏季高温高湿环境下，中药材和饮片很容易滋生湿生性霉菌，导致霉烂而变质。大多数细菌、酵母菌及部分霉菌（如青霉、毛霉）属湿生性霉菌。

（三）光照对药品质量的影响

由于化学原料药和中药提取物中浓缩了药物成分，光照可促进某些成分的裂解或转化，引起原料药和提取物的光化学反应；其中的红外线会造成原料药和提取物表面温度升高，引起一些药物出现融化湿润，紫外线会促进药物分子内部产生氧化、聚合反应，生成有色物质；故化学原料药和中药提取物通常要遮光或避光保存。

同样，光线中紫外线可加速化学药制剂和中成药氧化、裂解和变色。如若保管不当，被光线直接照射后极易引起药品变质；例如，尼莫地平注射液。含油脂的溶液光照后促进酸败，许多剂型均因光线影响变色，因此，大多数化学药制剂和中成药要求遮光或避光储存。

光照常常伴随氧、水等因素引起中药材和中药饮片变色、氧化、分解，使叶绿素、花色素等植物色素分解、褪色，促进中药材和饮片成分中的黄酮苷类、羟基蒽醌类成分分子内部产生复杂的氧化、聚合反应，生成有色物质，使其变色，同时光照也促进含油脂药材的泛油。

（四）空气对药品质量的影响

空气中的$O_2$是强氧化剂，可使多种药物成分被氧化而失效，某些酚羟基类、芳香胺类、巯基类、吩噻嗪类、吡唑酮类成分等在被$O_2$氧化后产生发色物质而造成变色；植物油脂和挥发油被$O_2$氧化后会出现酸败而产生特殊气味。空气中的$CO_2$可在潮湿的药物表面形成碳酸，碳酸会与磺胺盐类原料药等发生碳酸化反应，或与弱酸盐类，如巴比妥类、茶碱类原料药发生置换反应；以$ZnO$为黏合剂的贴膏，储存时间较长时，$ZnO$会逐渐与空气中的$CO_2$和水发生反应，形成$ZnCO_3$造成黏度降低。因此，大多数药品通常要严格密封，严防与空气接触而发生变质。

中药材和中药饮片内的苷类成分在酶的作用下水解后，进一步被空气中的 $O_2$ 氧化，引起中药材和中药饮片变色；含有油脂的动物类药材，油脂中不饱和脂肪酸被空气中的 $O_2$ 氧化，可使其"泛油"；含有挥发油的药材，挥发油氧化成树脂样物质，可使药品减失气味等；这些都是中药材和中药饮片长期接触空气缓慢氧化的结果。中药材和饮片储存时间长，包装破损、密封不严，药材有蛀伤、断裂、擦伤，露天裸露存放，环境温湿度高等，都可加速氧化进程。

## 三、其他因素对药品质量的影响

### （一）储存时间

储存时间长短是决定药品是否变质的重要原因。许多药物成分，在存储过程中受环境各因素影响，其结构都会发生一定变化，只是有些变化较慢，但在长期储存中，这种变化是显而易见的，因此各种药品必须在规定的储存条件下，在有效期内使用，以保证其质量合格。

所谓药品的有效期是指合格药品在规定的储存条件下保持其质量稳定的最长期限。如果药品没有在规定的储存条件下储存，或者储存期间离开了规定的储存条件，那么药品的有效期就将缩短或即时失效。

中药材目前虽然没有规定有效期，但业界公认的储存期限一般不超过三年，库存中药材必须坚持"先进先出原则"，储存期过长会出现明显的"陈化"现象。中药饮片在外包装上必须标注产品批号和生产日期，库存同一种饮片要按照"先产先出原则"出库，对于容易挥发、变色的中药饮片储存期限不超过 1 年，对于易生虫、易泛油和易霉变的饮片储存期不超过 2 年，矿物类饮片可适当延长储存期。

### （二）药品包装

合格的药品包装具有保护药品质量的作用，药品入库时必须严格检查其包装是否出现破损、变形或被污染等情况。化学原料药、中药提取物、化学药制剂、中成药和生物制品入库时包装必须要完整、密封；中药材和中药饮片入库时一定要检查其包装材料是否符合药材或饮片的性质和储存要求：例如，胆矾等矿物类药材要使用密封性能良好的塑料袋包装才能有效地防止风化；而生地黄、酸枣仁等药材必须要使用通风透气的牛皮纸袋或纤维编织袋包装，不宜使用塑料包装袋，否则容易发生腐烂等。

### （三）生产工艺和生产环境

化学原料药、中药提取物、化学药制剂、中成药和生物制品的生产必须按照规定的工艺流程，在符合 GMP 要求的车间中进行生产，产品质量必须符合《中国药典》（2020 年版）或国家药品标准。

中药饮片应严格按照炮制规范进行炮制，有些饮片因炮制工艺不当或炮制方法不符合规范导致储存过程中容易出现变质，例如蜜制饮片，蜂蜜的品质和炼蜜的火候掌握非常关键，不符合规范的蜜制饮片在存储过程中容易出现吸潮、粘连、变色，甚至发霉，有些药材切制成片后，由于与空气接触的表面积增大，容易被氧化，例如，白芍经不适当地炮制后储存中易被氧化变色。

中药材产地加工技术对药材质量有很大影响，药材产地加工通常包括：清洗、修整、蒸、煮、烫、浸晒、浸漂、烘烤、发汗、搓揉等工艺，这些直接影响到储存过程中的质量变质。例如采收后的茯苓经过发汗后才能干透，储存时不易腐烂，而丹参、厚朴、杜仲采收后晾晒至五成干要堆放回软 2~3 次，然后再晾晒至全干，储存时才不易褪色且保持气味纯正。不恰当的产地加工方法容易引起药材在存储期发生变质。

**【天道酬勤：思政心语】**

　　有关药品质量稳定性与环境之间的关系，特别是中药质量与储存因素之间的研究，目前国内做的工作比较少，希望大家在将来的工作中，踏踏实实，奋发努力，逐渐揭开各种药品变质的秘密。有句话说的好，真正的努力，不是妄自菲薄，人生的每一步没有捷径，需要一步一个脚印的奔向成功！

**即学即练 3－1**

采用冷冻法杀死药材体内的幼虫时，其冷冻的温度应控制在（　　）?

答案解析　　A. －4℃以下　　　　B. 0℃以下　　　　C. 2℃以下　　　　D. 10℃以下

PPT

# 任务二　药品仓库的类型和设施设备要求

 **岗位情景模拟 3－2**

　　**情景描述**　2019 年 1 月，＊＊省食药监局对某药品批发企业进行飞行检查，检查人员发现企业经营的药品有需阴凉储存和常温储存品种，但该企业仓库仅设置了阴凉库，检查温湿度监测系统，阴凉库的温度设置为 0～20℃，查 2019 年 1 月份温湿度监测系统数据，显示阴凉库温度在 10℃以下，且天数达到 10 天。现场，药品监管人员依据《药品经营质量管理规范》中有关药品储存条件的要求，对该公司上述情形开具了整改通知，并责令限期整改。

　　**讨　　论**　请问该药品监督管理人员为什么要对该公司上述情形开具整改通知？该公司上述情形存在哪些药品质量风险？针对上述情形，若你是该企业质量管理人员，你应该怎么处理？

答案解析

## 一、药品仓库库区布局

　　药品仓库的设计应符合《医药工业仓储工程设计规范（GB 51073－2014）》标准，并满足《药品经营质量管理规范》（GSP）要求，根据仓库业务活动和工作任务的不同，仓库库区布局包括仓储作业区、辅助作业区和办公生活区。

### （一）仓储作业区

　　仓储作业区是库区的主体部分与主要业务场所，是指库区用于收发药品储存、整理、分类、加工、包装的场所，其中包括各个库房、通道以及与储存作业相关的场地。仓储作业区库房的布置应保证药品收发迅速、装卸搬运方便、储存药品安全、仓容合理利用。各作业场所的布置，必须与仓库业务顺序相一致，使各作业环节密切衔接，以便加速作业流程。一般将吞吐量大和出入库频繁的库房布置在库区中央靠近作业区的地方或者接近库内运输主干线，以方便出入库的装卸、搬运和运输作业。为了充分发挥不同机械设备的性能和效率，在进行库房布置时，需要考虑所配置的设备特征，以适应每种设备的具体使用要求和最经济的运输半径。

## （二）辅助作业区

辅助作业区是仓储作业的辅助场所，主要是为药品储存养护业务服务的。一般包括存放包装材料的仓库和停放搬运装卸机械或工具等的场所。辅助作业区的设置应靠近仓储作业区，以便及时供应。辅助作业区应与仓储作业区相隔一定距离，防止辅助作业区发生事故危及仓储作业区。

## （三）行政生活区

行政生活区是仓库的行政管理机构和生活服务设施的所在地，包括办公室、业务洽谈室、汽车队、保安警卫室、食堂和浴室等。行政生活区一般应与库区各作业场所隔开，并有隔离设施和设置单独的出入口，以减少人员往来对仓储作业的影响和干扰。

# 二、药品仓库的类型

## （一）按照储存的医药商品类型划分

1. **原料药库** 用于储存各种化学原料药或中药提取物的仓库。

2. **制剂药品库** 用于储存化学药制剂、生化药品制剂、中成药的仓库。

3. **生物制品库** 用于储存各种生物制品的仓库。

4. **中药材库** 用于储存各种中药材的仓库。

5. **中药饮片库** 用于储存各种中药饮片的仓库。

6. **毒性药品库** 用于储存各种医疗用毒性药品及制剂的专用仓库。

7. **麻醉药品库** 用于储存各种麻醉药品和一类精神药品及制剂的专用仓库。

8. **放射性药品库** 用于储存各种放射性药品及其制剂的专用仓库。

9. **危险品库** 用于储存易燃、易爆等药品中的危险品专用仓库。

10. **非药品库** 根据各种非药品的类型，设置储存医疗器械、保健食品、卫生用品、消毒剂等的仓库。

11. **辅料库** 用于储存各种制药辅料的仓库。

## （二）按照仓库存储温度和养护条件划分

1. **医药商品冷冻库** 指温度控制在 $-25 \sim -10℃$（相对湿度 $35\% \sim 75\%$）的冷库，用于储存按规定需冷冻的化学原料药和制剂。冷冻库建筑一般由冷接货（待验区）间、冷验收间及冷冻库、冷复核拼装间、冷待发货间和机房建筑等组成。冷冻库由制冷机制冷，利用气化温度很低的液体（氨或氟利昂）作为冷却剂，使其在低压和机械控制的条件下蒸发，吸收贮藏库内的热量，从而达到冷却降温的目的。

2. **医药商品冷藏库** 指温度控制在 $2 \sim 10℃$（相对湿度 $35\% \sim 75\%$）的仓库（图3-1），冷藏库的制冷控制系统普遍采用全自动微电脑电气控制技术，并可监测和记录储存区的温湿度；冷藏库制冷设备要配备备用机组，当常用制冷机组故障后，启动备用制冷机组，维持冷藏库设备的正常运转。（冷藏库设置要求见本项目任务四）。

3. **医药商品阴凉库** 指温度不高于20℃（相对湿度 $35\% \sim 75\%$）的仓库。通常根据储存的医药商品类型分设各个阴凉储藏间，分别存储要求阴凉储存的各类医药商品，包括部分中药提取物和化学原料药、部分中药材、中药饮片以及一部分化学药制剂、中成药、保健食品、医疗器械、消毒剂和少量卫生用品等。

阴凉库是医药商品储存种类和数量都较多的仓库之一，库容通常要求较大。许多企业采用水冷（或风冷）中央空调吊顶式多风口冷风降温方式。有些小规模的药品批发企业或零售连锁配送中心，由于需要阴凉保存的药品种类和数量不多，常采用在常温库室内拼装建造一间或多间阴凉储存室（阴凉库），每个阴凉储存室面积 40 ~ 100m² 不等。

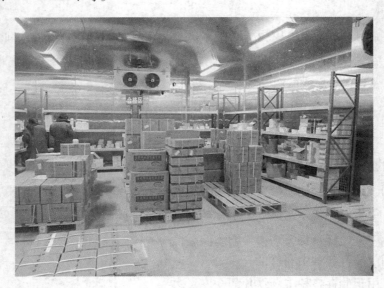

图 3 - 1　药品冷藏库

**4. 医药商品常温库**　指温度控制在 10 ~ 30℃（相对湿度 35% ~ 75%）的仓库。是药品经营企业普遍使用的仓库，主要用于储存成分性质稳定的中成药、化学药制剂、中药材、中药饮片、化学原料药和少数中药提取物，平时要注意防止虫蛀、霉变及其他质量变异，做好防潮、通风等工作。

常温库通常采用安装中央空调系统来达到降温的目的，中央空调采用风冷式，如果医药物流企业的药品仓库附近有大量水源，可采用水冷螺杆机。通常药品仓库的空调末端机组设计为悬挂式，出风口离地面 3 米左右，这样可以提高空调本身的制冷效果。

**5. 气调仓库**　能够控制库内氧气和二氧化碳浓度的药品仓库。通常用于存放有控制氧气和二氧化碳浓度要求的原料药、药物制剂和贵细料中药材和中药饮片。

**（三）按照药品仓库的建筑结构分类**

**1. 平层仓库**　单层建筑仓库，通常采用钢筋混凝土结构或砖木结构，净空高度不宜低于 4.2 米，建筑结构简单，出入库方便，但占地面积较大。

**2. 多层仓库**　是指在 2 层及 2 层以上，且建筑高度不超过 24 米的仓库。通常采用钢筋混凝土结构，一般为 3 ~ 6 层，安装有载货电梯，第一层净空高度不宜低于 4.2 米，第二层及以上净空高度不宜低于 3.5 米；上层通常储存重量轻、包装较小的医药商品。

**3. 高架立体仓库**　是指货架高度超过 7 米，且机械化操作或自动化控制的货架仓库，通常采用几层或十几层高的货架储存单元，每个单元以货箱或托盘储存药品，用巷道堆垛起重机及其他机械进行作业，同时结合电子计算机进行管理和控制，实行药品的自动出入库作业。

## 三、自动化立体仓库

自动化立体仓库是机械和电气，强电控制和弱电控制相结合的产品。它主要由高层货架、巷道堆垛起重机（有轨堆垛机）、入出库输送系统、自动化控制系统、计算机仓储管理系统（医药 WMS 系统）及其周边设备组成，可对集装单元医药商品实现机械化仓储和控制，此外还有与之配套的供电系统、空调系统、消防报警系统、称重计量系统、信息通信系统等（图 3-2）。

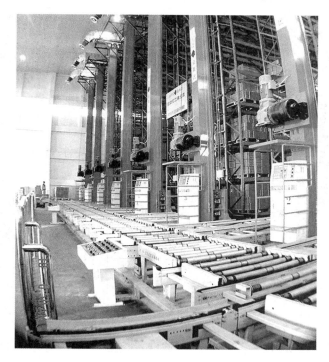

图 3-2 自动化立体仓库

### （一）高层货架

通过立体货架实现货物存储功能，充分利用立体空间，并起到支撑堆垛机的作用，高层货架内各个层面分布若干个不同的承载单元。

### （二）托盘

主要是用于承载货物的设备，也被称为工位器具，采用高强度材质制作，具有较强的承重能力，能够承载并长时间存储各类医药商品。

### （三）巷道式堆垛机

是自动化立体仓库的核心起重及运输设备，在高层货架的巷道内沿着轨道运行，实现取送货物的功能。巷道式堆垛机主要分为单立柱堆垛机和双立柱堆垛机。

### （四）入出库输送系统

完成货物存储单元在巷道外的出入库。常见的输送系统有传输带、穿梭车（RGV）、自动导引车（AGV）、自动叉车、拆码垛机器人等，输送系统与巷道式堆垛机对接，配合堆垛机完成货物的搬运、运输等作业。

（五）周边辅助设备

包括自动识别系统、自动分拣设备等等，其作用都是为了扩充自动化立体仓库的功能，可以扩展到分类、计量、包装、分拣等功能。

**1. 自动分拣设备** 是自动化立体仓库的辅助设备之一，通过它完成医药商品的分类储存。一般由控制装置、分类装置、输送装置及分拣道口组成，按照不同的分拣模式，自动分拣设备主要有：堆块式、轨道台车式、滑块式、交叉带式、斜导轮式和摇臂式等（图3-3）。

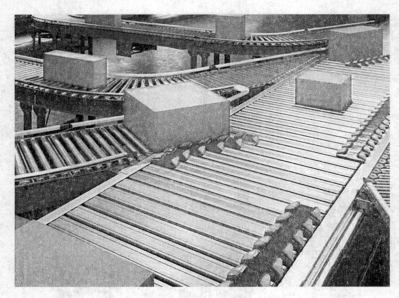

图3-3 药品仓库自动分拣设备

（1）堆块式分拣设备 是由堆块式分拣机、供件机、分流机、信息采集系统、控制系统、网络系统等组成。其主要是由链板式输送机和具有独特形状的滑块在链板间左右滑动来完成商品的分拣。

（2）轨道台车式分拣机 工作时，被分拣的物品放置在沿轨道运行的小车托盘上，当到达分拣口时，台车托盘倾斜30°，物品被分拣到指定的目的地。

（3）交叉带式分拣设备 由主驱动带式输送机和载有小型带式输送机的台车（简称"小车"）连接在一起，当"小车"移动到规定的分拣位置时，转动皮带，完成商品分送任务；根据现场作业的具体情况可分水平循环式或直行循环式。

**2. 电子标签辅助拣货系统** 是采用先进电子技术和通信技术开发而成的物流辅助作业系统，安装在货架储位上，通过计算机与软件的控制，以灯号与数字显示为辅助工具，引导拣货工人正确、快速、轻松地完成拣货工作。通常使用在现代物流中心货物分拣环节，具有拣货速度快、效率高、差错率低、无纸化、标准化的作业特点。电子标签辅助拣货系统作为一种先进的作业手段，与仓储管理系统（WMS）配合使用效率更高。

（六）自动控制系统

是整个自动化立体仓库系统设备执行的控制核心，向上联接物流调度系统，接受物料的输送指令；向下联接输送设备，实现底层输送设备的驱动、输送商品的检测与识别；完成商品输送及过程控制信息的传递。

### （七）仓储管理系统（医药 WMS 系统）

对订单、需求、出入库、货位、不合格品、库存状态等各类仓储管理信息的分析和管理。

## 四、药品仓库的设施设备

### （一）药品仓库内用于储存养护的设施设备

各类药品仓库通常要规划和配备以下设施设备。

**1. 货架、货台和货柜**　无论是整件药品还是中小包装的药品都不允许直接放置在仓库地面上。仓库内的地垫、货台和货架等最下层与地面之间高度不小于 10cm。

**2. 空调系统**　一般根据仓库的容积计算出需配备的空调功率及数量确保进行有效调控。

**3. 除湿机和加湿器**　对温度不超标而湿度经常超标的仓库尤为适用。湿度过低的库房还应配备加湿器，药品仓库相对湿度应控制在 35%～75%。

**4. 自动温湿度监测系统**　能自动监测、记录库房温湿度，且能在温湿度超标时自动报警。

**5. 照明设备**　按照《建筑照明设计标准（GB 50034 - 2019）》的规定，根据库房高度和面积选用合适的照明设备，照度应能满足储存作业要求；危险品库的照明灯应做防爆处理。

**6. 消防安全设备**　要按照《仓库消防安全标准》的等级要求，配置灭火器、消防桶、消防管等设备，并安装消防安全疏散标志，保障药品仓库的消防安全；储存特殊管理药品、贵重药品的要配备防盗安全专用保管设备如铁栅栏、保险柜等。

**7. 养护设备**　包括温度仪、干湿仪、烘干箱、风幕、空气调节器等。

**8. 附属设备**　每个仓库窗户要安装窗帘等避光设备；要安装有换气扇、排（抽）风机或联动窗户启闭装置等通风设备（特殊药品库除外）；要安装有门帘、风帘、吸湿机等防潮设施；要配置有防虫网、灭蝇灯等防虫装置；配备电子猫、挡鼠板、捕鼠笼、粘鼠板等防鼠装置。

经营特殊管理药品的要有符合国家规定的储存设施（见项目十二）。

### （二）仓库作业区设置与设备配置

根据作业需求，普通药品阴凉库和常温库通常设置以下区域和相关设备。

**1. 整件储存区**　用于堆码摆放整件医药商品，通常采用货台，高架立体仓库采用高层货架。

**2. 专用零货储存区**　采用货架或电子标签货架，便于零货拣选。

**3. 零货复核区**　用于医药商品的出库复核作业，通常采用专用复核货台，并配备有复核工具，例如：电脑、条码采集器、条码打印机、标签等。

**4. 拼箱操作区**　用于零货医药商品的拼箱、包装作业，设置有作业台和纸箱捆扎机。

**5. 待发货区**　用于完成复核商品的等待发货，大型医药物流企业整件商品待发货区通常设置为月台，一般企业根据每次发货量，设置为单一或若干货台。

**6. 待验区**　用于完成收货药品的待验收，通常使用货台，大型医药物流企业可将收货月台设置为临时待验区。

**7. 验收区（台）**　相邻待验区，通常采用专用验收货台，并附有验收工具，例如：电脑、条码采集器、裁剪刀、条码打印机、标签、封口胶带等，验收中药材和中药饮片还应准备取样工具和留样器皿。

企业可根据仓库药品养护作业需要，设置验收室和养护室，应配有符合称量精确度要求的天平等仪器设备；验收中药材和饮片的应当设置中药样品室或样品柜，配备水分测定仪、紫外荧光灯、解剖镜或显微镜等；验收室、养护室和中药样品室应有必要的防潮、防尘设备并备有空调。

**8. 退货区** 用于存储销后退回尚未进行验收的医药商品，与待验区和验收台相邻，一般采用货台，根据有关退货量可以设置临时退货区。

**9. 待处理区（暂存区）** 通常设置在仓库入口，用于存储收货拒收或库存内存在质量不确定的医药商品，可根据仓库收货商品情况临时设置或取消。

**10. 包装物和辅料存储区** 是存放药品包装物和辅料的专用库房或专用区域，要与药品储存区域相对隔离。

**11. 不合格品专用存储区** 用于存放不合格药品，通常采用封闭货架或者货柜，与合格药品进行有效隔离，保证不合格药品存放安全。

### （三）仓库作业的设备和工具

根据企业经营规模和仓库类型，选择与储存养护设备和作业区配套相关的设备和工具。

**1. 装卸堆垛设备** 包括起重机、叉车、堆垛机等。

叉车是指对成件托盘货物进行装卸、堆垛和短距离运输作业的各种轮式搬运车辆，包括：电动叉车和仓储叉车。

电动叉车主要有电动托盘式堆垛车、手推电升堆垛车、电动牵引车和冷库专用电动叉车。

仓储叉车主要有电动托盘搬运车、前移式叉车和电动拣选叉车等。

**2. 搬运传送设备** 包括电瓶搬运车和皮带传送机、手推车等。

**3. 成组搬运工具** 主要是平板托盘，有叉车单项插入型、双向插入型和四向插入型，制作材料有木质类、纸质类、金属类、塑料类和复合材质类。

**4. 拣货工具** 包括专用拣货小车、提篮等。

**5. 计量设备** 包括电子秤、磅秤、地下衡、轨道衡等。

**6. 分拣周转工具** 包括可堆式周转箱、可插式周转箱、折叠式周转箱等。

### 【职业人要具备自主学习的能力：素质教育】

当条形码技术、电子数据交换技术（EDI）、无线射频识别技术（RFID）以及电子数据交换技术（EDI）等信息手段在医药物流行业广泛应用的时候，对新技术的陌生或抗拒都难以在信息时代生存。医药仓储人员处在这种技术发展日新月异的时代中，只有具备较强的自主学习能力，才能跟踪业内技术发展踪迹，保持对新产品、新技术的敏感和热情，通过自主学习，拓展知识、提升能力，不被时代所淘汰。

---

**即学即练 3－2**

答案解析

《中国药典》（2020 年版）规定药品储存条件中，对"冷藏库"温度的规定为（　）。

A. 不超过 10℃　　　B. 0～2℃　　　C. 2～10℃　　　D. 不超过 20℃

## 任务三 药品仓库内部布局及堆码要求

PPT

 岗位情景模拟 3-3

**情景描述** 药品批发企业质量管理员在进行药品仓库巡检时，发现合格药品库的物流通道堆放了一些验收合格的药品，仔细一看发现该堆药品中还有多个不同的批号，堆码已经超过仓库顶部横梁，下面的药品包装有挤压变形的迹象。质量管理员立即找到该仓库保管员，对其开具了整改通知，并责令要求立即改正。

**讨  论** 请问质管员为什么要对仓库保管员开具整改通知？该保管员有哪些问题需要整改？针对上述情形，若你是仓库保管员，你觉得该如何整改？

答案解析

### 一、药品仓库内部一般布局与分类储存

药品仓库根据经营规模及经营特点，分库或者分区进行药品储存状态管理。规模较大，库房数量较多的仓库，可以实行分库管理；规模较小，库房数量有限，可在库房内按质量状态实行划区管理；企业也可以实行分库和库内分区并存的方式管理。

**（一）药品仓库库区色标管理及货架（台）排列**

**1. 库区色标管理** 其中待验区（库）、待处理区和退货区（库）设置黄色标识线和标识牌，合格品区（库）和发货区（库）设置绿色标识线和标识牌，不合格品区（库）设置红色标识线和标识牌。

储存特殊管理药品均要有独立的库房（见项目十二），各独立库房和冷链药品库内均要设置合格区、不合格区、待验区、退货区、发货区，并有相应的色标。

**2. 排列货架和货台** 药品仓库根据实际作业需要在储存区排列货架和货台，货架和货垛的平面布局的形式有横列式、纵列式、纵横式及倾斜式等（图3-4）。

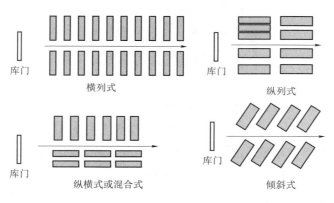

图3-4 药品仓库内部布局

（1）横列式布局 指货垛或货架的长度方向与仓库的侧墙互相垂直。这种布局优点是主要通道长且宽，副通道短，有利于货物的取存、检查；通风和采光条件好；有利于机械化作业，便于主通道业务的正常展开。缺点是主通道占用面积多，仓库面积的利用率会受到影响。

（2）纵列式布局 是指货垛或货架的长度方向与仓库侧墙平行。优点是仓库平面利用率高。其缺点是存取货物不方便，通风采光不利。

（3）纵横式布局 指在同一保管场所内，横列式布局和纵列式布局兼而有之，可以综合利用两种布局的优点。

（4）倾斜式布局 指货垛或货架的长度方向与仓库侧墙或主通道成一定夹角。倾斜式布局是横列式布局的变形，优点是便于叉车作业、缩小叉车的回转角度、提高作业效率。

**（二）药品仓库货位规划与分类储存**

仓库按 GSP 要求实行分区分类管理，其中药品与非药品分开存放；中药材、中药饮片应专库存放；特殊管理药品和药品中的危险品应专库存放，并有专人保管、专账管理；拆除外包装的零货药品应当集中存放。

**1. 合理规划货位** 规划货位的原则为：货位布置紧凑，仓容利用率高；方便收货、发货、检查、包装及装卸，合理灵活；保障堆垛和摆放均匀稳固，操作安全；通道流畅，行走便利。

货位编号，是在分区分类和划好货位的基础上，将存放药品的场所，按储存地点和位置排列，采用统一的标记，编上顺序号码，做出明显标志，以方便仓储作业。货位编号采用：库区—货架—层—列的四号定位法，即采用四段数字号码对应库房（库区）、货架（货区）、层次（排次）、货位（垛位）进行统一编号。例如："5－3－2－11"即指 5 号库房（5 号库区）、3 号货架（3 号货区）、第 2 层（第 2 排）、11 号货位（11 号垛位）。"四号定位法"编排过程为：库房（区）号，即整个仓库的库房编号；货区（架）号，即面向货区（架）从左至右编号；排次（货架层次）号，即货区的货台从前向后（货架由下层向上层）依次编号；货台（架）列号，即面对货台（架）从左侧起横向依次编号。

小型药品经营企业中各类库房（常温、阴凉和冷藏）数量较少，也多为平层库。编写货位号时库房采用 1 位数字编号（1 常温库，2 阴凉库，3 冷藏柜），排号采用两位数字编号；层和列分别用一位数字编号。例如 1－31－8－6，表示常温库第 31 排货架第 8 层第 6 列的货位。有时为了方便把货位号写成：13186，这样就形成一种由五位数字组成的简单货位号。

**2. 按照商品属性进行分类存储** 在仓库储存实践中，为了便于查找和存取，在同一个常温库或者阴凉库中，又将药品区按各种剂型分开储存。通常分为五大类：粉剂类（散剂、颗粒剂、粉针剂等）、成型剂类（片剂、胶囊剂、丸剂、贴剂、膏药等）、油膏剂类（软膏剂、乳膏剂、栓剂、凝胶剂、膏滋等）、水剂类（酊剂、洗剂、搽剂、涂剂、糖浆剂、合剂、酒剂、露剂、注射液、滴眼液、滴耳液等）和喷剂类（喷雾剂、气雾剂等）。

有的仓库会把同一货区的药品按照经营类别分区存放，如化学药制剂药品区、中成药药品区等，把同一类的药品存放在一起。其中化学药制剂药品区通常按照药品的用途或适应证分为：解热镇痛抗炎药、抗生素药、心血管系统药、呼吸系统药、消化系统药等多种类别；中成药药品区通常按照药品的功能主治分为：解表药、清热药、理气药、理血药、肝胆肠胃药、妇科药、补益药等多种类别。

医疗器械库通常又分为：诊断器械、护理器械、康复治疗器械及工具、体外诊断试剂等分区。

## 二、仓库药品堆码与摆放要求

药品仓库的搬运、堆码和摆放应当严格按照药品外包装标示要求规范操作，堆码高度符合包装图示要求，避免损坏药品包装。

**（一）药品仓库堆码摆放原则**

堆码药品应遵循"安全、节约、方便"的原则。

**1. 安全**　包括人身、药品和设备三方面的安全。堆垛时要求货垛稳定牢固，不偏不斜，必要时采用衬垫物固定。不要将不同批号、不同效期、不同包装的药品混淆。要做到"三不倒置"，即轻重不倒置，软硬不倒置，标志不倒置；要留足"六距"（墙距、柱距、顶距、灯距、垛距、地距）；要做到"五不靠"，即四周不靠墙、柱，顶层不靠顶棚和灯；要保持"三条线"，即上下垂直，左右、前后成线，使货垛稳固、整齐、美观。

**2. 节约**　药品堆垛应在保证安全的前提下，尽量做到"三个用足"，即面积用足，高度用足，荷重定额用足，充分发挥仓库使用效能。

**3. 方便**　是指堆垛选用的垛形、尺度、堆垛方法应方便堆垛、搬运装卸作业，提高作业效率。垛形方便清点、查验药品，方便通风等保管作业。要保持走道、支道畅通，不能有阻塞现象。垛位编号要有利于及时找到货物。要垛垛分清，尽量避免货垛之间相互占用货位。要垛垛成活（一货垛不被另一货垛围成死垛），使每垛药品有利于先进先出，快进快出，有利于盘点和养护等作业。

**（二）药品仓库堆垛基本要求**

1. 货垛不能超过仓库的最高负荷能力；
2. 应留出走道、支道，以利药品进出和消防；
3. 堆码操作时，不得踩踏药品，不可抛掷、倒置等；
4. 药品应按效期远近依次分开堆码，堆垛上有明显标志便于近效期先出。

**（三）药品仓库堆码摆放的距离要求**

药品堆垛时与屋顶、房梁、照明灯、墙壁等应当留有一定距离，在货架上摆放药品时与周围的柱子、房梁、墙壁、地面等也应保持一定距离，具体要求如下。

1. 药品垛与垛之间的距离不小于5cm；
2. 药品与墙壁、屋顶、房梁的间距不小于30cm；
3. 药品与库房散热器或供暖管道的间距不小于30cm；
4. 药品与室内柱子的间距不小于30cm；
5. 药品与地面的间距不小于10cm；
6. 药品与屋顶固定照明灯的垂直间距不小于50cm。

**（四）堆垛的基本形式**

**1. 直码法**　直码法指整整齐齐地把上一层整件药品按同一方向摆在下一层药品的上面。这种堆垛形式便于收发和检查，适用于小批量药品。

**2. 压缝堆码法**　是指把上一层药品包装交叉放在下一层药品包装上，上层药品包装将下层两药品包装间的竖向缝隙压住，增加货垛的稳定性。如包装不够平整，堆垛高低不一且不稳，可在上下层间加垫，如夹放木板条等，使层层持平有牵制，防止倒垛。本法适用于堆放长方形箱装药品，稳定性较大（图3-5）。

**3. 通风式（井式）**　通风式（井式）堆码方法与压缝式基本相同，但每个药品包装的前后左右应留出缝隙，利于通风、散潮。常见有"井"字形、"非"字形、"示"字形。

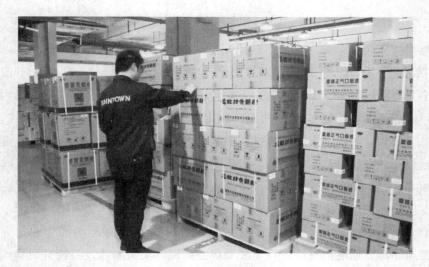

图 3 - 5　压缝堆码法

**4. 托盘堆码法**　托盘堆码法是以托盘为堆货的基本单元，用叉车作业的一种方法。在药品仓库中，大型仓库多采用托盘堆码与垛堆相结合的方法，需拆箱的药品采用货架堆码摆放法。

**5. 货架储存法**　货架堆码摆放法主要适用于零货药品或进出频繁而数量又不大的药品，采用平铺直码方式，要求中文名称正向向外，上下整齐。

## 三、各类药品仓库内部布局与堆码摆放特点

### （一）中药材仓库内部布局与堆码摆放特点

1. 中药材储存要设置独立库房，并有用于分拣、养护和包装工作的专用场所（可以和分装区合并设置）。

2. 药材库通常选择平层仓库，使用电瓶车、运货小车或地牛运输，方便装卸和出入库。

3. 药材仓库内除了设置有待验区（验收区）、储存区、发货区（备货区）、退货区和不合格品区以外，还应根据需要在仓库内设置包装加工区、待包装区、包装物料区和工具设备区等，包装加工区与储存区要进行有效隔离，防止污染或混药。

4. 根据药材包装大小，药材仓库通常采用货台堆垛摆放，货台采取横列式排列（图 3 - 6）；包装小，质量轻的药材可采用宽体多层货架储存。

5. 药材可以按照入药部位和质地分类储存，对于易虫蛀、霉变、泛油、变色的品种，要储存在密封、干燥、洁净的阴凉库区；容易发生同一变质现象的药材最好集中存放在同一库内，便于采取相同的养护措施。

6. 仓库要将毒麻药材分库，实行专库存放；易燃药材、贵细药材及盐腌药材等要设置专用阴凉库储存，注意做好防火、防盗工作。

7. 对于经营量较小且易变色、挥发及融化的品种，应配备避光、低温的储存设备（如冰箱、冷柜），确保中药材质量安全。

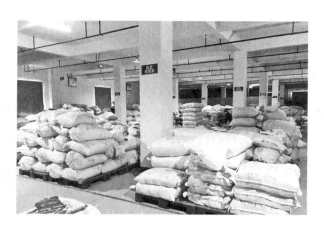

图 3 - 6　中药材库药材堆码摆放

8. 药材仓库中药材外包装多为麻袋、纤维袋或纸箱，通常采用压缝法或通风法，有的企业采用货架储存；堆码时应控制堆放高度，防止货位倒塌或造成包装箱挤压变形。

9. 中药材搬运装卸、抽样以及烘干处理后装袋等过程容易出现粉尘污染，注意防护并做好环境卫生。

10. 用麻袋、帆布袋和编织袋等包装的药材，堆码摆放时应注意防止标签脱落，印刷和粘贴的标签容易模糊，摆放完成后应进行一次检查核对，发现标签毁损应注意及时更换。

### （二）中药饮片库内部布局与堆码摆放特点

1. 中药饮片库也要设置有独立的库房，与中药材和制剂药品分库存放，可以和中药材使用专用的养护场所。

2. 中药饮片通常选用多层楼房仓库，使用电动运货小车结合专用货运电梯运输。

3. 中药饮片通常根据包装大小选择多层货架摆放，货架层高可调节；饮片库货架一般采用横列式摆放，中间作业道宽度可相对通行两辆运货小车（图 3 - 7）。

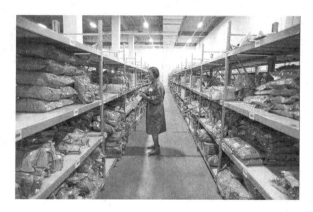

图 3 - 7　中药饮片库饮片布局和摆放

4. 切制类饮片中有含淀粉较多的饮片、含糖及黏液质较多的饮片和含挥发油较多的饮片，应存放在阴凉库中防止霉变和虫害。

5. 容易发生泛油和霉烂的动物类饮片要密封包装好储存在冷库内。

6. 炮制饮片中的炒制果实和种子、蜜炙饮片、蒸煮类饮片、曲类饮片等需存放在通风干燥处，防蛀、防潮。

7. 国内流通的中药饮片通常没有外包装，以塑料袋、牛皮纸袋等为内包装的中药饮片通常采用直码法，摆放时要稳定牢固，不偏不斜。同一品种、不同批号、不同规格的中药饮片应分开堆码，不得混淆。中药饮片堆码摆放后应方便清点、养护，利于通风等保管作业。

8. 饮片抽样验收作业容易产生粉尘，抽样验收区与储存区应有效隔离防止污染。

（三）化学原料药库和药用辅料库内部布局与堆码摆放特点

1. 化学原料药库和药用辅料库通常都要单独设置库房，两种仓库布局与摆放相似；中药提取物可以与原料药在同一库内分区存放，一般都选用平层仓库，便于装卸和搬运。

2. 原料药库和辅料库通常都采用货台储存，货台之间距离通常不小于 1 米，采用电瓶车或地牛运货。

3. 原料药的包装大多采用纸板桶、塑料桶或金属桶作为外包装，辅料通常使用塑料桶、纸箱等外包装；采用塑料桶装液体原料药或辅料通常摆放一层，采用纸板桶装原料药一般使用直码法，即将外包装桶整整齐齐地把上一层整件药品按同一方向摆在下一层整件的上面（图 3 - 8）；采用纸箱包装的辅料通常压缝堆码摆放。

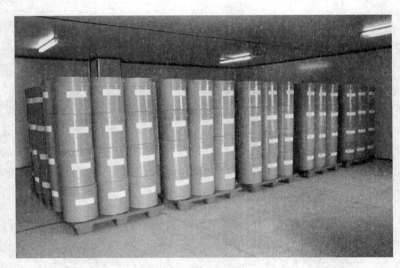

图 3 - 8　原料药库堆垛摆放

4. 摆放原料药和辅料不要倒置，摆放时应注意标签向外向上，不横向摆放；要注意牢固整齐。

5. 原料药库和辅料库应保持地面清洁干燥，储存液体原料药要注意检查是否有漏液。

（四）医药物流仓库内部布局及摆放特点 🅴 微课

医药物流仓库通常设置为自动化高架立体仓库，仓库高度在 7 米以上，配置与经营规模相适应的现代物流设施设备。

1. 在收货待验区月台配置自动升降收货平台，与外部货车车厢实现无缝对接。

2. 整件库区配置与立体库相适应的重型货架、中型货架、贯通式货架、阁楼式货架、悬臂式货架等货架，配备动力输送线等运输设备。

3. 零货区配置零货拣选货架（包括搁板货架、流利货架等），货位间实行有效隔离；配备药品自动输送设备，覆盖区域与零货分拣量相匹配；零货拣选使用电子标签拣选系统或无线射频技术，实现上架、传送、分拣、出库的自动化。

4. 物流仓库设置条码打印扫描复核设备，库区实现条码管理，药品出库复核应采用条码扫描或无线射频技术，对药品按订单、批号进行复核。

5. 在医药 WMS 系统协同控制和管理下，整个仓储具有药品上架、分拣、养护等作业指令和数量信息显示、确认和自动完成，以及货位自动分配、自动识别、自动寻址功能。实现自动存取、自动分拣、出入库箱式输送、无线射频技术、电子监控管理、电子标签拣零等自动化作业。

6. 医药物流仓库药品采用托盘堆码摆放，根据立体货位大小，按照药品外包装长、宽、高体积合理堆码，堆码高度和垛边距不超过货位大小的要求。药品堆垛应整齐、牢固，堆码不超过货位可承载重量。

7. 医药物流冷藏库通常采用货台堆垛，横列式布局，以运货小车运输，配置见本项目任务四。

8. 医药物流仓库除药品储存区外，还应设置非药品储存区，包括医疗器械区、保健食品区、预包装食品区、医药化妆品区、消毒剂区、卫生用品区等。各区域应有明显标识，与药品分开存放，防止混淆和污染药品。

（五）零售连锁配送仓库内部布局及堆码摆放码特点

1. 零售连锁配送仓库通常设置在多层楼房仓库或平层仓库，仓库内设置有与经营规模相适应的整件区和零货区；两个区域采用横列式或纵横式排列。

2. 整件区通常采用货台堆码摆放，应靠近零货区，便于补货。

3. 零货区布局面积相对较大，通常采用多层货架；既有药品货架，也有非药品货架；零货区摆放的商品具有品种多、数量少的特点（图 3 - 9）。

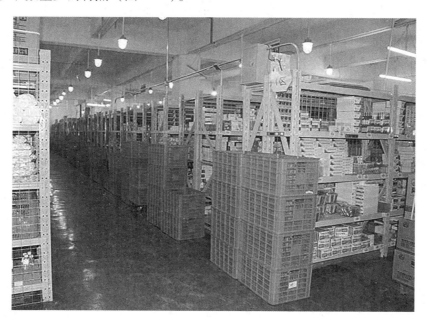

图 3 - 9　零售连锁配送仓库药品摆放

4. 仓库配备有拣货用的小推车、提篮等工具；也有的企业配备平板小推车、智能拣货设备及手持终端设备。

5. 零售连锁仓库还配备统一规格的零货周转箱，可用于零货拣选复核及拼箱发货到零售门店，防止药品挤压破损。

（六）药品批发库内部布局及摆放特点

1. 药品批发库通常选用多层楼房仓库或平层仓库，一般根据客户需求设置整件库和零货库，以整件库为主（图3-10）。

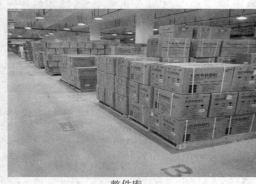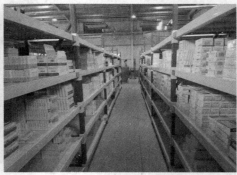

整件库　　　　　　　　　　　　　　　　　　零货库

图3-10　药品批发库堆码摆放

2. 整件库通常使用货台或高层货架，采用横列式或倾斜式排列，中间作业道宽度在1.0~2.0米。

3. 整件药品在货台上采用压缝式摆放，在高层货架上采用托盘摆放。

4. 零货库使用多层货架摆放，货架采用横列式或纵列式排列，零货药品在货架上直码摆放或横向竖立摆放。

5. 整件药品以电瓶车、地牛或叉车运输，零货药品以小车运输。

【影响个人职业前途的九种不良习惯：职业素养警示】

这些不良习惯包括：投机取巧，马虎轻率，浅尝辄止，推脱借口，嘲弄抱怨，吹毛求疵，眼高手低，斤斤计较，消极被动。

即学即练3-3

中小型药品批发企业整件药品在货台上通常采用哪种方式堆码摆放？（　　）

答案解析　A. 直码法　　　　B. 压缝法　　　　C. 通风式　　　　D. 货架储存

# 任务四　冷藏药品库设置

PPT

冷链是指冷藏、冷冻药品等温度敏感型医药商品，从生产企业成品库到使用前的整个储存、流通过程都必须处于规定的环境温度下，以保障这些医药商品质量的特殊供应链管理系统，温度敏感型医药商品通常包括：生物制品、冷藏化学药品、冷冻化学药品、体外诊断试剂以及需要冷藏储存的贵细料药材等。

## 一、生物制品贮藏管理要求

1. 生物制品的贮藏条件（包括温、湿度，是否需避光）要符合《中国药典》（2020年版，三部）

要求，除另有规定外，储存温度为 2 ~ 8℃，相对湿度为 35% ~ 75%。

2. 储存生物制品要配备专用的冷藏设备或设施，并按照现行《药品生产质量管理规范》和《药品经营质量管理规范》的要求划分区域，分门别类有序存放。

（1）仓储区的设计和建造应合理。仓储区应当有足够的空间，确保有序储存生物制品。

（2）仓储区的储存条件应符合生物制品规定的条件（如温湿度，避光）和安全要求，要配备用于冷藏设备或设施的温湿度监控系统。

（3）使用前要对冷库、温湿度监测系统以及冷藏运输的设施或设备进行验证，使用期间也要定期验证，停用时间超过规定时限要重新验证。

（4）要由专人负责对储存、运输设施设备进行定期检查、清洁和维护，并建立记录和档案。

3. 要建立生物制品出入库记录，建立生物制品的销售、出库复核、退回、运输、不合格药品处理等相关记录，记录要真实、完整、准确、有效和可追溯。

4. 储存的全部生物制品每个月都需要进行重点养护，并建立养护档案。

### （二）生物制品运输管理要求

生物制品中所含活性成分对温度敏感，要在规定的运输条件下采用最快速的运输方式，缩短运输时间，采用冷链运输。

1. 使用前要对冷藏运输的设施或设备进行验证，并且还要进行使用期间的定期验证及停用时间超过规定时限的验证。

2. 要由专人负责对运输设施设备进行定期检查、清洁和维护，并建立记录和档案。

3. 生物制品的运输条件应符合《中国药典》（2020 年版，三部）的温度要求。运输时要注意防止生物制品冷冻。应避免运输过程中震动对生物制品质量的影响。

4. 冷链运输是指在运输全过程中，包括装卸搬运、变更运输方式、更换包装设备等环节，都能使所运输的生物制品始终保持在规定的冷藏温度条件下。

## 二、冷藏药品库的设施设备要求

经营冷藏药品要配备与其经营规模和品种相适应的冷藏库（至少 50 立方米）和冷藏车（1 辆以上，容积不少于 2 立方米），储存疫苗的应有两个独立的冷藏库。冷藏库要配备以下设施设备。

1. 具备电力保障措施，为防止电力故障，应配有备用发电机组或双回路供电系统。自备的备用发电机组能及时启动，功率应能满足冷藏库制冷用电的需求，并定期检查维护；双回路电路应为两个独立的变电所供电系统，企业应该具备两个变压机组。

2. 要安装用于冷藏库温湿度自动监测、显示、记录、调控、报警的设备：冷藏库具有自动调控温湿度的功能；冷藏库制冷设备应按照设置的温度上、下限及库内温度自动启动或停止，冷藏库温度超出设置范围时，制冷机组应自动启动，调节冷库温湿度。冷藏库应配置温湿度自动监测系统，测点终端安装数量应符合 GSP 附件 2 要求，每个独立的冷藏间至少安装 2 个测点终端，并应能够自动监测冷库内的温湿度状况，实时采集、显示、记录、传送储存过程中的温湿度数据；温湿度自动监测系统至少每 1 分钟更新一次监测的温度，每 15 或 30 分钟自动记录一次，数据可以查询，但不可更改；温湿度自动监测系统具有远程及就地实时报警功能，可通过计算机读取和存储所记录的监测数据。

3. 对有特殊低温要求的药品，要配备符合其储存要求的设施设备。经营有特殊低温要求的药品，应配备装量、温度适宜的冷冻库、冷柜、超低温冰箱等设施设备；冷冻储存要求的制冷设备启停温度设定值应根据药品储存要求设置，一般在 −10 ～ −25℃范围内。

4. 冷藏库入口处要设置缓冲间和缓冲门，在冷藏库内要根据业务量需要分别设置：待验区、待处理区、合格品区、封箱发货区、出库复核区、退货区和不合格区，并配备相应的货台和货架及相应的验收和复核的设备和工具。在冷藏库内还应有保温箱及包装物料预冷区、冰排冷冻区或冰排冷冻柜、冰排释冷区等，冰排释冷还应配置冰排释冷架，防止冰排粘连或污染药品。

5. 经营冷藏药品还应有药品专用冷藏运输车及车载冷藏箱或者保温箱等设备。

冷藏药品运输车辆或车厢也要安装移动式温湿度自动监测设备，每台独立的冷藏、冷冻药品运输车厢内至少安装 2 个温度测点终端，安装数量和位置要符合 GSP 要求并经过验证。每台冷藏箱或保温箱至少应当放置一个可移动的测点终端。

6. 冷藏库应配备无线红外测温设备，能对冷藏药品的到货温度进行监测。

7. 冷藏库制冷机组下应有限高标识，制冷机组一米内不得存放冷藏药品。

8. 大型医药冷藏库通常根据储存的医药商品类型设计成多个冷藏间，通常包括：疫苗冷藏间、生物药品冷藏间、原料药冷藏间、药物制剂冷藏间、体外诊断试剂冷藏间、麻醉药品冷藏间、贵细料中药材冷藏间和暂存间等。

**【职场需要懂规矩守规则：素质提升】**

身在职场就要理解和遵守规则，有能力的你是桀骜不驯还是顺应潮流，取决于你对规则的理解和尊重。只有理解规则，按程序、按制度去做，才能被上级所信任，被同事所包容。尊重和服从规则是确保团队完成目标的重要条件。作为药品仓储从业人，我们要了解仓库分区和色标管理，熟悉货台货架排列方式和商品摆放的要求，服从各项管理制度，严格执行医药商品储存规范。

**即学即练 3 − 4**

药品批发企业经营冷藏药品要配备与其经营规模和品种相适应的冷藏库和冷藏车，冷藏车的容积不能小于（　　）立方米？

答案解析　A. 1　　　　　B. 2　　　　　C. 5　　　　　D. 10

---

## 实践实训

### 实训二　药品批发仓库布置与分类摆放

PPT

**【实训目的】**

1. 掌握药品仓库货架布局摆放、仓库分区及色标管理。

2. 熟悉化学药制剂、中成药及非药品的分类摆放。

3. 熟练进行各类药品的堆码摆放。

**【实训场所】**

模拟药品批发企业仓库。

**【实训材料】**

1. 空置药品仓库（制剂常温库 80m²、制剂阴凉库 60m²）、货台 24 个、货架 48 架、仓库标示牌和色标带若干。

2. 整件药品空包装，每组 30 箱，共 6 组。

3. 阿莫西林胶囊等化学药制剂小包装 240 余盒（含外用药，每组 40 盒，空盒），感冒清热颗粒等中成药小包装 240 余盒（含外用药，每组 40 盒，空盒），深海鱼油胶丸等保健食品 36 盒（每组 6 盒，空盒），佰草集护肤霜等医药类化妆品 24 盒（每组 4 盒，空盒），妇炎洁抑菌洗剂等抗（抑）菌剂 12 盒（每组 2 盒，空盒），宝宝金水沐浴露等普通化妆品 24 盒（每组 4 盒，空盒），安尔碘皮肤消毒液等消毒剂 12 盒（每组 2 盒，空盒），卫生护垫等一次性卫生用品 12 盒（每组 2 盒，空盒），电蚊香液等卫生杀虫剂 2 盒（每组 12 盒，空盒），川贝蜂蜜等预包装食品 12 盒（每组 2 盒，空盒），医用创可贴、血糖仪等医疗器械 32 盒（每组 8 盒，空盒）。

**【实训内容】**

**（一）货台和货架布局排列**

将药品仓库划分为整件药品区和零货药品区，整件区布局货台，零货区布局货架；货架和货台按照横列式布局进行摆放（注意药品与地面、墙壁、柱子、屋顶等距离）。

**（二）药品仓库分区及色标布置**

在仓库内的整件区和零货区分别划分出合理的待验区、合格品区、不合格品区、退货区、发货区等，并用色标标出相应区域。

**（三）合格品区医药商品类别分区**

**1. 大类分区**　按照医药商品分类摆放基本原则要求，根据各类医药商品货物数量，将合格品区分为药品区和非药品区，药品区又分为化学药制剂区和中成药区；将非药品区划分为保健食品货位区、预包装食品货位区、医疗器械货位区、医药类化妆品货位区、消毒剂和卫生用品货位区等，并贴上标志。

**2. 药品分区**　根据每一类药品的种类和数量，将药品区分为内服药品区和外用药品区。

内服药品区分为：中成药内服药品区和化学药制剂内服药品区，中成药内服药品区又按照功能主治依次分为：清热药、理血药等 13 个货区，将化学药制剂内服药品区划分为抗微生物药、解热镇痛药等 15 个货区。

外用药品区分为：中成药外用药品区和化学药制剂外用药品区。中成药外用药品区又根据使用部位依次分为：皮肤用药、妇科用药等 4 个货区；化学药制剂外用药品区又根据使用部位依次分为：皮肤用药、眼科用药等 3 个货区。

**（四）编写货位号**

根据排、列、行的顺序排列，编制货位号，并贴上货位号标签。

**（五）药品摆放**

**1. 整件药品摆放**　采用压缝法和托盘堆码法。

**2. 零货药品摆放**　采用货架储存法，根据医药商品的包装标示分辨出中成药、化学药制剂、保健食品、医疗器械、预包装食品、医药类化妆品、消毒剂、抗（抑）菌剂和卫生用品等并将其摆放到相应的货位上。

【实训过程】

　　每3～4人一组，每组轮流对仓库进行布置和摆放，每人轮流分别对化学药制剂、中成药和非药品的整件和零货进行分类摆放。

## 目标检测

答案解析

一、选择题

1. 按 GSP 管理要求库区的色标为红色的库区有（　　）

    A. 合格品区　　　　　　　　　　　　B. 待验区

    C. 退货区　　　　　　　　　　　　　D. 不合格品区

2. 药品堆垛与库房内墙的间距一般不小于（　　）

    A. 10cm　　　　　　　　　　　　　B. 20cm

    C. 30cm　　　　　　　　　　　　　D. 40cm

3. 堆垛时层层有牵制稳定性较大的堆垛方式有（　　）

    A. 直码法　　　　　　　　　　　　　B. 货架储存

    C. 压缝法　　　　　　　　　　　　　D. 托盘法

4. 常温库的温度要求是（　　）

    A. ≤20℃　　　　　　　　　　　　　B. 0～30℃

    C. 10～30℃　　　　　　　　　　　D. 2～10℃

5. 采用"四号定位"法编制的货位号中，第一段数字对应的是（　　）

    A. 库房号　　　　　　　　　　　　　B. 货区号

    C. 货垛排号　　　　　　　　　　　　D. 货架列号

6. 货垛或货架的长度方向与库区的侧墙互相垂直。这种布局的优点是主要通道长且宽，副通道短，有利于货物的存取检查。这种布局方式是（　　）

    A. 横列式布局　　　　　　　　　　　B. 纵列式布局

    C. 纵横式布局　　　　　　　　　　　D. 倾斜式布局

7. 以下哪一项不是药品堆码的原则（　　）

    A. 安全　　　　　　　　　　　　　　B. 节约

    C. 方便　　　　　　　　　　　　　　D. 美观

8. 每个独立冷库至少安装几个测点终端（　　）

    A. 1个　　　　　　　　　　　　　　B. 2个

    C. 3个　　　　　　　　　　　　　　D. 4个

9. 药品与地面之间的距离不得小于（　　）

    A. 50cm　　　　　　　　　　　　　B. 30cm

    C. 20cm　　　　　　　　　　　　　D. 10cm

10. 以下库房中应配备专用养护室的为 （　　）

A. 冷藏库　　　　　　　　　　　　　　　B. 中药材库

C. 化学原料药库　　　　　　　　　　　　D. 麻醉药品库

二、判断题

1. 含有油脂的动物类药材，暴露在空气中容易使药材风化。（　　）

2. 尼莫地平注射液被光线直接照射后会引起药物发生变质。（　　）

3. 磺胺盐类原料药暴露在空气中会引起药物的溶解度降低。（　　）

4. 待发货区是用于存储拣货完成但还没有复核出库的药品。（　　）

5. 药品常温库指温度控制在 0～30℃，相对湿度 45%～75% 的仓库，用于储存按规定需常温储存的药品。（　　）

书网融合……

知识回顾　　　　　　微课　　　　　　习题

# 项目四　医药经营 ERP 系统和医药 WMS 系统介绍

## 学习引导

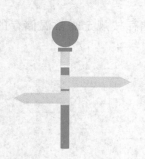

根据 GSP 要求，企业要对经营的各种医药商品实行计算机管理，在医药经营企业所使用的众多医药管理系统中通常分为两大类，一类就是集采购、销售、仓储和核算等功能为一体的 ERP 管理系统，另一类就是专门针对医药物流仓储进行管理的 WMS 系统，这两类系统针对于不同的医药经营企业有其不同的特点，本项目就给大家作一简单介绍。

 学习目标

1. **掌握**　医药经营 ERP 系统和 WMS 系统主要模块功能。
2. **熟悉**　医药经营 ERP 系统和 WMS 系统各自特点。

采用仓储经营的医药经营企业通常有药品零售连锁企业、药品批发企业和医药物流企业。其中药品零售连锁企业和一些小型药品批发企业常常是整件进货，零货销售（配送），而大中型药品批发企业和医药物流企业通常是整件进货、整件销售（出库）。由于这些企业经营方式不同，仓储作业内容也有很大差别，因此对于中小型药品批发企业和零售连锁企业配送中心通常只采用医药经营 ERP 系统，而对于大中型药品批发企业和医药物流企业除了使用医药经营 ERP 系统以外，还使用医药 WMS 系统。

## 任务一　医药经营企业 ERP 管理系统简介

PPT

>> 岗位情景模拟 4-1

　　**情景描述**　某药品批发企业在一次接受当地药监部门 GSP 执行情况检查时，被告知本企业所使用的《仓库商品进销存管理系统》不符合 GSP 规定，被要求停业整顿，更换系统。

　　**讨　　论**　该企业领导认为，本单位使用的商品进销存管理系统是和其他多家文具批发、服装批发等企业共同定制的，这些企业使用该软件多年，每次市场监管部门检查都是合格的，况且在本单位使用中各种药品的入库、出库和盘存在电脑中也都很顺利，没有出过故障，各种数据都能够记载和查询，系统是没有问题的。你认为该药品批发企业错在哪里？

答案解析

　　ERP 是企业资源计划（enterprise resource planning）的简称，医药经营 ERP 系统是集医药商品进、销、存、财务、经营分析和 GSP 管理为一体，充分满足医药经营企业的各种需求，并通过基础档案、采购、仓储、销售、配送、零售及财务管理等功能模块，为药品经营企业建立完善的物流管理平台和良好的信息管理平台。在大部分药品零售连锁企业和药品批发企业普遍采用。

　　医药经营企业的 ERP 管理系统主菜单的功能模块通常包括有：基本档案、采购管理、零售管理、批发管理、会员管理、质量管理、仓库管理、结算管理、连锁配送、现金管理、GSP 管理和全部查询等（图 4 - 1）。

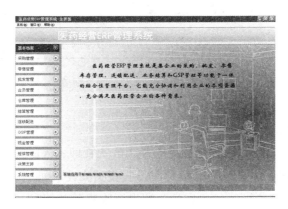

图 4 - 1　医药经营 ERP 主界面

## 一、基本档案 微课 1

　　该模块用来建立在系统中经常使用的本企业的商品、赠品、客户、供应商、职员、货位和门店等信息。其中商品基础信息是经常使用并且非常重要的信息，建立商品信息时，在主菜单"基础信息"模块，选择"商品档案"界面，点"新建"即出现"商品基础信息"输入界面（图 4 - 2），根据医药商品上的包装标示和首营审核的相关信息即可输入。

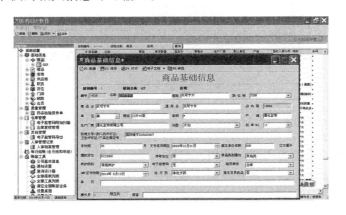

图 4 - 2　建立商品基础信息

## 二、采购管理

　　该模块主要由企业采购部门人员使用，包括有：采购计划、采购审批、采购退货和重点品种设定等功能。在制定采购计划时，采购人员在主界面的采购管理模块下，选择"采购计划"，点击"新开单据"，选择"供应商"等，即可制作一份采购订单（图 4 - 3）。注意，在采购时所选择的供应商必须是通过质量管理部门首营企业审核合格的企业，订单中药品也必须是经过首营品种审核合格的品种。

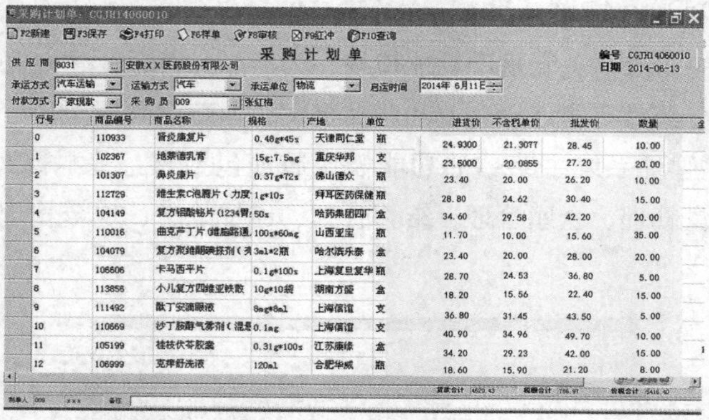

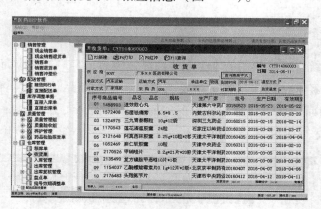

图4-3 采购管理-采购计划单

## 三、仓库管理

该模块主要由仓库保管人员使用，包括移库管理、收货管理、入库管理、出库管理、出库复核、仓库盘点等。例如，在药品到达仓库进行药品收货时，收货员在主界面"仓库管理"模块，选择"收货管理"，在"待处理单据"中选择到货的单据号，调出待收货药品信息，与现场查验情况及随货同行单进行对比（详见项目五），根据实际情况录入相应信息（图4-4）。

图4-4 仓库收货单

## 四、质量管理

这个模块主要由企业的质量管理部门使用，包括：质量管理组、质量验收组、养护管理和药品检验报告单等功能，例如，在采购员联系了新的供货商后，需要对供应商和供应的药品进行首营审核，质量管理员要在主界面"质量管理"模块，选择质量管理组，打开后点击"首营企业审核"，进入后在待审核企业中，找到需要审核的供应商，检查业务员提供的每一项首营企业材料，合格的在后面方框中点"√"，全部合格后再进入首营品种审核。

在仓库药品验收时，验收员在主界面"质量管理"模块，选择质量验收组，打开后点击"采购验收"，在待处理单据中，找到本次需要验收批次，打开该采购验收单，在每种药品验收检查完成后，双击打开该药品明细，将验收结果输入到该明细中（图4-5）。

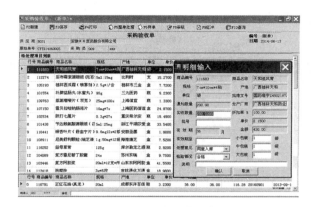

图 4 - 5　采购验收单

## 五、批发管理

该模块主要由药品批发企业的销售部门使用，包括：现金销售、现金销售退货、批发销售、批发销售退货和销售冲差价等功能。药品批发销售中企业质量管理部门必须要对销售客户的进货资质进行首营审核，包括客户的证照期限和经营范围等，审核合格后才能显示现金销售单。在进行现金销售时，销售人员在主界面"批发管理"模块中选择"现金销售"，点击"新开单据"，在"客商"中，选择审核合格的客户，即形成一张空白的现金销售单，根据客户的要货申请，扫条形码输入商品编号后，商品名称、规格、生产企业即可出现，销售人员输入销售数量，即形成现金销售单明细（图 4 - 6）。

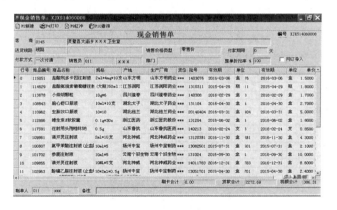

图 4 - 6　销售管理 - 现金销售单

### 知识链接

#### 什么是现金销售？

所谓现金销售是指在现场就进行结算的销售业务，是相对于先送货后结款或者先付款后提货业务来说的；客户确定购买商品后现场直接用现金、支票、银行卡或互联网转账支付货款。

## 六、配送管理

配送管理模块主要由商品配送部门使用，它包括随货同行单、直接配送单等功能。在商品完成出库复核和包装装箱之后，配送人员在主界面"配送管理"模块中选择"随货同行单"，找到需要配送的单号点击，每一批商品的随货同行单会根据出库复核记录自动生成，打开后即可看到该批商品的随货同行单（图4-7），打印后加盖出库专用章，配送时携带。

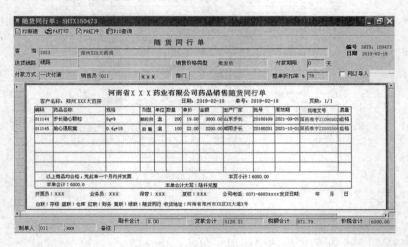

图4-7 配送管理-随货同行单

## 七、零售管理

该模块主要由零售连锁企业门店销售人员使用，主要包括：前台设置、门店销售、流水查询、收银对账、日结、毛利分析、时段销售分析、促销特价、超量特价、赠品促销等子模块。在设置好前台后，门店销售是常用的子模块，在销售药品时通过扫描商品条码，得到所售商品的信息和并提示付款（图4-8）。

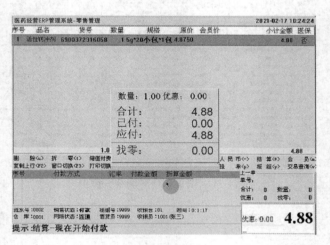

图4-8 门店零售付款

## 八、结算管理

结算管理模块主要包括：客户结算、客户往来账款、供应商结算、供应商往来账款、销售费用、内部结算、内部账款查询等子模块。在药品批发企业中销售客户结算是常用模块，在进行结算时根据客户名称和账款发生时间长短找到该客户的应付账款，在客户付款后记录到客户结算单中（图4-9）。

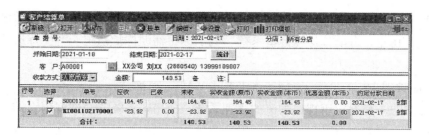

图 4 - 9　销售客户结算

## 九、GSP 管理

该模块主要包括：药品管理程序与管理制度、库存药品质量检查、不合格药品管理、人员与培训、售后与管理、药品不良反应报告等模块。其中，不合格药品管理是常用模块之一，当仓库保管员发现库内不合格药品时，则需要进入该模块，填写《不合格药品报告、确认表》，报告质量部，经质量管理员现场确认后再进行处理。

《医药经营 ERP 系统》适用于品种批次少，出入频率不高，对保质期和追溯要求不高的中小型药品流通企业，它强调的是结果管理，仓库是面向财务结算，虽然本身具有库区库位管理，但缺少现场过程校验，虽然也采用条码管理，功能上存在很多缺陷，不能对产品进行分解应用，主要通过资源整合提高企业运作效率。

【员工要忠诚于企业：素质教育】

在企业的 ERP 系统中储存有企业许多重要的商业机密，例如，企业的商品库存、供货商、客户信息、进货价格等，作为企业员工有义务要为企业保守这些机密。作为企业员工既要诚实、守信、勤劳，更要有忠心、责任心和进取心；员工要忠诚于企业，遵守企业的各项规章制度，忠诚于自己的岗位职责。

### 即学即练 4 - 1

根据医药经营 ERP 系统主菜单的功能模块，企业月末要对库存的药品进行盘点，应在主菜单中选择哪个功能模块？（　）

　答案解析

A. 质量管理　　　　B. 配送管理　　　　C. 仓库管理　　　　D. 基础信息

## 任务二　医药物流企业 WMS 系统简介

PPT

**岗位情景模拟 4 - 2**

**情景描述**　某药品批发企业质量管理员在内审时，发现仓库 2019 年 5 月购进药品阿莫西林胶囊 20 件，系统中收货记录显示的收货人是李某，李某是该公司的验收员，而该批药品供应商的随货同行单上收货人签字显示的是刘某，针对以上情形，质量管理员给信息系统管理员开具的整改通知，并责令限期整改。

**讨　　论**　质量管理员为什么给信息系统管理员开具整改通知？该公司以上情形有哪些质量风险？若你是该企业质量管理员，你会怎么处理？

　答案解析

随着现代医药物流的快速发展，智能化的大型医药物流中心已经成为医药流通领域的发展趋势。自动化立体仓库、高架仓库、自动分拣和传输系统、电子标签辅助拣货系统、智能拣选系统等先进设施设备应运而生。

《医药物流仓储管理系统》（英文缩写：SUNCIA WMS，简称"医药 WMS 系统"）是根据现代医药物流管理需要而建立的一套专用于现代物流的管理系统，使用该系统能合理规划仓储管理，实现药品从入库、上架、储存、出库复核全过程可追溯，保证药品入、出库全过程有序高效运行。

《医药 WMS 系统》一般包括角色权限、基础资料、购进入库、销售出库、盘点管理、报升报损、移库管理、购进退出、配送管理、GSP 管理、GSP 记录查询、业务查询等模块（图 4 – 10），各模块中包含不同的子模块内容，有的子模块还含有下拉菜单，贯穿整体《医药 WMS 系统》的运营流程。 微课 2

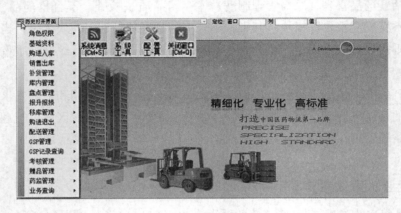

图 4 – 10　医药 WMS 基本模块

## 一、基础资料

在基础资料模块中，包括商品档案、单位档案、职员档案、货位档案及设施设备资料维护等主要子模块。在使用系统前，需把 ERP 系统中维护好的商品档案、单位档案和职员档案对接到《医药 WMS 系统》中，其他档案和资料的维护在《医药 WMS 系统》中完成。

在货位档案模块中，有暂存区维护、库房货位资料维护、货位品种关系维护、立体库货位限定、退货库单位资料维护、商品货位限定等模块。暂存区维护是仓库管理员通过实际库房暂存区布局分配好的货位，进入此界面录入相应的货位信息，完成库房暂存区货位的信息维护（图 4 – 11）。在出库时，货位可以通过系统自动分配到维护好的对应暂存区货位上，防止与出库货物混淆。

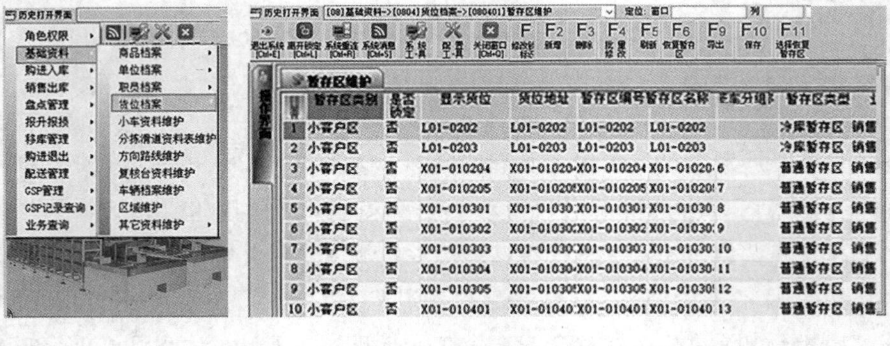

图 4 – 11　货位档案暂存区维护

## 二、购进入库

在购进入库模块中，包括入库采购订单、入库开票、入库质量评定、入库上架、收货完成、入库速度状态查询、购进入库单据打印、销退质量评定、销售退回上架审核、销售退回分区装箱、销售退回单据打印等主要子模块。当药品到货时，在入库开票子模块提取采购订单（图 4 – 12），收货完成，进行商品收货信息录入，包括：产品批号、生产日期、有效期至、件数或零散数等；在入库质量评定子模块完成评定结论（如有质量问题的品种还需填入拒收原因和处理措施等验收评定）；在入库上架模块完成商品上架及上架单打印，实现药品入库全过程的质量管控和操作。同时此界面还可以完成电子追溯扫码操作。

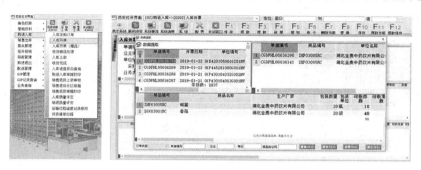

图 4 – 12　提取采购订单

### 【规范就是规矩：思政悟语】

#### 不要让你的随意毁了一个企业

2017 年 4 月，安徽省药监局在飞行检查时发现，六安市某药品批发企业在岗信息员使用收货员的账户和密码登录《医药经营 ERP 系统》，并进行药品收货操作，违反了 GSP 的相关规定，给予该企业撤销《药品经营质量管理规范认证证书》的处罚。

## 三、销售出库

在销售出库模块中，销售出库包括出库开票、波次下发、零货拣货、整件拣货、内复核、外复核、复核单据打印、药品报告单确认、冲红审核等主要子模块。仓库调度员根据岗位操作要求，开展销售出库的波次下发（图 4 – 13）；拣货员在零货拣货和整件拣货模块完成拣货任务；复核员在内复核和外复核模块开展复核作业，并打印拼箱标签和复核单据，完成药品销售出库环节的操作。

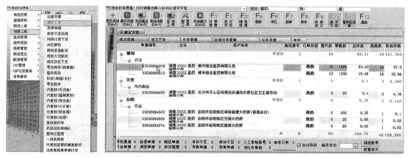

图 4 – 13　出库波次下发

## 四、盘点管理

在盘点管理模块中，盘点管理包括盘点计划、临时盘点执行、盘点审核、盘点库入库记录及盘点查询等主要子模块，在此界面可以完成仓库每年度、季度、月度盘点及每天的动态盘点和临时盘点操作，仓库管理员根据不同盘点需求，选择使用不同操作模块，例如，制作盘点计划（图4-14）。

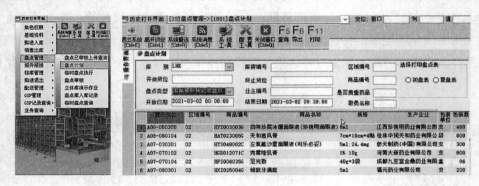

图4-14 盘点计划

## 五、购进退出

在购进退出模块中，包括购进退出执行、购进退出装车确认、购进退出打印模块。办理购进退出的人员根据采购员制定的购进退出计划，在此界面完成购进退出执行及确认流程，并打印出《购进退出通知单》，实现购进退出出库环节的操作。

## 六、配送管理

在配送管理模块中，包括配送排车、托运排车、配送装车下发、托运装车下发、配送装车确认、托运装车确认、配送返回等主要子模块，其他为辅助子模块（图4-15），根据不同需要选择使用。配送员在此界面根据运输路线完成配送排车、配送装车下发、装车集货、复核装车、配送装车确认及配送返回等环节的作业操作，实现优选配送路线，完成配送作业操作任务。

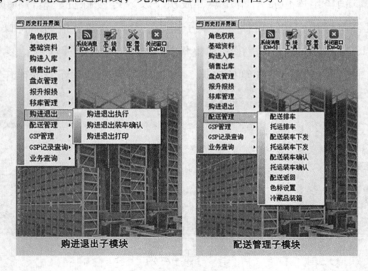

图4-15 购进退出和配送管理的子模块

## 七、GSP 管理

在 GSP 管理模块中，包括的子模块较多，主要为质量管理及库存养护相关的工作模块，大致可分为商品养护类（养护档案、养护计划、重点商品养护等记录）、不合格药品类（不合格药品确认、不合格药品审核、不合格药品销毁等相关记录）、药品质量类（质量投诉、质量问题追踪、质量事故报告、不良反应报告等质量相关记录）及其他相关记录等子模块类。养护员在此界面根据岗位职责和作业需求完成养护及质量相关的工作任务，实现药品在库环节的质量管控。

## 八、GSP 记录查询

在 GSP 记录查询模块中，可以查询到商品收货记录、验收记录、养护记录、库存记录、出库复核、近效期、不合格品等养护及质量相关的记录。在此界面可以根据日常工作需求或监管要求查询商品储存期间的相关记录。

## 九、业务查询

在业务查询模块中，可以查询到业务相关的内容，包括采购入库、销售出库、购进退出、销售退回、商品查询、库存查询及库存商品流向等记录内容。在此界面业务部门可以根据日常工作需求查询相关的记录，以便优化库存管理，合理开展商品的采购和销售作业（图 4 – 16）。

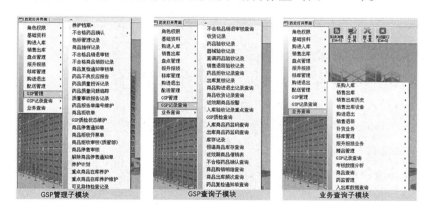

图 4 – 16 GSP 管理、GSP 查询和业务查询子模块

## 十、《医药 WMS 系统》辅助功能

《医药 WMS 系统》支持不同的现代物流设备和管理，具体包括以下几项内容。

**1. 支持与管理不同类型的物流设备** 能有效集成电子拣货标签、输送系统、内复核分拣系统、集货分拣系统、LED 显示、RFID 跟踪系统、PDA 等多种设备，也支持无设备情况下的纯手工纸单作业。

**2. 支持多种类型的物流中心** 能支持平层仓库、自动化立体仓库、高层货架仓库、流利式货架、隔板式货架以及零整合一、零整分开等不同类型的物流中心。

**3. 支持精确灵活的货位管理** 能支持物流中心内部的所有作业，全部精确到具体的单元货位，保证作业的效率与准确性。

4. **支持多种物流作业模式**　能支持 PDA、电子标签、条码、纸单等不同拆零拣选模式。

5. **支持流水化的作业管理**　能让物流中心的所有作业都采用流水式，让作业变得更简单更有效。

6. **全面的 GSP 管理**　能符合 GSP 的各项管理要求，支持全程冷链管理及跟踪，支持精确批号管理与跟踪，保证药品质量与用药安全。

7. **灵活的批次作业管理与订单的优先级管理**　具备强大的调度功能，可以根据配送与客户的实际需要，及时调整与安排批次作业。

8. **运用作业模型最优化成本与效率**　能支持应用运筹学、模糊数学构建各类物流作业决策支持模型，用以全面规划仓储管理、优化作业流程。

9. **支持各类业态的物流管理**　能支持化学药、中药、生物制品、医疗器械、三方物流、零售连锁、冷链等业态的物流管理。

《医药 WMS 系统》适用于品种批次多，出入频率高，对保质期和追溯要求高的大中型医药物流企业。它强调过程管理，是面向仓库的过程控制管理，它利用条码技术对库位管理上下架都进行扫描，实现路径指引与优化，可实现商品库存单元管理、批次管理、唯一管理、箱码管理等，它可配合 PDA、RFID 跟踪系统使用，可以及时发现并防止作业中的问题，保证了各项作业流程和数据的准确。

**即学即练 4 – 2**

在收货时要查看到货商品的采购订单，需要进入《医药 WMS 系统》哪个模块？（　　）

答案解析　　A. 配送管理　　　　B. 业务查询　　　　C. 基础资料　　　　D. 购进入库

## 【医药管理系统使用人员职业素养要求】

《医药经营 ERP 系统》和《医药 WMS 系统》是在药品仓库各相关岗位人员工作中必须要掌握的基本技能之一，同时对操作人员的素质也做如下要求。

1. 使用系统的仓库相关人员要严格按照管理员分配的系统权限进行操作，不得借用或者窃取他人系统用户名和密码进入系统进行操作。

2. 各岗位操作人员必须正确登录自己的用户名和密码进入系统操作，同时应防止密码泄漏或经常更换密码，确保密码安全。

3. 操作人员对各类资料信息的维护和数据的录入、修改、保存等操作应严谨准确，保证数据操作的有序性和可控性，确保数据真实可信、安全可靠和可追溯性。

4. 使用人员要掌握《医药经营 ERP 系统》和《医药 WMS 系统》的基本设置及操作过程，了解系统各个模块的功能，以免出现操作不规范而导致差错问题发生，未经批准不得擅自删除或更改系统数据。

5. 操作人员要树立责任意识及风险意识，在录入信息及数据时做到细致、认真，未经批准不得复制和传播，严格保守企业的商业机密。

目标检测

答案解析

一、选择题

1. 使用《医药经营 ERP 系统》，要打印随货同行单，需要进入哪个模块（　　）

A. 采购管理　　　　　　　　　　　　　　B. 配送管理

C. 结算管理　　　　　　　　　　　　　　D. 仓库管理

2. 质量部管理人员要对新的供货商进行首营企业审核，使用《医药经营 ERP 系统》，需要进入到哪个模块界面（　　）

A. 采购管理　　　　　　　　　　　　　　B. 质量管理

C. 仓库管理　　　　　　　　　　　　　　D. 零售管理

3. 使用《医药经营 ERP 系统》时，验收员对完成收货的药品进行验收，需要使用哪个模块（　　）

A. 采购管理　　　　　　　　　　　　　　B. 配送管理

C. 质量管理　　　　　　　　　　　　　　D. 仓库管理

4. 财务部门为湖北的供应商支付了上个月的采购货款，进入到《医药经营 ERP 系统》进行登记，需要进入哪个模块（　　）

A. 采购管理　　　　　　　　　　　　　　B. 质量管理

C. 结算管理　　　　　　　　　　　　　　D. 仓库管理

5. 企业连锁门店在销售中要对一名购买量大的顾客在价格上给予打折，营业员要使用《医药经营 ERP 系统》的哪个模块进行操作（　　）

A. 批发管理　　　　　　　　　　　　　　B. 采购管理

C. 零售管理　　　　　　　　　　　　　　D. 结算管理

6. 仓库保管员在平时进行库存药品质量检查中发现有一种药品的最小包装破损，需要进入《医药经营 ERP 系统》进行不合格药品的报告与确认，他需要使用哪个功能模块（　　）

A. 质量管理　　　　　　　　　　　　　　B. 仓库管理

C. 采购管理　　　　　　　　　　　　　　D. GSP 管理

7. 月底对仓库储存的药品进行盘点，保管员要进入《医药经营 ERP 系统》的哪个模块打印盘点单（　　）

A. GSP 管理　　　　　　　　　　　　　　B. 基本档案

C. 仓库管理　　　　　　　　　　　　　　D. 批发管理

8. 某个零售药店直接从本公司一次购进药品 45 种，直接付款提货，本公司现售人员进入《医药经营 ERP 系统》主界面后要使用哪个模块（　　）

A. 批发管理—现金销售　　　　　　　　　B. 批发管理—批发销售

C. 零售管理—门店销售　　　　　　　　　D. 零售管理—超量特价

9. 某药品完成销售后，需进行出库，出库复核人员对出库药品复核完成后，需要将复核结果录入到《医药经营 ERP 系统》的哪个模块界面（　　）

A. 批发管理—销售单　　　　　　　　　　B. 零售管理—门店销售

C. 仓库管理—出库复核      D. 配送管理—直接配送单

10. 使用《医药经营 ERP 系统》，收货员在录入收货信息时需要进入哪个模块（ ）

    A. 采购管理          B. 仓库管理

    C. 基本档案          D. GSP 管理

11. 在《医药 WMS 系统》中对库存重点养护药品建立养护档案，需要进入的模块是（ ）

    A. 基础资料          B. 盘点管理

    C. 移库管理          D. GSP 管理

12. 仓库新入职一名收货员，系统管理员在《医药 WMS 系统》中分配账号和密码给新入职的人员时需要进入的模块是（ ）

    A. GSP 管理          B. 基础资料

    C. 角色权限          D. 盘点管理

13. 《医药 WMS 系统》的基础资料中需从 ERP 系统中对接的档案有（ ）

    A. 货位档案          B. 商品档案

    C. 设施设备档案          D. 车辆档案

14. 仓库收货员使用《医药 WMS 系统》，在收货时需要填入系统的信息有（ ）

    A. 药品名称          B. 生产企业

    C. 药品批号          D. 药品规格

15. 验收人员使用《医药 WMS 系统》在验收药品时，对有质量问题的药品，在系统评定结论后还需填入（ ）

    A. 处理措施          B. 药品批号

    C. 养护措施          D. 药品数量

16. 采购员在做采购计划时，需要查询"阿莫西林胶囊"的库存，应在《医药 WMS 系统》中哪个模块查询（ ）

    A. GSP 记录查询          B. GSP 管理

    C. 业务查询          D. 购进入库

17. 经验收质量合格的商品，在《医药 WMS 系统》中自动弹出入库上架单打印界面，收货员在系统哪个模块打印上架单（ ）

    A. 购进入库          B. 购进退出

    C. 盘点管理          D. 移库管理

18. 仓库对不合药品组织了销毁处理，在《医药 WMS 系统》中哪个模块查询不合格药品销毁记录（ ）

    A. 业务查询          B. 商品库存查询

    C. 盘点管理          D. GSP 记录查询

19. 在《医药 WMS 系统》中销售出库模块包括的子模块有（ ）

    A. 购进退出          B. 出库复核

    C. 货位调整          D. 配送排车

20. 使用《医药 WMS 系统》进行仓库盘点时，发现"维生素 C"库存有差异，应走报升报损流程调整差异，需要填写的商品信息有（ ）

A. 报损金额          B. 报损单位

C. 报损数量          D. 报损编码

二、判断题

1. 使用《医药经营 ERP 系统》的药品批发企业，客户购买药品后当场使用支票进行转账结算，销售员应使用《医药经营 ERP 系统》的 GSP 管理模块进行录入。（　　）

2. 使用《医药经营 ERP 系统》的药品仓库，保管员发现不合格药品要填报《不合格药品报告、确认表》，需使用《医药经营 ERP 系统》的质量管理模块。（　　）

3. 使用《医药经营 ERP 系统》的药品批发企业，批发销售退货药品的收货，应使用《医药经营 ERP 系统》的批发管理模块。（　　）

4. 在《医药 WMS 系统》中，配送员在配送管理模块中根据运输路线完成配送排车作业。（　　）

5. 在《医药 WMS 系统》中，仓库管理员在盘点管理模块中制作月度盘点计划。（　　）

书网融合……

知识回顾          微课1          微课2          习题

# 模块二
# 仓库医药商品进、出、盘操作过程

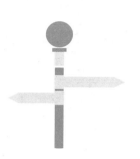

## 项目五　药品收货、验收与入库操作过程

**学习引导**

通常药品经营企业经营的范围包括化学原料药、中药饮片、中成药、化学药制剂、生物制品以及医疗器械、保健食品、消毒剂、卫生用品等非药品，部分企业还经营中药材或特殊管理的药品。在仓库中，药品经营企业要根据各类药品的特性、经营及质量要求分别采用不同的收货、验收及入库操作，避免因操作和管理不当产生经营及药品质量风险。那么在药品仓库中，企业是如何进行相应药品的收货、验收及入库操作的呢？

 **学习目标**

1. **掌握**　各类药品收货、验收检查的项目及要求。
2. **熟悉**　各类药品收货、验收和入库的一般流程。
3. **了解**　《医药经营 ERP 系统》及《医药 WMS 系统》中药品收货、验收与入库操作流程。

收货与验收是企业对到货医药商品实物及其质量状况进行检查的过程，其目的是保证入库药品的数量准确、质量合格，是控制药品经营质量的重要环节和进入流通过程中的第一道质量关。因此，收货、验收与入库是药品合理储存与养护的前提，其基本流程如图 5-1 所示。

## 任务一　仓库药品收货操作过程

PPT

**▶▶ 岗位情景模拟 5-1**

　　**情景描述**　某省药品监督管理人员在 2020 年 8 月的一次日常监督检查过程中，发现辖区内 A 医药公司收货员正在对一批非冷链药品进行现场收货，当时室外环境温度为 34℃。该批药品的供货单位采用的是非厢式无顶棚货运车辆进行运输，且该批药品供货方配送人员未携带随货同行单（票）。收货员在未查询到采购记录的情况下，在系统中手工录入收货单，完成收货。现场，药品监管人员依据《药品经营质量管理规范》中有关收货的要求，对 A 公司上述行为进行了批评，并责令其改正。

　　**讨　论**　请问该省药品监督管理人员为什么要对 A 公司上述收货行为进行批评并责令其改正？A 公司上述收货行为存在哪些经营及药品质量风险？针对上述情形，若你是该企业质量管理人员，你觉得该如何处理？

答案解析

药品的收货是指药品采购企业对到货商品，通过对票据查验，对货源和实物进行检查和核对，并将符合要求的药品按照其特性放入相应待验区的过程。药品收货一般流程主要包括：获取到货信息并准备货位，索取并核对随货票据资料，检查运输工具和到货状态，卸货摆放、点收和查验，填写收货记录并通知验收等环节。收货是仓储业务的开始，要求做到及时、准确、有序。

仓库收货和验收的药品必须是经过质量部门进行首营审核（含首营企业审核和首营品种审核）合格，同时经过采购部门采购的药品，没有进行首营审核或不符合首营审核条件的药品，在企业《医药经营 ERP 系统》中将会被锁定，不能进行采购，也不能进行收货、验收和入库。

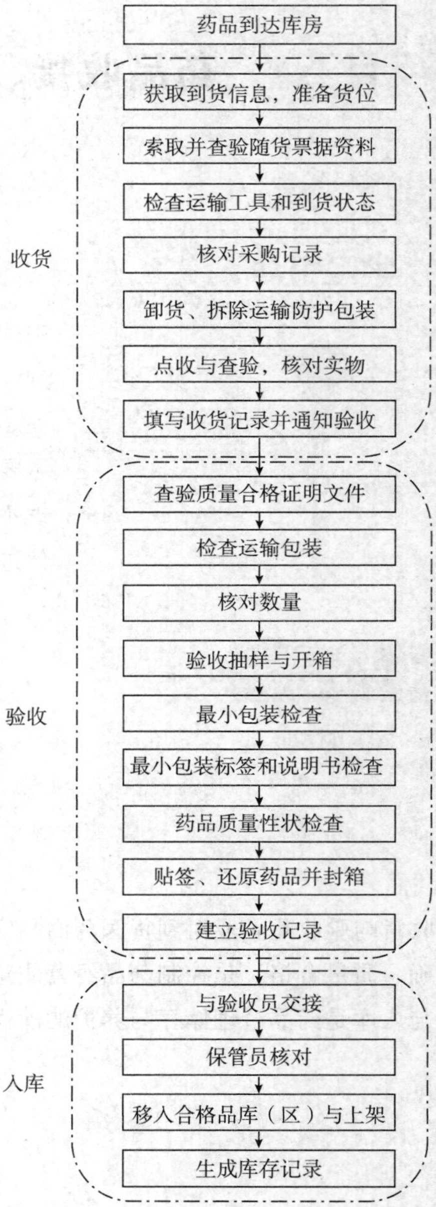

## 一、获取到货信息，准备货位

药品采购部门收到供货单位或承运单位的到货通知后，应及时与供货单位或承运单位核实到货时间和车辆，并通知仓储部保管员根据到货商品的特性准备好商品抵达后要卸入的待验库（区）或库位，同时通知收货员做好接收准备工作。

药品送达后，收货员安排送货车辆到指定地点等候收货。

## 二、索取并查验随货票据资料

药品到货时，收货员应向送货人员索要随货同行单（票）、运输单据及随批检验报告等票据资料。

**1. 查验随货通行单** 收货员要检查并核对随货同行单（票）上记载的收货单位、收货地址、发货日期、供货单位、药品通用名称、剂型、规格、生产企业、批准文号、上市许可持有人、产品批号、有效期至、数量、单价、金额等信息，检查是否加盖供货单位出库专用章；出现信息不全或不符合要求的，或者加盖的出库专用章、随货同行单（票）样式与《医药经营 ERP 系统》中首营审核时供货方提供的印章模版、票据样式不一致的，不得收货，并通知相关采购员及质量管理部处理。

**2. 查验运输票据** 由供货方委托第三方运输的，收货员要向运货人索取相应的运输票据并与相关采购人员核实；接收麻醉药品、第一类精神药品时，应向运货人索取所在地药监部门签发的《麻醉药品、第一类精神药品运输证明》，确保供货单位与运输证明标示的发货单位名称一致；冷链药品收货还应索取《冷链药品运输交接单》和《冷链药品运输在途温度记录》等（详见本项目任务五）。

图 5-1 药品收货、验收及入库流程 ⓔ 微课1

**收货**
- 药品到达库房
- 获取到货信息，准备货位
- 索取并查验随货票据资料
- 检查运输工具和到货状态
- 核对采购记录
- 卸货、拆除运输防护包装
- 点收与查验，核对实物
- 填写收货记录并通知验收

**验收**
- 查验质量合格证明文件
- 检查运输包装
- 核对数量
- 验收抽样与开箱
- 最小包装检查
- 最小包装标签和说明书检查
- 药品质量性状检查
- 贴签、还原药品并封箱
- 建立验收记录

**入库**
- 与验收员交接
- 保管员核对
- 移入合格品库（区）与上架
- 生成库存记录

**3. 索取随批检验报告等质量证明文件** 收货员要向送货人索取与收货药品同批号的药品检验报告原件或复印件；若有批签发管理的生物制品，则应索取该批生物制品的《生物制品批签发合格证》复印件；若有进口药品，则应索取相应品种的《进口药品注册证》（或者《医药产品注册证》、进口准许证、进口药材批件）复印件、《进口药品检验报告书》复印件等渠道合法和质量合格证明文件。以上文件均应加盖供货单位质量专用章原印章。

### 三、检查运输工具和到货状态

**1. 运输工具检查** 药品到货时，收货员应对送货方的运输工具和运输状况进行核实。检查是否采用封闭式货物运输工具，运输期间温度是否符合药品储存条件要求，若运输工具、温度不符合要求或有异常，应当拒收，并通知采购部门和质量管理部处理；应根据运输单据所载明的启运日期确认在途运输时间是否超过采购协议中约定的时间，对不符合约定时限且有质量风险的，应直接拒收处理，并通知采购部对应采购人员；冷链药品到货，应核查是否采用规定的冷藏设施运输（见本项目任务五）；接收特殊管理的药品，则应核实其运输情况是否符合国家有关规定，如毒性药品、麻醉药品及第一类精神药品是否有专人押运等（见项目十二）。

**2. 到货状态检查** 收货员在接收药品的同时，需检查到货状态。如系整件发运，则应检查其包装是否有被开封迹象；检查车载的零货药品包装有无散破、变形、雨淋、渗液、腐蚀等污染及损坏异常情况。如为远途到货中药材或中药饮片，应检查其是否有防护包装，药材或饮片包装是否被淋湿、破损、变形或被污染；外包装及封签完整的原料药和实施批签发管理的生物制品则不必开箱查验。

### 四、核对采购记录

随货同行单（票）符合要求的，收货员应将随货同行单（票）与本企业《医药经营 ERP 系统》中对应的采购记录进行核对。如果没有采购记录，或者到货药品品名、规格、生产企业与采购记录不相符，或者到货数量大于采购记录数量的，不得收货，并通知采购部对应采购员处理，异常情况报质量管理部门处理。接收销后退回药品时，应核对销售部门开具的药品退货通知单与当时的出库复核记录，核实是否为本企业销售的药品，药品信息不符的不得收货。

核对时，进入《医药经营 ERP 系统》，在"仓库管理—收货单"界面进行核对，同时可调用首营审核时存档的该供货单位的"随货同行单"电子档案进行比对。

### 五、卸货、拆除运输防护包装

对符合收货要求的药品，收货员应当安排卸货人员进行卸货。卸货时拆除药品的运输防护包装，检查药品外包装是否完好，对出现破损、污染、标示不清等的药品，应当拒收或对开箱拣选出的不合格药品予以拒收。收货员指导卸货人员将检查合格的药品，按照到货药品的温度特性、堆码、储存分区、特殊管理等要求，卸货到相应的待处理区或待验区等待验收。

有运输防护包装的药品应先卸货到待处理区，在待处理区拆除运输防护包装后，在将药品移至待验区。没有运输防护包装的药品可以直接卸货到待验区。

卸货时，收货员应查看到货药品是否存在破损、污染、渗液、封条损坏、变形等包装异常情况，发现后及时进行处理。卸货堆码时，应按照药品的名称、规格、批号、生产企业等分开摆放、叠高整齐，以便于清点。采用《医药WMS系统》的医药物流企业，直接将卸货的药品摆放在托盘内，如果同一种商品既有整件又有零货，应分别摆放在不同的托盘上。待验区的温度控制应符合待验药品的储存温度要求。

医疗用毒性药品、麻醉药品和放射性药品等特殊管理药品应分别卸货到相应专库内，第一类精神药品卸货到麻醉药品专库，第二类精神药品卸货到专区或专库，冷链药品卸货到相应温度要求的冷库，上述药品须专库内完成验收和入库。

## 六、点收与查验，核对随货同行单与实物

卸货完成，收货员要将随货同行单（票）按品种逐批核对药品实物；核对时，应按照随货同行单（票）标注的信息和每一种商品实物进行详细核对，并逐一仔细清点到货数量，每核对清点完一个品种在随货同行单（票）备注栏内打"√"，表示核对相符，做到货－单相符。

点收时可以采用逐件和逐批堆码点收两种方式进行。逐件点收主要针对卸货时散乱的包件；对单一品种、单一批号、包装一致的包件，可以先按品种和批号集中堆码，再统一计数点收。

点收与查验过程中发现随货同行单（票）与采购记录、药品实物不相符合的，通常拒收；特殊情况可由采购部门负责与供货单位核实，上报并经过质量管理部门批准，将到货药品暂时储存到待处理区，待补办完相关手续后，再进行收货验收。

收货员对核对无误的药品收货后，应在随货同行单（票）回执上签字。

收货时应注意，有些原料药外包装、中药提取物外包装、中药饮片包装和中药材包装上没有印制或粘贴商品条形码，收货员在录入信息前应登录本企业《医药经营ERP系统》，查询有无该商品的条码信息，如果已有相关商品的条形码信息，应将其条形码打印，并牢固粘贴到该商品的外包装上；如果没有该商品的条形码，则收货人员应根据本企业商品自编码规则编制新的条形码，打印后粘贴，同时登录本企业《医药经营ERP系统》的"基础信息"模块，补充该商品的条形码信息。

接收销后退回药品，收货员要依据销售部门出具的退货凭证或通知，并在系统中与该批药品的《出库复核记录》进行核对，确认为是本企业销售的药品后方可收货，放置于符合药品储存条件的待验场所。

## 七、填写收货记录并通知验收

收货员应严格按制度和程序进行收货并形成完整真实的收货记录。现场收货完成后，收货员要将收货药品的相关信息录入到本企业的医药系统中。

收货员可以在《医药经营ERP系统》的"仓库管理－收货管理"模块，打开的"收货单"界面直接录入收货信息（图4-4），内容包括到货药品批号、生产日期、有效期至、实际收货数量等信息，并核对批准文号，建立收货记录。药品收货记录内容一般包括：药品的通用名称、剂型、批号、规格、收货数量、上市许可持有人、生产企业、发货单位、承运方式、承运单位、启运地点、启运时间、运输工具、运输工具状况、到货日期、收货员、收货日期等。

收货记录填写完成后，收货员应填写《入库验收通知单》，连同签字后的随货同行单（票）和索取的其他随批资料移交验收员。收货员在通知验收员验收时，应及时告知现场收货情况。待验药品应放置于待验区或进行物理隔离并设置黄色待验标识。待验期间，药品质量管理应由收货员负责。

某公司收货员在仓库收货过程中，发现到货的 A 企业生产的诺氟沙星胶囊，在其最小包装正面标示规格：0.1g，在最小包装的背面标示有包装：10 粒×5 板，则收货员在填写收货记录时，在该药品的"规格"一栏应写成（　　）。

A. 0.1g　　　　B. 50 粒　　　　C. 0.1g×10 粒　　　　D. 0.1g×10 粒×5 板

# 任务二　仓库药品验收操作过程

PPT

药品验收是指验收员依据相关法律法规和《药品经营质量管理规范》的要求，对采购及销售退回药品的质量状况进行检查的过程。药品验收是防止不合格药品进入仓库的关键环节，验收员要严格根据法定的标准和合同规定的质量条款，在规定的时限内对到货药品的质量、内外包装、标示以及相关证明文件等逐批进行检查，防止不合格药品入库。

## 一、药品验收一般流程

药品验收一般流程包括：查验质量合格证明文件、检查运输包装、数量核对、验收抽样、包装标示及质量检查、验收记录填写和入库交接等。

### （一）查验质量合格证明文件

通常是检查药品随货同行单（票）、随批药品检验报告书等文件是否真实、有效和齐全。

**1. 随货同行单（票）检查**　检查随货同行单（票）应注意到其格式和内容与首营企业审核备案的纸质或电子档案是否一致；是否加盖有供货单位药品出库专用章原印章，印章是否与备案印章相同；随货同行单必须是机打票，不允许以提货单、送货单据等手写票据充当随货同行单（票）；查验随货同行单（票）时，应将药品最小包装上的每一个标示项目与随货同行单进行核对。

**2. 查验随批药品检验报告**　检查随批药品检验报告时，如果药品从生产企业购进，其随批检验报告上只盖有生产企业质量检验专用章原印章，没有复印后的黑色印章；如果药品从批发企业购进则其随批检验报告上既有生产企业质量检验专用章黑色复印章，同时也有供货单位加盖的质量管理专用章红色原印章，查看检验报告应注意不同检验项目之间的逻辑性和检验时间的合理性；验收生物制品应检查该批生物制品的《生物制品批签发合格证》复印件，仔细核对品名、规格和产品批号是否一致，是否加盖供货单位质量管理专用章原印章；验收进口药品，应检查该批药品的《进口药品注册证》复印件和《进口药品检验报告书》复印件（或注明"已抽样"字样的《进口药品通关单》复印件），其中进口化学原料药及制剂（不含首次在中国销售的化学药品）除外；进口药材应当有《进口药材批件》复印件；港澳台生产的药品，应检查该批药品的《医药产品注册证》复印件和《医药产品检验报告书》复印件；验收进口的生物制品，实行批签发管理的品种应有批签发证明文件和《进口药品检验报告书》复印件。以上复印件均应加盖供货单位质量管理专用章红色原印章。

随批检验报告等文件允许采用 PDF 等图片格式保存并以电子数据形式传递，但应确认其合法性和有效性。无随批药品同批号检验报告书的，不得验收入库。

**（二）检查运输包装**

化学原料药和中药提取物的运输包装通常采用纸板桶，中药材的运输包装通常为麻袋、编织袋等，中药饮片的运输包装通常采用瓦楞纸箱或编织袋，化学药制剂和中成药的运输包装通常采用瓦楞纸箱。这些药品在验收时，应仔细检查其运输包装是否有破损、变形、被雨水淋湿痕迹、被污染等；运输包装上储运标识、警示语等印刷是否符合规范；拼箱药品是否采用有"拼箱"标示的专用周转箱，拼箱是否符合要求。

**（三）核对数量**

核实所收药品实物与随货同行单（票）、采购记录、收货记录中所载明的对应品种数量是否相符，确保验收入库药品票、账、货相符，核对时应注意计量单位是否一致。

**（四）验收抽样与开箱**

对一次收货比较多的药品要根据待验药品的种类和数量，按照相关规定，抽取一部分样品进行开箱检查。整件药品开箱后应检查是否有产品合格证。

**（五）最小包装检查**

主要检查药品的最小包装外观，核对包装材料是否符合相应规定，最小包装上有无粘贴标签或印有文字标示，最小包装是否有被打开的痕迹、有无破损、变形、被污染等，若存在这些现象应确定为包装不合格。

**（六）最小包装标签和说明书检查**

标签和说明书的检查主要核对其内容、格式等是否与首营品种审核备案材料相一致；检查最小包装上所标示的字体是否清晰，内容是否完整、准确并符合有关规定，标签、说明书以及相关的证明文件是否合法合规。

**（七）药品质量性状检查**

质量检查包括外观性状和内在质量检查两个方面。生产企业在药品出厂时要进行抽检，既检查外观性状又检查内在质量，确保其生产的产品符合相应标准；药品经营企业在验收大批量进货的中药材、中药饮片时，不仅要检查外观性状，还要检查内在质量，对制剂药品仅需要检查外观性状即可。外观性状检查通常包括有无变色、变形、吸潮、结块、霉变、虫蛀、潮解、沉淀、酸败、破碎等现象；内在质量检查包括鉴别、检查、含量测定等项目，防止不合格的药品入库。

**（八）贴抽样标签、药品还原，贴签封箱，并在标签上签字**

检查最小包装和药品性状后，应将内包装和说明书都装回最小包装内，根据验收结果在抽取的包装盒上贴上绿色验收合格标识，将抽检的样品放回包装箱内原来的位置，封箱，在箱外粘贴验收标签，验收员签字并加盖红色验收合格章，最后用封条专用胶带密封原来包装箱。

**（九）录入信息、制作验收记录**

使用《医药经营ERP系统》验收时，通常需要将药品放置在验收台上，验收员在主界面选择"质量管理"模块，进入质量验收组，打开该批次的采购验收单，通过扫码调出每种药品明细，将随货同行单与明细内容核对。验收检查完成后，将抽样数量、验收数量、质量状况和验收员意见等输入到该明细中（见项目四任务一，图4-5），向保管员发出入库通知单，保存后系统会自动形成验收记录。

对销后退回的药品，收货员凭销售部门提供的销后退回药品通知单重新进行验收，根据退货情况确定是否逐批加倍抽样验收，对质量有疑问的必要时应抽样送检。销后退回药品验收程序与采购来货基本一致，但抽样操作要求存在差异。销后退回药品验收记录应包括退货单位、退货日期、通用名称、规格、批准文号、批号、生产企业（或产地）、有效期、退货数量、验收日期、退货原因、验收结果、验收人签字等内容。

验收结论不合格的，应在验收记录中注明不合格事项及处置措施。

原料药、制剂药品、中药饮片及中药材的验收流程大致一样，但验收的内容和重点存在差异。

## 二、各类药品的验收操作

### （一）原料药的验收

**1. 质量合格证明文件的审查** 主要核实所购原料药随货同行单（票）、随批检验报告书等相关证明文件是否真实、有效和齐全。

**2. 包装和标示检查** 原料药验收时，应检查外包装的纸板桶是否密闭、是否有封口松动现象，同时应检查外包装纸板桶有无破损、变形、水痕、异物污染等痕迹。原料药外包装（纸板桶）上至少应当标明品名、规格、包装含量、批准文号、生产批号、生产日期、贮藏、有效期至和生产企业名称等标示，并贴有质量合格标志（合格证）。外包装及封签完整的原料药可不开箱检查。

**3. 质量检查** 药品经营企业验收原料药过程中，外包装及封签完整的原料药一般不开箱检查。验收人员可根据实际情况，决定对购进的原料药是否进行抽样检查。在抽样检查中，对抽取的样品应打开包装，检查原料药的各项物理性能。粉末状原料药应注意是否潮解结块，是否出现过熔融或湿润甚至液化；液体原料药是否出现酸败变质；结晶类原料药是否出现风化等变质现象。生产企业在进行原料药验收时，必须根据《中国药典》（2020 年版，二部）规定的检验方法和检验标准对原料药抽样进行鉴别和检查，以确定药品内在质量。经营企业在进行原料药验收时，对质量信誉较高，有合法的药品质量检验报告书的药品，可不进行内在质量检查。

**4. 数量（重量）核对** 通常采用称重或计数的方法对到货数量进行查验，确保入库商品的数量准确，票、账、货相符。

**5. 录入并形成验收记录** 根据验收检查结果，登录《医药经营 ERP 系统》"质量管理 – 质量验收"模块，核对所验收的原料药信息，输入合格品数量和不合格数量，选择外观质量情况（必要时设计并录入内在质量状况）、验收结论等，生成购进验收记录，签署验收人姓名及验收日期。采用《医药 WMS 系统》的医药物流企业，可使用手持 PDA 移动终端，输入相关信息（见本项目任务四）。

**6. 特殊原料药验收** 毒性药品原料药实行经营许可制度，必须从具有毒性药品生产、经营（批发）资格的企业采购。毒性药品原料药验收过程参见项目十二。药品经营企业不得经营麻醉药品原料药和第一类精神药品原料药。

**7. 入库交接** 验收合格的原料药，由验收员在系统中形成原料药入库通知单，连同随货同行单（票）移交给仓库保管员办理入库手续。

药品经营企业中药提取物的验收与原料药的验收过程相似，生产企业在进行中药提取物验收时，要根据《中国药典》（2020 年版，一部）或该中药提取物在药监部门备案的质量标准中规定的检验方法和检验标准对该中药提取物抽样进行鉴别和检查，以确定其内在质量。

### 药用辅料的验收

药品经营企业对药用辅料的验收与原料药的验收基本相同。药品生产企业在验收药用辅料时，除了按照正常程序核查质量文件、检查包装标示外，也必须要对药用辅料的内在质量进行检验。检验员按规定取样后将取过样的包装重新密封，并贴上取样证。抽取的药用辅料样品在检验室按照《中国药典》（2020年版，四部）规定的药用辅料相关的检查项目依次进行性状、鉴别、检查及含量测定等检验，并出具检验报告。质量检验合格的药用辅料，经现场验收员进行数量核对后领取合格报告并进行放行确认，由保管员将相应药用辅料转入对应库房；检验不合格的药用辅料移至退货库存放，并挂上红色的不合格牌，按不合格品处理，同时通知辅料采购部门办理退货手续。

### （二）化学药制剂和中成药的验收操作

药品经营企业中，化学药制剂、生物制品和中成药的质量验收，一般不作内在质量检查。内在质量合格与否，以生产、经营企业提供的同批号的药品检验报告书为准，但对首次经营品种审核时，应向供货单位索要该药品的省级药品检验所出具的药品检验报告书，以确定药品生产的合法性和质量可靠性。须冷藏的化学药制剂和生物制品要在冷藏库内完成验收。

**1. 质量合格证明文件的审查**　查验相关的证明文件是否真实、有效、齐全，包括药品随货同行单（票）、随批药品检验报告书等。

**2. 抽样**　企业应当按照验收规定，对每次到货药品进行逐批抽样验收，抽取的样品应当具有代表性。实施批签发管理的生物制品，可不开箱检查。抽样时，应掌握以下3个原则。

（1）整件数量在2件及以下的应当全部抽样检查；整件数量在3~50件的，至少抽样检查3件；整件数量在51~100件的，至少抽样检查4件；整件数量在101~150件的，至少抽样检查5件；以此类推。

（2）对封口不牢、标签污损、有明显重量差异或外观异常等情形，至少再加1倍抽样数量进行检查。

（3）零货和拼箱的中包装和小包装不进行抽样，应每个包装全部检查。　📱微课2

**3. 抽取最小包装**

（1）对抽取的整件样品，应逐件开箱检查，从每整件的上、中、下不同位置随机抽样，至少抽取3个最小包装；整件药品开箱后应检查其是否有合格证或合格标志。

（2）整件药品存在破损、污染、渗液、封条损坏等包装异常的，应全部开箱检查至最小包装。

（3）到货的非整件药品应逐件检查中包装和最小包装，对同一批号的药品，至少随机抽取一个最小包装打开检查。

**4. 最小包装的内外包装检查**　通常情况下验收员要打开最小包装，检查最小包装的内外包装材料是否符合国家有关药品包装材料要求，内外包装有无破损、变形、被污染，有无污渍、水痕等影响销售和使用的现象；有无发霉、撒漏或变质现象；内包装是否封口严密，真空包装有无漏气等。

可不打开最小包装进行检查的情形有：生产企业有特殊质量控制要求的；打开最小包装可能影响药品质量的；有防伪标签、防潮袋、封口签、遮光袋或有深色遮光包装盒的；封口整体粘贴牢固或打开易破坏包装盒的；实施批签发管理的生物制品。

发现商品最小包装损坏应及时检出，确定为包装不合格，并记录数量和损坏现象。

**5. 包装标识和说明书检查**　验收员要对抽样的药品最小包装的包装（标签）标示、说明书逐一进行检查，核对其是否与首营品种审核时留存的在药监部门备案的包装标签和说明书相一致，检查标签和说明书是否有字迹不清、标示项目不全、被污染、标签脱落或损坏及缺少说明书等情况，包装标签和说明书出现以上现象，应确定为标签或说明书不合格。

**6. 药品外观质量检查**　通过感官检查药品的外观质量是否符合标准规定，对质量有疑问的药品，必要时可抽样送当地药品检验机构检验。药品经营企业在验收时一般不做内在质量检查。

不同剂型的药品，其外观质量检查内容有所不同，常用剂型重点检查内容如下。

（1）片剂检查重点　包括：形状是否一致，色泽是否均匀，片面是否光滑，有无毛糙起孔、附着细粉和颗粒、杂质、污垢、裂片、松片等现象。

（2）胶囊剂检查重点　包括：外形、大小、颜色是否均匀一致，有无瘪粒、变形、膨胀等现象，硬胶囊壳有无脆化，软胶囊有无破裂漏油等现象。

（3）颗粒剂、散剂检查重点　包括：色泽是否均匀一致，有无潮解、结块、发霉、生虫等现象。

（4）丸剂检查重点　包括：形状是否圆整均匀，色泽是否一致；有无虫蛀、霉变、粘连、色斑、裂缝等现象。

（5）糖浆剂、合剂检查重点　包括：应澄清，不得有发霉、酸败、异物、变色、产气等变质现象，允许有少量摇之易散的沉淀。

（6）乳剂、膜剂、栓剂检查重点　包括：有无酸败、恶臭等变质现象；膜剂检查有无受潮、发霉、变质等现象；栓剂检查有无失水变脆、变色、变形、粘连、溶化、酸败、腐败等现象。

（7）注射剂检查重点　液体注射剂的包装应严密，药液澄明度好（无白点、白块、玻璃、纤维、黑点），色泽均匀，无变色、沉淀、浑浊、结晶、霉变、瓶裂等现象；注射用无菌粉末主要检查色泽是否均匀，是否有粘瓶、吸潮、结块、融化、褐点、异物、松盖等现象；冬季应当注意检查注射剂是否有冻结情况。

（8）滴眼剂、滴鼻剂、滴耳剂检查重点　包括：有无浑浊、沉淀、变色、颗粒等现象。

（9）软膏剂和乳膏剂检查重点　包括：是否均匀、细腻，有无异臭、酸败、干缩、变色、油层析出等变质现象。

进行以上剂型的外观性状检查时，不允许打开药品最小包装的内包装。

**7. 贴抽样标签、药品还原，贴签封箱，并在标签上签字**　验收员对检查后的最小包装应重新装回外包装内，粘贴绿色抽样标签后再重新装回整件的原来位置，被抽样的整件用专用封条封箱，贴上"已抽样"标签，验收员在标签上签字，并加盖红色验收合格章。

**8. 快速判别**　在验收时出现下列情况，不做进一步检查，直接判定为不合格药品并拒收。

（1）无批准文号或与批准文号不相符合；

（2）整件包装无出厂检验合格证的；

（3）标签、说明书内容不符合规定的；

（4）未通过首营审核的企业和品种，或首营资质过期，对应的商品被系统锁定；

（5）性状外观与合格品有明显差异的；

（6）内外包装有明显破损或封口不严的药品；

（7）进口药品包装上没有中文标明的药品名称、主要成分、适应证、生产企业名称等内容；没有中文说明书的进口药品；

（8）麻醉药品、一类精神药品和药品类易制毒化学品包装上没有印刷药品追溯信息码或者印刷不符合规范的。

**9. 数量点收**　对整件药品采取逐件点数计总或集中堆码点数方法，要求准确无误；对贵重药品应开箱逐一清点；对零货和拼箱的中包装和小包装药品应按照收货时的计量单位逐一进行清点；对合格品和拒收的不合格品要分别清点；如有破损、短缺应查明原因。

**10. 录入并形成验收记录**　验收合格的药品，批准入库；验收不合格的或判定有疑问的，应注明不合格事项并给予拒收，暂时存入不合格药品区，并通知供货商，最后将验收结果录入《医药经营 ERP 系统》中。录入时应仔细核对每一种药品的信息，分别录入验收数量、合格数量、拒收数量和入库数量等，同时选择外观质量情况和验收结论（必要时需录入内在质量检查结论），生成验收记录（图 5 - 2），签署验收人姓名及验收日期。制剂药品验收记录一般包括通用名称、剂型、规格、批准文号、批号、生产日期、有效期、上市许可持有人、生产企业、供货单位、到货数量、到货日期、验收合格数量、验收结果等内容。

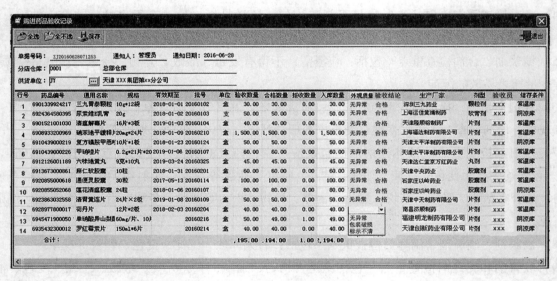

图 5 - 2　药品购进验收记录

**11. 入库交接**　验收合格的药品，由验收员在系统中形成入库通知单，连同随货同行单（票）移交给仓库保管员办理移库和入库手续。

**（三）中药饮片的验收操作**

**1. 渠道合法和质量合格证明文件的审查**　主要核实所购中药饮片随货同行单（票）、随批检验报告书等相关证明文件是否真实、有效、齐全。

**2. 中药饮片的验收抽样**　依据《中国药典》（2020 年版四部通则 0211 药材和饮片取样法项）规定，中药材和中药饮片验收抽样时均应按照下列要求进行。

（1）抽取样品前，应核对品名、产地、规格等级及包件式样，检查包装的完整性、清洁程度以及有无水迹、霉变或其他物质污染等情况，详细记录。凡有异常情况的包件，应单独检验并拍照。

（2）从同批药材和饮片包件中抽取供检验用样品的原则：总包件数不足 5 件的，逐件取样；5～99件，随机抽 5 件取样；100～1000 件，按 5% 比例取样；超过 1000 件的，超过部分按 1% 比例取样；贵重药材和饮片，不论包件多少均逐件取样。

（3）每一包件至少在 2～3 个不同部位各取样品 1 份；包件大的应从 10cm 以下的深处在不同部位分别抽取；对破碎的、粉末状的或大小在 1cm 以下的药材和饮片，可用采样器（探子）抽取样品；对包件较大或个体较大的药材，可根据实际情况抽取有代表性的样品。每一包件的取样量：一般药材和饮片抽取 100～500g；粉末状药材和饮片抽取 25～50g；贵重药材和饮片抽取 5～10g。

（4）将抽取的样品混匀，即为抽取样品总量。若抽取样品总量超过检验用量数倍时，可按四分法再取样，即将所有样品摊成正方形，依对角线划"×"，使之分为四等份，取用对角两份；再如上操作，反复数次，直至最后剩余量能满足供检验用样品量。

（5）最终抽取的供检验用样品量，一般不得少于检验所需用量的 3 倍，即 1/3 供实验室分析用，另 1/3 供复核用，其余 1/3 留样保存。

**3. 中药饮片包装材料检查**　检查中药饮片包装是否符合相应标准和要求。根据《国家中医药管理局中药饮片包装管理办法》有关规定：中药饮片内包装材料应选用符合国家药品、食品包装有关产品质量标准的材料，应与所包装的品种、性能要求相适应，如牛皮纸、塑料薄膜或复合膜等无毒的包装材料。其中，聚乙烯塑料薄膜、牛皮纸、热封型茶叶滤纸适用于不易霉变、虫蛀的中药饮片品种；尼龙高压聚乙烯复合薄膜适用于易霉变、虫蛀的中药饮片品种。除此之外，目前市场上还出现有铁盒、塑料瓶等，但必须是符合国家药品、食品包装有关产品质量标准的材料。外包装一般采用能够防潮、防污染，有机械强度，易储存、运输的包装箱。验收员应注意检查饮片包装有无破损、水痕、异物污染，属于部分包件的，应挑出单独检查。

**4. 检查中药饮片包装标示**　中药饮片的内包装要标明：品名、执行的炮制标准、生产日期、产品批号、装量规格、产地、生产企业、饮片生产许可证号和合格证号、质量合格标志。外包装箱上要标明：品名、规格、净含量、产地、生产许可证号、生产日期、生产批号和生产企业等标记。实施批准文号管理的中药饮片还必须注明批准文号及上市许可持有人。

**5. 中药饮片质量检查**　抽取的样品通常要在饮片验收室和检验室做外观性状检查和相关指标检查：购进的中药饮片其炮制标准应符合《中国药典》（2020 年版，一部）规定的饮片品种特征，《中国药典》中没有的品种应符合企业经营地所在省的《中药饮片炮制规范》（现行版）要求。验收时按照《中国药典》或炮制规范要求检查外观质量，鉴别中药饮片真伪，对其净度、片型、色泽、气味、水分等进行严格检查，重点检查饮片有否存在该制不制、以生代炙等情况。还要检查其质量变异情况，包括有无虫蛀、霉变、泛油、变色、气味散失、风化、潮解、升华、融化等变质现象。各类中药饮片外观质量检查重点如下。

（1）切制饮片的验收　饮片含水量一般不超过 7%～13%；异形片不超 10%。

厚度检查：极薄片（镑片）为 0.5mm 以下；薄片为 1～2mm；厚片为 2～4mm；切段饮片的短段为 5～10mm；长段为 10～15mm；块为 8～12mm；切丝包括细丝 2～3mm，粗丝为 5～10mm。以上均要求片形均匀，无整体片、连刀片、斧头片。其中叶类、皮类、菌藻类和矿物类饮片药屑杂质要小于 2%，其他类型的饮片药屑杂质要小于 3%；菌藻类饮片水分控制在 5%～18%，其他类型饮片水分控制在 7%～13%，树脂类和矿物类水分不做规定。

（2）炮制饮片的验收　一般炮制品的含水量控制在 7%～13%。

炒黄：药物表面微黄或鼓起或爆裂，色泽均匀，有药材固有的气味。生片、糊片不得超过 2%，药屑、杂质不超过 1%。

炒焦：药物表面焦褐色，色泽均匀。生片、糊片不得超过 3%，药屑、杂质不得超过 2%。

炒碳：药物表面黑色，内呈焦褐色或焦黄色，基本保持原片型；生片和完全碳化片不得超过5%，药屑、杂质不得超过1%。

麸炒：药物表面呈微黄色或黄色，色泽均匀，有药材固有气味。生片、糊片不得超过2%，药屑、杂质不得超过2%。

土炒：药物表面呈深黄色，并挂有土色，色泽均匀。生片、糊片不得超过2%，药屑、杂质不得超过1%。

盐炙：药物表面呈黄色或焦黄色，色泽均匀。生片、糊片不得超过2%，药屑、杂质不得超过1%，水分不得超过13%。

酒炙、醋炙：药物表面呈黄色或微带焦斑，色泽均匀，有辅料香气。生片、糊片不得超过2%，药屑、杂质不得超过1%，水分不得超过13%。

蜜炙：色泽均匀，有光泽，不粘手。生片、糊片不得超过2%，杂质不得超过0.5%，水分不得超过15%。

油炙：药物表面呈黄色或焦黄色，色泽均匀，油润酥松。生片、糊片不得超过2%，药屑、杂质不得超过0.5%。

姜汁炙：药物表面呈黄色，色泽均匀，有辅料香气。生片、糊片不得超过2%，药屑、杂质不得超过1%，水分不得超过13%。

蒸制：蒸制有清蒸、酒蒸、醋蒸。蒸制后药物表现略鼓起，内无生心，色泽黑润，有辅料特有气味，未蒸透的不得超过3%，水分小于13%。

煮制：清水煮，矾水煮，煮后药物内外色泽一致，无白心。有毒药材必须煮至口尝无麻辣感。未煮透的不得超过2%，杂质不得超过2%，水分不得超过13%。

烫制：常用辅料有砂子、蛤粉、滑石粉，烫后药物表面呈黄色或黄褐色，色泽均匀，鼓起泡酥或爆烈起花。经醋淬的应有醋香气，干燥后不得留有辅料。僵化、生片、糊片不得超过2%，药屑、杂质不得超过3%，醋淬品水份不得超过10%。

煅制：药物表面无光泽，内外色泽一致，酥脆易碎或内呈蜂窝状，不得碳化。未煅透及灰化者不得超过3%，药屑、杂质不得超过2%。

发酵类：药物表面有黄白色毛霉衣、无霉气、不腐烂，有药材固有的气味。不得检出黄曲霉、活螨等致病菌，药屑，杂质不得超过1%，水分小于13%。

发芽类：各类芽长少于5mm，发芽率不得低于85%，芽超长者不多于20%，水分不得超过13%，杂质不得超过1%。

在验收时，发现中药饮片有虫蛀、发霉、泛油、变色、气味散失、潮解溶化、腐烂等现象，可视为质量检验不合格。

**6. 数量核对**　根据随货同行单（票），检查验收中药饮片的品种和数量（重量），小批量时通常逐件称取，大批量购进时可采用随机抽取部分中药饮片过磅复称，核对毛重是否与标签一致，然后计算出验收数量。

**7. 验收结果录入并形成验收记录**　验收检查完毕后，在《医药经营ERP系统》主界面选择"质量管理"模块，仔细核对每一种饮片的相关信息，选择质量情况和验收结论。验收不合格的中药饮片还应填写"药品拒收报告单"，在供货方质量责任期内通知采购部门联系供货单位进行退货。中药饮片验收记录应当包括品名、规格、批号、产地、生产日期、生产企业、供货单位、到货数量、验收合格数量等内容，实施批准文号管理的中药饮片还应当记录批准文号及上市许可持有人。验收结论不合格的，应在验收记录中注明不合格事项及处置措施。

**8. 入库交接**　中药饮片的入库交接基本同原料药相应操作和要求。

**（四）中药材的验收操作**

**1. 渠道合法和质量合格证明文件的审查**　主要核实所购中药材随货同行单（票）、随批检验报告书等相关证明文件是否真实、有效、齐全。进口药材需查验《进口药材批件》复印件。

**2. 验收抽样**　中药材的验收抽样同中药饮片，按《中国药典》（2020年版四部通则0211药材和饮片取样法项）规定执行。

**3. 包装和标识检查**

（1）检查中药材包装是否符合相应标准和要求。中药材包装通常使用麻袋、纤维编织袋、牛皮纸袋、木箱、纸箱、铁桶等，不能使用竹篓、化肥袋、饲料袋盛装或者用铅丝捆绑茎枝类药材。检查包装有无破损、水痕、异物污染，属于部分包件的，应挑出单独检查。

（2）检查中药材包装标示是否符合相应要求。购入的中药材，每件包装上应有明显标签，注明：品名、规格、数量、产地、采收（初加工）时间、供货单位、收购日期、发货日期等信息；毒性中药材等有特殊要求的中药材外包装上应有明显的标志；实施批准文号管理的中药材，还需注明批准文号。

**4. 中药材质量检查**　中药材的质量检查应依据现行药品标准相应项目和步骤进行，综合判定其是否符合验收合格要求。

（1）性状鉴定　根据《中国药典》（2020年版，一部）各药材性状鉴别内容，观察其形状、大小、色泽、表面特征、质地、断面、气、味、水试、火试等方面的外观特征，鉴别其真伪优劣，再检查其杂质、水分等是否符合验收要求。验收时发现性状异样，可抽样送质检部门进行显微及理化鉴别。

（2）等级规格验收　按照《中国药典》（2020年版，一部）和《七十六种中药材规格标准》，检查来货等级规格是否与标准及所签合同要求一致。

（3）纯度检查　按照《中国药典》（2020年版，一部）各药材项下规定的方法或指定的相关通则方法进行。中药材含水量、灰分及杂质等不符合药典规定的，需加工处理合格后方可入库。

（4）内在质量检验　按照《中国药典》（2020年版）各药材项下规定的方法或指定的相关通则方法，对其浸出物、有毒有害物质限度、农药残留量、二氧化硫残留、含量等内在质量进行严格检查，符合规定要求的方能入库。生产企业须进行其内在质量的检查，经营企业一般不需要进行该项检查。

检查的中药材没有被《中国药典》（2020年版，一部）收录的，应按照部颁或局颁药材标准或进口药材标准规定的项目检查。

中药材的验收还应重点检查其是否发生明显变质情况，包括有无虫蛀、霉变、泛油、变色、气味散失、风化、潮解、升华、融化等变质现象。

特殊情况下，经与供货商协商，企业可根据实际情况，在来货中挑选出外观性状、规格、等级符合要求的药材按实收货验收。

**5. 特殊管理中药材的验收**　医疗用毒性药品中包含有28种毒性中药材，这些药材的验收要按照医疗用毒性药品验收要求进行；罂粟壳作为麻醉药品管理，它的验收按照麻醉药品的验收要求进行（见项目十二任务二、任务三）。

**6. 地产中药材的验收**　地产中药材必须是在当地省级药监部门备案的药材，其质量必须符合经营地所在省的中药材标准，验收地产中药材时，若对到货中药材存在质量疑问，应当将实物与当地药监部门提供的相应样品进行比对，确认后方可收货。

**7. 数量核对**　根据随货同行单（票），检查验收中药材的品种和数量（称取重量），操作基本同中药饮片验收相应操作。

**8. 验收结果录入并形成验收记录**　每种药材验收检查完毕后，登录本企业《医药经营 ERP 系统》或《医药 WMS 系统》，输入验收有关信息，生成验收记录，输入过程与制剂药品验收相似。中药材验收记录应当包括品名、产地、供货单位、到货数量、验收合格数量等内容，实施批准文号管理的中药材，还要记录批准文号。其他操作和要求基本同中药饮片相应内容。

**9. 入库交接**　中药材的入库交接操作和要求基本同中药饮片相应内容。

---

### 即学即练 5-2

饮片验收员抽样验收葶苈子饮片，在抽取的 5 个包件中，他从每个包件中至少取出（　　）克样品？

答案解析　　A. 35　　　　B. 25　　　　C. 15　　　　D. 5

---

PPT

# 任务三　药品入库操作过程

药品入库是指药品验收合格后，按照规定移入到相应的储存温度要求的库区并办理入库手续、建立库存记录的过程。仓库保管员接到入库通知后要及时将验收完成的药品入库，验收合格的药品应当及时入库并登账；验收不合格的，按要求移入不合格区或待处理区，并报质量管理部门处理。

采用《医药经营 ERP 系统》的中小型药品批发和零售连锁企业配送中心，其仓库药品的入库通常采用地牛、电动叉车、运货电动小车、手推小车等工具进行运送和摆放，入库结果先手工记录在纸质入库单上，然后再输入系统；大型医药物流企业、药品批发企业等采用《医药 WMS 系统》，配备移动平板电脑或手持 PDA 终端，结合其自动化立体仓库、自动传输和电子标签辅助系统等优势，在药品入库过程每一步会自动记录，并形成相应的单据。

## 一、药品入库操作基本程序

**1. 与验收员交接**　验收员验收完成后，将验收结果录入计算机管理系统，系统自动生成药品验收入库通知单，验收员将货物连同随货同行单交给仓库保管员办理入库。

**2. 核对商品并选择仓库类型**　仓库保管员根据药品入库通知单核对实物，当发现货与单不符、质量异常、包装破损或不牢、标识模糊等情况与验收结论不一致时，拒绝入库并报告质量管理部处理。当核对无异议时，仓库保管员在《医药 WMS 系统》药品验收入库通知单上进行确认，系统根据药品的管理类别及储存特性自动分配储存库区。

药品仓库的选择，首先要满足各种药品储存对温度的要求，通常在药品的运输包装和最小销售外包装的【贮藏】项下规定了该药品的存储要求。

（1）凡是在贮藏项下标有：冷冻、-5℃以下、-10℃以下、-15℃以下、-20℃以下等要求的应储存在冷冻库中。

（2）凡是在贮藏项下标有：冷藏、冷暗、冷处、冷凉、在15℃以下保存、2～10℃、2～8℃、10℃以下等要求的应储存在冷藏库中。

（3）凡是在贮藏项下标有：阴凉、暗凉、凉暗处、20℃以下、25℃以下、0～20℃、凉处、阴凉干燥处、通风阴凉处等要求的应储存在阴凉库中。

（4）凡是在贮藏项下标有：常温、室温、10～30℃、30℃以下、不高于30℃等，或没有温度要求，如：密封、避光保存；干燥，密封等，这些药品应储存在常温库中。

（5）如果药品包装上没有印制储存要求，应按照该药品的说明书或《中国药典》（2020年版）该药品贮藏项下规定的存储要求执行。

**3. 移入合格品库（区）与上架**　需要进入立体库储存的药品，保管员按照《医药WMS系统》提示的库位信息，确认药品的库别及货位后，将药品放在传送带入口，扫码后传送系统会将药品自动传输到分配的合格品库（区）的货位。在《医药经营ERP系统》中，当药品需要进入整件库或零货库时，保管员根据药品分类储存要求，打印入库单，然后将药品从待验区用运货工具运送至整件库或零货库，根据入库单提示进行上架或堆垛操作，同时在入库单上记录入库信息。

**4. 录入入库信息，生成库存记录**　完成入库后，保管员登录《医药经营ERP系统》，进入"仓库管理－入库管理"子模块，将记录的入库单录入到系统的库存药品信息中，完成入库过程并通知采购部门。采购员收到采购入库信息提醒后，对药品入库信息进行审核，同时可根据采购业务的调整，对价格信息进行改动调整，但药品基础数据、入库数量、药品批号是不能改动的。采购员审核签名后，系统自动生成真实库存记录并入账。

不同类型药品，其入库操作的具体内容、步骤和要求存在差异。

## 二、原料药的入库操作

使用《医药经营ERP系统》的企业，原料药的入库过程一般如下。

### （一）接货

保管员按照入库通知，在待验区接收已经完成验收的原料药，将药品实物与入库通知中品名、规格、生产企业和入库数量等项目仔细核对并确认。

### （二）分库、装车运送

保管员仔细检查贴有编码的原料药包装桶的密封情况，根据原料药的类别和对储存温度的要求进行分库，将同一库内的原料药包装桶装上运货工具，运送至该原料药所在仓库货位处。

### （三）摆放或上架

原料药通常按照形态或储存要求分类摆放。摆放时要找到入库原料药应存放的地垫或货台位置，将入库原料药平稳码放到库房地垫或货台上，注意包装桶上的标示和标签应向上并朝外。同一种原料药按批号堆码，不同批号的药物不得混垛，垛间距不小于5厘米。

每种商品摆放完成后，将入库的原料药包装上的标示信息与打印的入库通知单进行核对，并清点核对入库数量，完全相符后，在入库单相应位置打"√"，新品入库应标注存放的货位号。

需要充氮储存的原料药应检查原包装的密封情况，发现泄漏应重新进行充氮密封。

### （四）录入并记账

将入库信息录入《医药经营ERP系统》，完成采购到入库程序并记账。

## 三、化学药制剂和中成药的入库操作

化学药制剂和中成药的仓储管理及入库操作主要有两种模式，第一种是针对规模较大的医药物流企业，其采用的《医药 WMS 系统》结合了自动化立体仓库、自动分拣和传输系统、电子标签辅助系统等优势，智能化和自动化程度高；第二种是传统人工管理的仓储管理模式，主要针对多数小规模的医药物流企业，其商品的入库和上架采用《医药经营 ERP 系统》操作。第一种模式在本项目任务四中将做介绍，第二种模式的主要流程、操作及要求如下。

**1. 接收入库单**  登录《医药经营 ERP 系统》后，在主界面选择"仓库管理 - 入库管理"，找到该批药品的入库单，将其与入库实物进行核对，打印入库单。

**2. 清点**  仓库保管员对照药品入库单对接手的药品逐一清点，清点时将较重的药品和液体制剂以及易碎的药品挑出。

**3. 分库、装车**  对即将入库的药品，根据对储存温度的不同要求和药品大类进行分库，再将进入同一药品库的药品装车，装车时将挑出的较重的药品和液体制剂装在小车底部，将易碎的药品装在小车上部，注意轻拿轻放，然后运入库房内。

**4. 库内药品摆放或上架**  同一库房内的药品通常按照用途（功能主治）或剂型分类摆放，每种药品根据所属类别，找到存放处，按照距离有效期的远近依次摆放在货台（或货架）上，且保持药品包装上的字体向上朝外。液体制剂严禁倒置。

对于功能相近，或同一名称不同规格或不同生产企业的药品通常相邻摆放。

整件包装的药品通常在货台（或高层货架）上堆垛摆放，同一种药品按批号堆码，不同批号的药品不得混垛，垛间距不小于 5 厘米。

零货药品通常摆放在货架上。摆放时通常按照效期远近由里向外依次摆放（将距离有效期比较远的药品摆放在里侧），一般采用横向竖立摆放，将药品名称向外朝上，字迹不要倒置。同一品种、同一生产企业但规格不同，包装却非常近似的药品通常隔位摆放，避免出现混淆。

**5. 记录**  每种药品摆放或上架完毕后，清点该药品入库的数量并与入库单核对，信息相符后，在入库单的备注栏内打"√"，表示入库完成。

**6. 登账**  根据入库单记录，在《医药经营 ERP 系统》的入库明细上核对并录入相关信息（图5-3）。

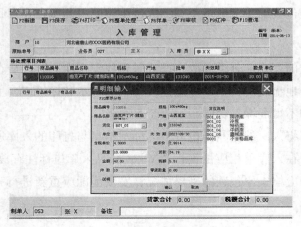

图 5-3  ERP 系统输入入库信息

## 四、中药饮片的入库操作

### （一）分库和分类

中药饮片在入库时，应根据其不同的属性进行分库分区分类储存，把性质相似、易发生同种变质现象的饮片品种归为一类，或将需要特殊保管的饮片按性质分类，选择合适的库房储存，以便采取针对性较强的养护措施，使储存更加安全可靠。根据中药饮片的储存温度要求，验收合格的饮片根据《中国药典》（2020 年版，一部）中每种中药饮片【贮藏】项规定，存放于常温库或阴凉库中（见项目十一任务三）。

同一仓库内，中药饮片储存的货位选择可根据炮制方法、饮片的属性、养护的频次等进行分区分类分品种摆放或上架，以方便库房的出入库收发管理和分类养护。

### （二）装车

中药饮片装车时，应轻拿轻放，不得抛掷，应注意包装封口是否严密，避免撒漏，要防止标签破损和脱落。

### （三）摆放或上架

中药饮片通常采用多层货架方式摆放，标签上中文名称要向上向外，通常把比较重的矿物类饮片放在货架底层，把粉末类和炒炭类饮片与其他饮片分开摆放，避免造成污染。针对量大品种，也可摆放在货台上。易泛油品种如柏子仁等不宜堆码过大过高，应控制堆码高度，以免加快其质量变异。同一种饮片，规格、生产企业和批号都相同的应摆放在同一个货位上，不同批号应分开摆放，间隔不小于 5cm。

每完成一种饮片的入库摆放或上架后，应与入库通知单核对，避免出现差错。

### （四）录入入库信息，形成入库记录

采用《医药经营 ERP 系统》的仓库，饮片入库信息录入与中成药相同；使用《医药 WMS 系统》的仓库，保管员可用手持 PDA 终端，扫描货位条码，输入饮片规格和包装数量，确认后上传至系统。

## 五、中药材的入库操作

### （一）中药材入库前的处理

**1. 通风干燥**　由于中药材包装的特殊性，部分中药材在入库前，需要打开包装，散开通风；含水量偏高的药材需要进一步进行干燥。

**2. 除虫除霉**　由于中药材仅经过产地初加工，其洁净度有限，部分药材在产地及运输途中容易出现生虫和发霉现象。因此，在入库前，先进行防虫灭菌处理（见项目十一任务二）。

**3. 分拣、重新包装**　有些中药材（统货）由于供货商没有分等，个头大小不均，干燥程度不同；有些包装大小不均，不便于在库内堆码摆放，这些药材在入库前需要重新进行分拣、分等和分装；有的需要进一步去除杂质，重新包装，以便于堆码和储存，重新包装的药材也需要贴上新的标签，注意新标签中各个项目必须齐全。

### （二）分库和分类

中药材在入库时应根据其各种属性的不同而选择合适的库位进行储存。中药材与中药饮片的分库分

区分类储存要求相近。在中药材仓库中，各企业根据经营药材的不同特性，可分为常温库、阴凉库、冷库、毒性药材库、贵细药材库、危险品库、麻黄及罂粟壳等专库。同一库内，根据自然属性及入药部位的不同而设置合适的货位（见项目十一任务二）。

### （三）移入库房

中药材大包装通常使用麻袋或编织袋，这种包装体积大、质量重，单人装卸不方便，其形态也不便于使用叉车装卸，通常使用地牛或电瓶车进行搬运。在人工装车时应注意避免刮蹭造成包装破损，装车摆放必须稳定、牢固，库内转运时应注意安全，必要时需双人作业。

### （四）堆垛及摆放

中药材通常使用货台堆垛摆放，堆垛应注意保持货垛整齐，标签向外，要避免塌方倒垛现象发生。堆垛不易过大过高过密，应便于日常养护。

### （五）记录入库信息，形成入库记录

每完成一种药材的入库摆放后，须与入库通知单核对，填写相关入库信息，全部药材入库完成，进入《医药经营 ERP 系统》完成入库信息录入，并提交审核。审核后即完成入账。

**即学即练 5－3**

零货中成药入库摆放时，对于功能相同，且同一名称但不同生产企业的药品摆放要求是（　）。

答案解析

A. 分库摆放　　　B. 分区摆放　　　C. 隔位摆放　　　D. 相邻摆放

## 任务四　现代医药物流仓储药品入库与上架操作介绍

PPT

在现代医药物流中，商品购销过程由《医药经营 ERP 系统》完成，而仓储过程则由《医药 WMS 系统》来管理。许多医药物流企业建立了以《医药 WMS 系统》、自动分拣和传输系统、电子标签辅助系统等构成的自动化立体仓库。使用《医药 WMS 系统》管理药品入库与上架具有高效、准确率高等特点，操作过程如下。

### 一、生成收货计划

采购员根据订货情况在《医药经营 ERP 系统》中制定采购订单草单，经审核后生成采购订单。采购订单审核确定后，自动对接传送到《医药 WMS 系统》并生成收货计划（收货计划和采购订单一致）。

### 二、现场收货

**1. 收货员索取票据，核查随货同行单**　向送货员索取随货同行单（票）、运输单据、检验报告书等送货凭证及质量合格证明文件，同时收货员进入《医药 WMS 系统》，调出在首营企业审核时该企业留存的随货同行单备案件进行核验，防止假冒该企业送货，对供货商随货同行单熟悉后，这个核验过程可省略。

**2. 检查运输工具和到货状态**　登录《医药 WMS 系统》入库开票界面提取收货计划即采购订单（图 5-4），确认是否为本单位采购到货。

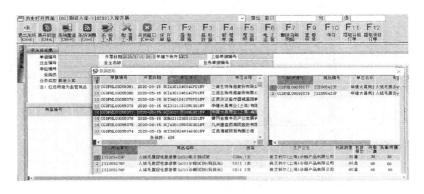

图 5-4 核对采购订单

**3. 形成收货验收草单**　收货计划确认后，将收货计划中相应的品规（即：药品的品种和规格，同一名称，但规格不同的，视为不同品规）导入到收货验收（入库开票）界面，形成收货验收草单，准备进行收货。该验收草单中包括待收货品规所对应的默认库区或货位信息。

**4. 卸货码放**　收货员根据收货计划货位信息的提示，指挥卸货人员按码放规则将药品码放至容器上（容器可为托盘、小推车、笼车）。码放规则：整零必须分开；合格与不合格分开；托盘码放时必须按照一定的长、宽、高的限定来码放，且码放一定紧凑牢固。

收货完成，收货员在《医药 WMS 系统》的已提取的订单中输入产品批号、生产日期、有效期至，选择收货评定，填写完成后，扫描容器编码，将商品与托盘绑定。冷链药品到货需选择温控方式、到货温度、温控状态，点"保存"，完成收货任务，并做好待验标识。

## 三、验收

对入立体库的托盘在数量清点时，验收员可以使用手持移动终端（PDA），在登陆界面选择"入库验收"选项，进入入库验收界面，（图 5-5），扫描托盘上的条码，自动提取验收任务。验收员将 PDA 上入库验收界面（图 5-6）信息与实物核对，输入批号等信息，选择验收评定结果（合格、待处理、不合格）和采取措施（入合格品库、待处理库、不合格品库），按照界面要求输入相关验收信息，直至弹出"验收保存成功"。

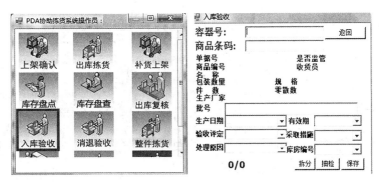

图 5-5 PDA 主界面和入库验收界面

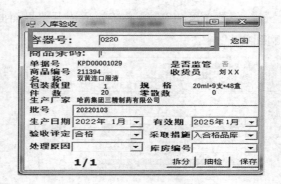

图 5-6　PDA 输入药品验收信息

　　验收中若发现同种药品同一批中有部分药品出现撒漏、破损等"不合格"现象，则将不合格药品放入另一个托盘中，使用 PDA 的"拆分"功能，在拆分界面（图 5-7），将不合格品新增一个验收界面，重新绑定这个不合格品的托盘条码，在两个界面对合格品和不合格品分别验收（图 5-8）。在不合格品验收界面核对信息后，输入拆分后不合格药品件数，在验收评定栏选择"不合格"状态，采取措施栏选择"入不合格品库"，保存后弹出"验收保存成功"，上传后在系统中会形成"药品拒收报告单"，打印后将其粘贴到拒收的药品包装上，在供货方质量责任期内通知采购部门联系供货单位进行退货，退货前连同拒收的药品一起移入到不合格药品区存放。对有电子追溯信息要求的药品，收货员使用扫描枪对药品进行电子追溯码的录入。每种药品验收完成，上传数据后，《医药 WMS 系统》会自动形成验收记录，最后向保管员发出入库指令。验收员应告知仓储部门的保管员验收情况，同时把随货同行单（票）和入库通知单交给保管员，由保管员进行药品移库和办理入库手续。

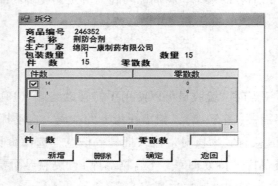

图 5-7　PDA 拆分界面

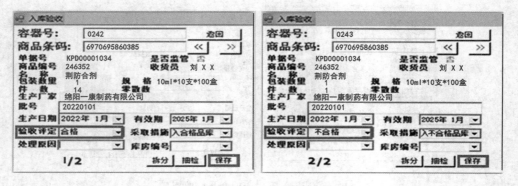

图 5-8　PDA 药品拆分验收

### 四、入库与上架

收货验收完成后，系统根据入库货位分配原则对入库品规分配货位，打印出入库上架单。

**1. 入立体库**　对进入立体库的药品，保管员对上架单确认后，将托盘依次放入立体仓库入库输送线，系统自动在立体仓库入口处通过扫描托盘条码进行货位分配，立体仓库控制系统自动完成上架及确认工作。

**2. 入一楼平库**

（1）库管员（保管员）根据上架单上的品规数量信息核对实物。如在上架复核过程中出现实物信息与上架单上不一致，则在上架单上根据实际品规数量进行记录。

（2）仓库保管员根据上架单指示的货位将药品码放到指定货位。如指定货位无法将药品完全码放下，则就近寻找空闲货位码放剩余药品，并记录实际上架信息。

**3. 入楼层库**

（1）收货员将上架单放在对应小推车的药品上，通过货梯送入指定楼层。

（2）该楼层负责上架的库管员（保管员）根据上架单上的信息核对实物，并根据上架单指示的上架区域将药品码放到指定货位。如果在上架复核过程中出现实物信息及容器号与上架单上不一致，保管员在上架单上根据实际情况记录信息。

（3）药品码放完毕后，该楼层保管员在上架单上记录具体的码放货位及各品规批号和在各货位上码放的数量。

（4）由楼层药品保管员根据上架单上记录的实际品规批号和货位信息在系统中进行上架确认（图5-9）。

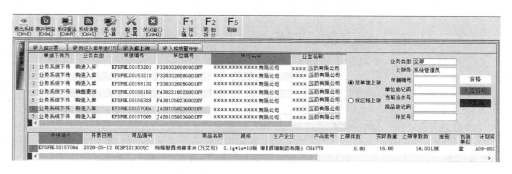

图5-9　入库上架确认

**4. 入拆零拣选区**　拆零入库上架具体流程如下。

零散药品入拆零拣选区时，收货员将验收完的药品装入周转箱或者用原包装纸箱。打印入库标签，将标签贴到周转箱或纸箱的上表面。周转箱或纸箱的选择应根据入库量而定：少量入拆零拣选区的药品存放在周转箱内，单品规、单批号零散入库放一个周转箱。量大如整件药品只破碎少部分的，用原包装箱存放，即便是破损一只或一盒的，须当零货入库，入到拆零拣选区，直接用纸箱入库，打标签，无须另拆至周转箱。

混批（同一品规但生产批号不同）拼箱药品入零货库时，同样根据量的大小选择不同的方式：针对少量混批拼箱药品入库，入库操作人员复核混批拼箱药品，复核完毕后在系统中按实际批号数量逐条记录。一个品规一个批号药品装一个周转箱，按周转箱数打印拆零入库标签，即有几个周转箱打印几个拆零入库标签，通过输送线入拆零库。

上架时，各拆零拣选区补货员用平板电脑或 PDA 手持终端扫描周转箱上表面条码，根据显示的药品信息（名称、规格、数量、批号）复核药品，并送至平板电脑或 PDA 手持终端显示的具体拣选货架的货位上架进行上架确认。

## 五、入库校验

上架确认后，《医药 WMS 系统》自动比对收货验收数量和上架确认数量信息。

1. 如果信息一致，《医药 WMS 系统》自动将入库信息上传到《医药经营 ERP 系统》。

2. 如果上架确认信息和验收信息不一致（包含批号、数量信息），《医药 WMS 系统》拦截该验收订单的入库信息，并提示调查原因。待验收、上架两者信息一致后，系统自动上传到《医药经营 ERP 系统》入账。

3. 入库验收人员可以在《医药 WMS 系统》中查看每张采购订单的处理进程，检查是否有已经验收完成但是没有上架完成的单据。

## 六、入账

1. 上架确认信息和验收信息一致后，将入库药品的信息从《医药 WMS 系统》上传到《医药经营 ERP 管理系统》。采购员在《医药经营 ERP 管理系统》中提取上传到的信息并做确认，确认后入帐，并打印入库单。

2. 采购员在确认前，可以修改药品的价格，但品规、批号、数量均不能修改。

3. 入库单一式二份（财务部一份，供应商一份），此单据作为与供应商结算的正式单据，确保票、账、货相符。

**即学即练 5-4**

验收员使用手持 PDA 进行药品验收，扫描托盘上的条码，自动提取验收任务，将入库验收界面药品信息与实物核对，需要输入的信息应包括下列哪一项？（　　）

答案解析

A. 药品名称　　　　B. 规格　　　　C. 批号　　　　D. 生产企业

# 任务五　冷链药品收货、验收与入库

PPT

冷链药品包括冷藏和冷冻药品，根据《药品经营质量管理规范》（2016 年版）及其相关附录要求，以及《药品冷链物流运作规范（GB/T 28842 - 2012）》等规定；冷藏药品运输过程中温度应控制在 2 ~ 10℃，冷冻药品应控制在 -25 ~ -10℃。建立科学的冷链药品收货、验收与入库管理制度和程序是确保冷链医药物流整个供应链环节"冷链不断链"的有效方式。

## 一、冷链药品的收货

冷链药品到货时，收货员引领冷链运输车辆到相应冷库，并要对冷链药品进行收货检查。收货过程中，要核实冷链药品的运输是否符合 GSP 等规定，同时对冷链药品的运输方式及运输过程的温度记录、到货温度、运输时限等质量控制状况进行重点检查并记录。主要操作流程及要求如下。

**（一）准备货位**

冷链药品到货前，采购部门应及时告知专门负责冷链药品储运的收货员、验收员、保管员等相关岗位药品采购计划，以便提前做好准备。药品到货时，专门负责冷链药品储运的相关岗位人员均应在岗，并根据采购计划在相应的冷藏、冷冻库内安排好预留货位，确保货到即收即验。

**（二）索取随货票据及冷链运输交接单等资料**

到货时，收货员应先索取并核对随货票据资料，依据采购计划核实是否为本单位采购到货。此外，收货员还应当索取待收货药品同批号的检验报告书等证明性文件及冷链药品运输交接单（表5-1）。

表5-1　冷链药品运输交接单

日期：　　年　月　日

| 供货单位（发运单位） | | | | | |
|---|---|---|---|---|---|
| 购货单位（接收单位） | | | | | |
| 药品简要信息（应与所附销售随货同行联相对应） | 序号 | 药品名称/规格/生产企业/生产批号 | | 数量 | 备注 |
| | 1 | | | | |
| | 2 | | | | |
| | 3 | | | | |
| | 4 | | | | |
| | 5 | | | | |
| 温度控制要求 | | | 温度控制设备 | | |
| 运输方式 | | | 运输工具 | | |
| 启运时间 | | | 启运时温度 | | |
| 保温时限 | | | 随货同行联编号 | | |
| 发货人员签字 | | | 运输人员签字 | | |
| 备注 | | | | | |
| 以上信息发运时填写<br>以下信息收货时填写 | | | | | |
| 到达时间 | | | 在途温度 | | |
| 到达时温度 | | | 接收人员签字 | | |
| 备注 | | | | | |

**（三）运输工具和运输状况检查**

**1. 检查运输工具**　收货员要检查运输冷链药品的冷藏车（冷冻车）是否属于专用药品冷藏车（冷冻车）或专用药品冷藏箱或保温箱，其保温范围和时限是否符合冷链药品的冷藏（冷冻）要求；要检查冷藏车（冷冻车）是否具有自动调控温度、显示温度、存储和读取温度监测数据的功能；冷藏箱及保温箱是否能够采集箱体内温度数据并在外部显示。对运输工具不符合要求或未按规定运输的，应当拒收。

**2. 到货状态的检查**　到货时，应使用已校准且在效期内的测温仪查验冷藏车（冷冻车）、车载冷藏箱或保温箱的药品到货时温度数据是否符合规定，并在冷链运输交接单上如实记录；现场导出、保存并查验运输过程中由冷藏车（冷冻车）或冷藏箱温度监测系统自动形成的车（箱）内的实时温度记录，即《冷链药品运输在途温度记录》，确认运输全过程实时温度状况是否符合规定（每隔5分钟应有一次车内温度记录，并且不超过规定范围）。对未采用规定的运输工具或者运输过程中实时温度不符合要求的，应当拒收，并报采购员及质量管理部处理。因无法打印或导出等设备临时故障，导致不能现场提供运输过程实时温度记录的，可暂时拒收（将药品隔离存放于符合温度要求的环境中进行代保管），允许供应商或承运单位返回后通过监测系统导出运输全过程实时温度记录并加盖质量管理专用章原印章，收货员在核实其真实有效且运输全过程温度状况符合规定后方可进行验收入库操作。

**（四）卸货、点收和查验**

**1. 卸货**　对符合（二）（三）项收货要求的药品，收货员应现场安排卸货人员进行卸货。冷链药品须直接卸载到满足相应储存温度要求的冷库待验区，并按冷库验证确定的方式及位置安全堆码。

为确保药品在冷藏（或冷冻）状态下完成卸货，收货区应设置在冷库缓冲区或阴凉处，不得置于阳光直射或其他可能会导致其温度快速升高的位置。冷藏（冷冻）药品转移到冷库待验区的整个过程应在验证确定的规定时限内完成。购货单位冷库尽可能建设有专用缓冲区，采用直接与冷藏车门对门的方式进行卸货操作，同时应对缓冲区进行温度控制，卸货完成后立即转移至冷库内，保证全程冷链不断链。若无门对门卸货专用缓冲区的，且转运距离较远时，可采用保温车或者保温箱或保温外套进行药品转移工作。药品转运进出冷库过程中，应严格按照验证确定的开门作业时限操作，避免冷库内原有药品超过规定温度。

对不符合规定的，应当拒收，同时应协助供货单位将药品隔离存放于符合温度要求的环境中，做好明显标识，并报告质量管理部门进一步核查处理，不得擅自退回供货方或由承运方自行处理。

**2. 点收和查验**　冷链药品的点收应在冷库待验区进行。收货员应穿防冻服，快速操作，避免冻伤。其他基本同常温或阴凉存储药品的点收和查验操作。

**（五）填写收货记录并通知验收**

收货员应严格按企业相应的冷链药品管理制度和操作程序进行收货并形成完整真实的收货记录。现场收货完成后，收货员应按照收到的药品名称等信息在《医药经营ERP系统》或《医药WMS系统》中提取采购订单，录入到货药品批号、生产日期、有效期至、实际收货数量、运输工具、到货时间、到货温度等信息，并详细记录冷链运输有关内容，形成冷链药品收货记录。冷链药品收货记录内容包括：药品的通用名称、规格、剂型、批号、数量、上市许可持有人、生产企业、发货单位、承运方式、承运单位、启运地点、启运时间、运输工具、运输工具状况、到货日期、温控方式、温控状况、到货温度、收货员、收货日期等。

收货记录填写完成后，收货员应填写《入库验收通知单》，连同签字后的随货同行单（票）及索取的其他资料一并移交验收员，通知其验收。

## 二、冷链药品的验收与入库

**1. 验收**　冷链药品的验收操作应在相应冷藏、冷冻库内进行，其他操作要求同普通常温或者阴凉储存的药品。

**2. 入库**　验收合格的冷链药品，应及时入库。入库药品的堆垛间距，药品与地面、墙壁、库顶部的间距要符合要求；冷库内制冷机组出风口100厘米范围内，以及高于冷风机出风口的位置，不得码放药品。除此之外，冷库内药品堆码位置还应按照验证确定的位置和方式进行。入库完成，应录入入库信息。

冷链药品收货、验收和入库过程要尽可能同时进行，做到随到随验随入库，中间不停顿；冷藏药品从冷藏车卸车开始到全部入库，须在 30 分钟内完成；冷冻药品从卸车到全部入库，须在 15 分钟内完成。

### 三、销后退回冷链药品的收货、验收与入库

对销后退回的冷链药品，一般由供货企业用冷藏车（冷冻车）或冷藏箱带回。收货时，应检查退货方提供的温度控制说明文件和售出期间温度控制的相关数据。对于不能提供文件、数据，或温度控制不符合规定的，应当拒收，做好记录并报质量管理部门处理。

【责任心是：种态度：思政专栏】

2020 年 6 月 5 日上午 10 点，某医药公司质管员发现该公司冷链药品收货员刚完成一批冷藏药品的现场收货。经核实，该收货员既未使用测温枪检测到货温度，也未查看供货单位提供的运输过程温度记录（后经查看，该批药品在到达某医药公司前 20 分钟，已超过 10℃），就完成了收货操作。经询问原因，该收货员因急着中午去喝喜酒，所以就没按程序和要求收货，以为没事。事情发生后，经某公司讨论决定，将该收货员调离了冷链药品收货岗位，处罚款 500 元，并在全公司通报批评，要求大家引以为戒，同时将该批药品重新按拒收处理。

**即学即练 5－5**

某企业药品仓库到货的一批药品，其中包括重组人胰岛素、前列地尔注射液、六味地黄丸、罗红霉素片等 4 个品种，在收货验收时，下列哪一项做法是正确的？（　　）

A. 因人员不够，隔天验收即可

B. 在阴凉库内验收

C. 须索取重组人胰岛素、前列地尔注射液的在途温度记录

D. 索取的资料包括随货同行单及随批药品检验报告等 2 个

答案解析

## ✍ 实践实训

### 实训三　药品零售连锁仓库收货、验收与入库操作

PPT

【实训目的】

1. 熟悉药品收货、验收和入库作业流程，可以使用《医药经营 ERP 系统》。

2. 准确掌握各种药品的验收操作要求和检查项目。

3. 熟练进行药品入库摆放，熟悉药品的分库、分区和分类摆放。

【实训场所】

模拟药品仓库（常温库和阴凉库）。

**【实训材料及人员安排】**

1. 每组配有入库药品待验区及电脑（已安装《医药经营 ERP 系统》）、打印机、打印纸、条码枪等。

2. 同一种药品整件空包装 6 件（含有最小包装包装盒）、每组配有拼箱药品空包装 1 箱（含各类药品若干种，每种药品 5~15 盒），每组附随货同行单 1 份。

3. 每组配有手推车 1 辆、胶带 1 卷、裁纸刀 1 把。

4. 纸质表单：随批检验报告复印件、进口药品注册证复印件等。

5. 每小组 4 或 8 人，分别扮演送货员、收货员、验收员、保管员。

**【实训内容】**

**（一）收货**

收货员向送货员索取收货药品的随货同行单、随批检验报告、进口药品注册证等随行文件。收货员登录《医药经营 ERP 系统》查看采购计划，将随货同行单与采购计划核对，对到货药品进行车载检查，进行卸货操作，按照随货同行单进行点收查验核实，每核对清点完一个品种在随货同行单备注栏内打"√"或注明差异，全部收货完成后收货人要签字；在系统上输入到货药品批号、数量等信息并形成请验通知单。

**（二）验收**

**1. 整件验收** 按照抽样要求抽样，每组从抽样的整件样品中取出最小包装，进行包装、标示及外观质量检查，对照品种核查质量文件，将验收结果录入《医药经营 ERP 系统》，并打印入库通知单。

**2. 拼箱药品验收** 每组同学分别打开本组收到的拼箱药品，取出药品，按照品种分别摆放，检查每个品种的最小包装，进行包装、标示和外观质量检查，不符合快速判别的品种直接拒收。每验收完一个品种将验收结果录入《医药经营 ERP 系统》，对照品种核查质量文件；全部验收完成，打印入库通知单；对拒收的药品打印药品拒收通知单。

**（三）入库**

**1. 整件药品入库** 根据储存的温度要求选择库房，将 6 件药品在货台上进行堆码摆放（每组分别练习）。

**2. 拆零或拼箱药品入库**

（1）分库 将拼箱内药品按照贮藏项下的储存温度要求进行分库，储存在同一库房的药品按照品种分别整齐地摆放到小车内。

（2）分区和分类摆放 每种医药商品根据其所属大类和类别，找到相应的储存区，再按照用途或功能主治找到相应的货架，在货架上找到其存放的位置，按制剂药品包装横向竖立的要求摆放，摆放时中文名称向外向上，必须摆放整齐。摆放完成后在入库单上填写摆放位置的货位号和摆放数量。全部入库完成后，进入《医药经营 ERP 系统》，根据入库单录入入库药品信息。

**【实训过程】**

收货、验收和入库时注意不要损坏药品。收货过程要在 20 分钟内完成。

验收时通常打开最小包装，在能观察到内包装里的药品情况下不允许打开内包装；生产企业有特殊质量控制要求或者打开最小包装可能影响药品质量的，不要打开最小包装。验收过程在 40 分钟内完成。

入库时分库、分区和摆放过程不允许有药品掉落到地上；摆放时要注意保持货架整齐，入库过程要求在20分钟内完成。

收货、验收和入库操作有条不紊，入库摆放后每组要负责整理所负责的药品货架。

PPT

## 实训四 冷藏药品的收货、验收与入库操作

【实训目的】

1. 熟悉冷藏药品收货、验收和入库作业的一般流程。

2. 准确掌握冷藏药品收货操作及要求。

3. 熟练填写冷藏药品的收货记录。

【实训场所】

模拟药品冷藏库3个（安装有空调的密封房间，入口设置有缓冲区，室内分别划分有：待验区、合格区、发货区、退货区和不合格区，在合格区放置有1个药品专用储存柜，待验区配置小型验收台1个，发货区、退货区和不合格区放置小型货架）。

【实训材料及人员安排】

1. 每组配有红外测温仪1把，在验收复核台配置有电脑（已安装《医药经营ERP系统》）、打印机、打印纸、条码枪、胶带1卷、裁纸刀1把等，器材和工具提前放置模拟冷藏库内。

2. 每组配冷链药品专用保温箱1台（内含5种冷藏药品共计24盒，均为最小包装空盒，提前放置在保温箱内），每组附随货同行单1份。

3. 每组配有手推车1辆。

4. 纸质表单：在途运输温度记录、随批检验报告复印件、进口药品注册证复印件、冷链运输交接单等。

5. 每小组4人，分别扮演送货员、收货员、验收员、保管员。

【实训内容】

送货员由室外将装有冷藏药品最小包装的保温箱运至现场，通知收货员收货。

（一）收货

收货员向送货员索取收货药品的随货同行单、冷链运输交接单、随批检验报告、进口药品注册证等随货票据资料并查验，然后登录《医药经营ERP系统》查看采购计划，将随货同行单与采购计划核对，对到货药品进行车载检查，检查显示温度，现场用红外测温仪检测到货温度，索取下载并查看在途运输温度记录。符合要求后，在冷链运输交接单上填写到达时间、在途温度和到达时温度并签字。

收货员进入到模拟冷藏库缓冲并将保温箱移入缓冲区，检查缓冲区内温度，达到规定温度后将保温箱转移至冷藏间，开始进行开箱取货、验收和入库工作。

进行开箱取货，收货员依次取出每种药品的最小包装盒，按照随货同行单进行点收查验核实，每核对清点完一个品种放置于验收台，通知验收员立即验收，然后在随货同行单备注栏内打"√"或注明差异，全部收货完成收货人要签字；在系统上输入到货药品批号、生产日期、有效期至、实际收货数量、运输工具、到货时间、到货温度等信息并形成请验通知单。

## （二）验收

验收员接到收货员验收通知，进入冷藏间对该品种进行包装、标示和外观质量检查，同时对照品种核查质量文件，不符合快速判别的品种直接拒收，每验收完一个合格包装，通知保管员入库，并将验收结果录入《医药经营 ERP 系统》，全部验收完成，打印入库通知单；对于拒收的药品打印药品拒收通知单。

## （三）入库

保管员接到验收员验收完的药品后，马上根据该种药品分类要求及货位安排，在冷藏药品专用储存柜内找到相应的摆放货位，按制剂药品包装横向竖立的要求摆放，摆放时中文名称向外向上，必须摆放整齐。每一种药品摆放完成后，保管员在入库单上填写摆放位置的货位号和入库数量；24 盒冷藏药品全部摆放完成，保管员进入《医药经营 ERP 系统》，根据入库单输入入库信息。

## 【实训过程】

收货、验收和入库时注意不要损坏药品。

送货员必须将保温箱卸到模拟药品冷藏库门前，但不能妨碍人员进入库房。人员进出模拟冷藏库必须关门，送货员不进入模拟冷藏库。

进入冷藏区前必须查看缓冲区内温度，只有在 2～10℃ 时才能开门进入，应时刻观察冷藏库温度，取货查验、验收检查以及入库摆放均在冷藏温度下进行。收货和验收过程不超过 15 分钟。

收货员、验收员和保管员在传递冷藏药品过程中不允许有药品掉落到地上，切勿慌张；摆放时要注意保持货架整齐、不得倒置、摆放在经验证确定的核实位置。入库过程要求在 5 分钟内完成。

完整流程结束后，交换角色，每个学生至少须担任收货员和验收员 1 次。

## 【素质提升】

### 医药商品收货、验收和保管人员职业素质要求

本项目对接的职业岗位是医药商品储运员，主要包括收货、验收和保管等三个岗位。这些人员除了要符合相关法规对学历、身体和技能方面的要求外，还应该具有以下几方面职业素质。

1. 具有遵纪守法观念，对商品应尽职尽责，切不可监守自盗；未经办理出库手续，任何商品不得出库。

2. 工作中能勇于坚持原则，不被人情打动，严禁不合格药品进入仓库。

3. 具有敬业精神，能吃苦耐劳，当天的工作当天完成，不计较个人得失。

4. 有较强的独立工作能力和果断意识，敢于担当。

5. 具备团队协作意识，为了企业利益能互相帮助，相互理解。

6. 爱护商品，具有良好的卫生习惯，商品摆放条理整齐，有秩序。

7. 有自觉意识，忠于企业，勤劳肯干，工作踏实。

目标检测

答案解析

## 一、选择题

1. 到货药品收货时，收货员索取并查验完随货票据资料后，下一步要做的事情是（　　）

　A. 检查运输工具和到货状态　　　　　　　　B. 获取到货信息，准备货位

C. 核对采购记录　　　　　　　　　　　　D. 拆除运输防护包装，卸货

2. 下列哪一种药品验收时，不打开最小包装进行检查（　　）

　　A. 化学药制剂　　　　　　　　　　　　B. 中成药

　　C. 中药饮片　　　　　　　　　　　　　D. 疫苗

3. 麸炒饮片验收时，其药屑、杂质含量应不超过（　　）

　　A. 1%　　　　　　　　　　　　　　　　B. 2%

　　C. 3%　　　　　　　　　　　　　　　　D. 5%

4. 某药品批发企业新进一批醋炙香附饮片，验收时其水分含量应不超过（　　）

　　A. 3%　　　　　　　　　　　　　　　　B. 7%

　　C. 13%　　　　　　　　　　　　　　　D. 18%

5. 仓库收货员收取销后退回药品时，应将销售部门开具的药品退货通知单与（　　）进行核对

　　A. 该批药品采购计划　　　　　　　　　B. 出库时该批药品的出库复核记录

　　C. 进货时的随货同行单　　　　　　　　D. 随批检验报告

6. 验收完成的药品入库时首先应进行（　　）

　　A. 分库　　　　　　　　　　　　　　　B. 分区

　　C. 摆放　　　　　　　　　　　　　　　D. 录入入库数量

7. 收货数量为 60 件的整件化学药制剂，应抽样（　　）件

　　A. 2 件　　　　　　　　　　　　　　　B. 3 件

　　C. 4 件　　　　　　　　　　　　　　　D. 5 件

8. 整件中成药验收时，从整垛药品中抽出整件样品后，下一步操作正确的是（　　）

　　A. 从样品中再随机抽取 1 件，打开，取 3 个最小包装

　　B. 每件都打开，从每件的上中下位置取 3 个最小包装

　　C. 每件都打开，取出所有小包装混合后随机抽取 3 个

　　D. 每件都打开，从每件中取 1 个最小包装，共取 3 个

9. 供货单位为批发企业的，检验报告书应当加盖其（　　）

　　A. 质量管理专用章原印章　　　　　　　B. 出库专用章原印章

　　C. 验收专用章原印章　　　　　　　　　D. 业务专用章原印章

10. 中成药验收时，发现最小包装的外包装被污染，但内包装和药品完好，此药品应当（　　）

　　A. 确认合格　　　　　　　　　　　　　B. 确认不合格

　　C. 用现场完好的空外包装更换　　　　　D. 请示质量部

二、判断题

1. 验收中药饮片仅需向送货方索要随货同行单即可，无需索要随批检验报告，已现场验收检查为准。（　　）

2. 收货时，若运输工具、温度不符合要求或有异常，应当拒收，并报采购员及质量管理部处理。（　　）

3. 接收冷链药品时，应当使用测温仪查验冷藏车、车载冷藏箱或保温箱的药品温度状况。（　　）

4. 接收销后退回药品和正常购进药品所查看的资料一样。（　　）

5. 验收时，药品若从生产企业购进，则有出厂检验报告书复印件即可。（　　）

6. 验收的中药饮片，如果在《中国药典》（2020 年版，一部）中没有收载，则应符合供货单位所在省

的《中药饮片炮制规范》（现行版）规定的标准。（　　）

7. 冷链药品收货、验收和入库过程要同时进行，做到随到随验随入库，中间不能停顿。（　　）

8. 某公司购进药材 15 件，验收时抽验 3 件即可。（　　）

9. 药品经营企业验收原料药，通常要进行抽样，对抽取的样品要打开内外包装，检查原料药的外观性状。（　　）

10. 冷库药品与地面、墙壁、库顶部的间距符合《药品经营质量管理规范》的要求，且与非冷藏药品堆码要求一致。（　　）

书网融合……

知识回顾　　　　微课1　　　　微课2　　　　习题

## 项目六　药品拣货、出库复核与配送操作过程

### 学习引导

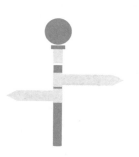

　　药品从仓库到市场的过程中，要经历药品销售开票制单、核单、拣货、复核、出库和运输等多个环节，那么，这些环节是如何做到有序、规范和准确的呢？又是如何在这过程中，控制药品的质量的呢？本项目将详细介绍有关内容。

### 学习目标

1. **掌握**　药品拣货、出库复核与配送的一般流程。
2. **熟悉**　仓库药品拣货、出库复核、配送操作的一般要求。
3. **了解**　《医药经营 ERP 系统》及《医药 WMS 系统》中出库复核与配送的相关操作。

　　药品出库是其结束储存过程，进入流通领域的重要环节，也是防止不合格药品进入市场的重要关卡。因此，加强药品的出库管理对于加速药品流转，满足社会用药需求，保证人民用药安全，降低药品储存费用等具有重要作用。药品拣货、复核与出库应按照本单位制定的药品拣货、复核与出库管理制度和操作规程进行，其基本流程如图 6-1 所示。

### 任务一　仓库药品拣货

PPT

#### 岗位情景模拟 6-1

　　**情景描述**　2020 年 8 月 5 日，A 医药有限公司接到下游客户 B 诊所投诉，称其当日采购药品中的 5 盒炎琥宁注射液实物批号与随货同行单（票）上所载批号不符，且实物有效期至 2020 年 8 月 31 日，属近效期药品，要求重新更换药品。经调查，该公司零货库存放的炎琥宁注射液实物有两个批号，且混放在一起，在拣货和复核时未仔细核对。

　　**讨　论**　请问 A 公司上述行为存在哪些经营及药品质量风险？针对上述情形，若你是该企业质量管理人员，你觉得该如何处理？

答案解析

　　药品拣货的前提是药品销售。仓储部门拣货人员根据销售部门开具的销售单进行拣货，其一般流程

包括销售开票、核单、拣货、补货（必要时）等步骤。

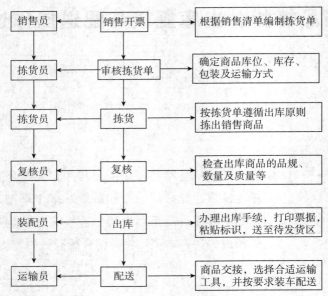

图 6－1　药品拣货、复核与出库流程

## 一、销售开票

在传统的医药物流仓储管理中，购销和仓储采用《医药经营 ERP 系统》，企业的销售部门开票员通过业务员签订的销售订单或通过当面沟通、接听电话、查看邮件等方式，在《医药经营 ERP 系统》中开具药品销售单，同时将其作为仓库拣货人员的拣货单，也称配货单（图 6－2）。销售开票时须遵循先进先出、先产先出、近效期先出和按批号发货的出库拣货原则。药品销售单一般包括如下内容：药品的通用名称、规格、剂型、上市许可持有人、生产企业、购货单位、销售数量、单价、金额、销售日期、送货时间、收货单位、地址和联系电话等。特殊管理药品及国家有专门管理要求的药品销售按国家有关规定执行：流通企业不得销售疫苗（见项目十二），医疗用毒性药品、麻醉药品和一类精神药品应由专人单独开具销售单，其中麻醉药品、一类精神药品、蛋白同化制剂、肽类激素（胰岛素制剂除外）和终止妊娠药品等禁止销售给药品零售企业。冷藏药品通常也单独开票。

医药经营ERP管理系统-批发管理

系统(M)　窗口(W)　帮助(H)

新建　打开　保存　审核　删单　药品　编辑　相关　设置　打印　打印模板　短信发送　退出

单据号：　日期：2016-06-28　业务员：

客户：101　总药房　付款方式：银行转帐

仓库：0001　总部仓库　付款日期：2016-07-28

备注：

| 行号 | 药品编号 | 药品名称 | 药品规格 | 数量 | 单位 | 单价 | 金额 | 产地 |
|---|---|---|---|---|---|---|---|---|
| 1 | 6924364580395 | 尿素维E乳膏 | 20g | 15.00 | | 18.00 | 270.00 | |
| 2 | 6908933200969 | 硝苯地平缓释片（2） | 20mg*24片 | 10.00 | 盒 | 20.00 | 200.00 | 未知 |
| 3 | 6910439000219 | 复方磺胺甲恶唑片 | 10片*1板 | 5.00 | 盒 | 4.00 | 20.00 | 未知 |
| 4 | 6901521001030 | 清瘟解毒片 | 16片*3板 | 10.00 | 盒 | 15.00 | 150.00 | 天津 |
| 5 | 6901339924217 | 三九胃泰颗粒 | 10g*12袋 | 5.00 | 盒 | 20.00 | 100.00 | 深圳 |
| 6 | 6910439000226 | 甲硝唑片 | 0.2g*21片*2( | 10.00 | 盒 | 3.00 | 30.00 | 未知 |
| 7 | 6912126001189 | 六味地黄丸 | 9克*10丸 | 5.00 | 盒 | 15.00 | 75.00 | 天津 |
| 8 | 6913673000861 | 麻仁软胶囊 | 10粒 | 5.00 | 盒 | 15.00 | 75.00 | 天津 |
| 9 | 6920855000618 | 通便灵胶囊 | 30 | 10.00 | 盒 | 7.00 | 70.00 | 石家庄 |
| 10 | | | | 0.00 | | 0.00 | 0.00 | |
| | 小计： | | | 97.00 | | | 1,311.00 | |
| | 合计： | | | 97.00 | | | 1,311.00 | |

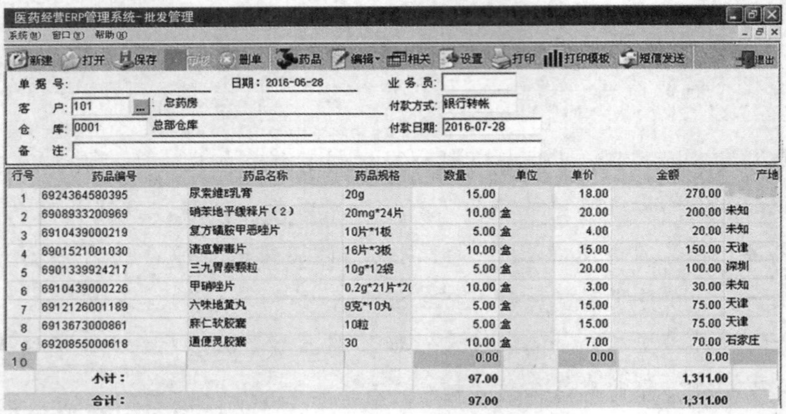

图 6－2　拣货单

## 二、审核拣货单

拣货前，拣货岗位人员（又称配货员）应仔细审核并打印拣货单，确认并准备拣货有关事项：根据拣货单确认拣货商品所在的仓库和货位及存货能否满足客户要求，若存货数量不足时，应及时启动补货程序；根据拣货单所列内容，计划应拣出哪个仓位的商品，需要多少人员操作，需要什么设备，以便于作业调度；根据拣货单指示的送货时间，分出缓急，便于人员、设备的调配；根据收货地址，便于准备包装、拴挂运输标志等工作；审核出库品种的属性，如系麻醉药品和一类精神药品、医疗用毒性药品等特殊管理药品应配备双人操作；审核拣货单所列商品包装大小，如小包装零货是否需要进一步再包装；准备拼箱用的代用包装箱；拣货药品中如有冷链药品应根据送货时间提前对冷藏车或车载冷藏箱或保温箱进行预冷（详见本项目任务四）。

## 三、拣货

### （一）医药商品拣货出库原则 🔲 微课1

在拣出医药商品时，应根据医药商品的特征及其包装上的标示信息确定商品的出库原则。

**1. 先进先出原则**　有些商品既没有标注生产日期也没有标注有效期，例如，中药材、一些卫生用品、消毒器械、康复器械及少数卫生杀虫剂等，这些商品因入库时按照入库的时间顺序摆放，将最先入库的商品摆在前面，将后来入库的商品摆在后面，因此出库时将摆在前面的先进库的商品优先出库。

**2. 先产先出原则**　有些商品标注了生产日期但没有标注有效期，例如，中药饮片、一些医疗器械、消毒器械及少数卫生用品等，这些商品因入库时按照生产日期的时间顺序摆放，将生产日期在前的医药商品摆在前面，将生产日期在后的医药商品摆在后面，故出库时将摆在前面的商品优先出库。

**3. 近效期先出原则**　对大多数医药商品（例如中成药、中药提取物、药用辅料、化学原料药、化学药制剂、生物制品、部分医疗器械、保健食品、医药类化妆品、预包装食品、一次性卫生用品及消毒剂等）在商品包装上既标示有生产日期，也标示有效期，这些医药商品在仓库中按照商品有效期的时间顺序分开摆放，将最接近有效期的商品摆在前面，将有效期靠后的商品摆在后面，故出库时将摆在前面的最接近有效期的商品优先出库。

**4. 易变先出原则**　在仓储中，当能够预见到某种医药商品再经过一段时间储存后，可能会发生质量变化时，则该种商品应给予优先出库。有的医药商品，如中药材等虽然入库时间短，但易受到光照、温度、湿度、空气等因素的影响，比先入库的商品更易发生质量变异。这种情况下则不能机械地采用"先产先出"，而应该根据医药商品的特性及质量状况尽快优先出库。

**5. 按批号发货原则**　是指仓库在拣货某一种医药商品时，应按照批号发货，只有把同一批号拣货完之后再拣货下一个批号，对配送给一个收货单位的某种商品也应尽量选择同一批号的进行配送，以保证医药商品的可追踪性，便于日后质量追踪。

### （二）原料药的拣出和计量

原料药仓库保管员接到拣货单后，选择合适的运货小车进入原料药库房，按照拣货单找到需要拣货的原料药，核对原料药外包装标示（详见项目二任务一）与拣货单是否一致，检查原料药包装纸板桶是否严格密封。按照出库原则拣出对应品规的原料药放置于运货小车上。原料药通常以整包装形式出库，不进行分装和零货称取。仔细核对关键信息并清点拣出的原料药数量，根据桶内包装含量，计算出拣货量。拣货完成后，拣货人在拣货单的拣货人一栏签名，然后将完成拣货的原料药转运至相应复核区进行复核。

### （三）化学药制剂和中成药的拣出

**1. 整件拣货**　仓库拣货人员根据拣货单，选择合适的运货小车进入整件库房，根据拣货单上的区域编号、货位、商品名称、规格、批号、件数、数量信息到对应区域进行拣选。拣选时，详细核对药品名称、规格、批号、生产企业等信息，按照出库原则，拣出对应品规的药品，放置于运货小车上，注意堆码不宜过高，避免在转运过程中倾倒造成药品损坏。完成拣货后，在拣货单的拣货人一栏签名，并将完成拣货的全部药品转运至整件复核区进行复核。如采用输送线转运药品，拣货员把小车拖到输送线入口，然后将商品投放输送线，同时将带有拣货单信息的条码标签或文字标签朝上，贴在药品外包装有品规、批号的右上角位置，通过输送线转运至整件复核区进行复核。

**2. 零货拣货**　库房拣货人员根据拣货单，选择运货小车或提篮进入零货库房，按照药品的类别找到要拣货的零货药品，在品种、规格、厂家等相同的情况下，按照近效期先出原则，拣出距离有效期较近的药品，放入运货小车或提篮内（注意轻拿轻放），将液体制剂及易洒漏的品种放入小车底部，将怕压易碎品种放在上面，拣出的每个品种应仔细核对关键信息并清点数量。盛放药品的小车不应装得太满，以免药品在转运过程中掉落造成损坏。完成拣货后，在拣货单的拣货人一栏签名，并将完成拣货的全部药品转运至零货复核区进行复核。　📱微课2

### （四）中药材及中药饮片的拣出和计量

中药材、中药饮片仓库的保管员接到拣货单后，选择合适的运货小车进入中药材或中药饮片库，按照拣货单找到需要拣货的中药材或饮片，核对中药材或饮片包装标示与拣货单是否一致，检查中药材或饮片是否发生质量变异。在品种、规格等相同的情况下，按照先进先出或先产先出原则拣货，拣出对应品规的中药材或饮片。中药材通常以整包装形式出库，不进行分装和零货称取；中药饮片通常以最小包装形式出库，不得进行拆零。清点拣出的中药材或饮片数量，必要时对中药材进行称重确定其重量。拣货完成后，拣货人在拣货单的拣货人一栏签名，然后将完成拣货的中药材或饮片转运至相应专用库房复核区进行复核。

## 四、补货

补货是将货物从仓库保管区域搬运到动管区（拣货区）的过程，其目的是确保商品能保质保量按时送到指定的拣货区。

### （一）补货时机

分为主动补货和被动补货。主动补货是系统定时或低于设定标准时对拣选区的补货任务，大多情况下是可预知补货；被动补货是在拣选任务执行过程中出现的如追加拣货等不确定因素所带来的临时补货。具体可为以下三种情形。

**1. 批组补货**　由《医药 WMS 系统》计算出每天所需货物的总拣取量和查询动管区存货量后得出补货数量，从而在拣货之前一次性补足，以满足全天拣货量。这种方式适合于每天作业量变化不大、紧急插单不多或是每批次拣取量大的情况。

**2. 定时补货**　把每天划分为几个时段，补货人员在规定时段内检查动管拣货区货架上的货品存量，不足时及时补货。这种方式适合分批拣货时间固定且紧急处理较多的情形。

**3. 随机补货**　指定专门的补货人员，随时巡视动管拣货区的货品存量，发现不足则随时补货。这种方式较适合每批次拣取量不大、紧急插单多以至于每天作业量不易事先掌握的情况。

### (二) 补货方式

**1. 整箱补货**　这种补货方式一般由补货作业人员到保管区取货箱，用手推车载箱至拣货区，较适合于体积小且少量多样出货的商品。

**2. 托盘补货**　这种补货方式是以托盘为单位进行补货。当存货量低于设定标准时，使用堆垛机把托盘由保管区运到整件动管区，也可把托盘运到货架动管区进行补货。这种补货方式适合于体积大或出货量多的商品。

**3. 货架上层—货架下层的补货方式**　这种补货方式是将同一货架上的中下层作为动管区，上层作为保管区，进货时则将动管区放不下的多余货箱放到上层保管区。当动管区的存货低于设定标准时，利用堆垛机将上层保管区的货物搬至下层动管区。这种补货方式适合于体积不大、存货量不高，且多为中小量出货的商品。

### (三) 补货流程

补货操作主要包括立体库（区）向整件库（区）补货、整件库（区）向零货库（区）补货等两种流程。

**1. 立体库（区）向整件库（区）补货流程**

（1）获取补货信息　补货信息的获取来自于主动或被动补货。补货作业一旦产生即生成补货通知单，列出需要补货的详细信息。《医药 WMS 系统》自动或人工手动对补货通知单上的信息进行选择和修改，生成并打印补货单和补货标签，并向各补货出口下发作业任务。

（2）向堆垛机发出货命令　补货人员根据补货单向堆垛机发送出货命令并通知拣货员到指定出库口拣货，由堆垛机将商品转移至传送带上，然后运输至指定的出口。

（3）出口拣货　补货商品到达出口后，拣货员按照补货单进行拣货作业。将拣下的货装到小推车或叉车上，并贴上补货标签。

（4）出库确认　拣货员拣完货后，在系统中进行立体库（区）出库确认，减少货位数量，生成补货出库单。若以整托盘进行出库且托盘不回库，则在系统中清空其所占货位；若托盘需要回库，则在系统中发出托盘回到原来货位的指令。

（5）整件库上架　拣货员把补货商品连同补货单一起交与搬运人员，由搬运员把补货商品转运到相应整件库，交与上架员。

（6）入库确认　上架员把补货商品入库到位后进行入库确认，增加货位或库存数量，生成补货入库单，完成该次补货作业。入库确认时，上架员应根据上架实际情况对货位进行修改。

**2. 整件库（区）向零货库（区）补货**　整件库（区）向零货库（区）补货与立体库（区）向整件库（区）补货的流程大同小异，基本流程如下。

（1）获取补货信息　与立体库（区）向整件库（区）补货获取信息方式相同。

（2）拣货　拣货员按照补货单进行拣货作业，拣下的补货商品存放到小推车或贴好补货标签后置于传送带上，转运到拆零拣选区。

（3）出库确认　拣货员拣完货后，在系统中进行整件库（区）出库确认，减少货位或库存数量，生成补货出库单。

（4）拆零上架　补货商品输送到拆零拣选区后，拆零拣选区补货员根据补货单或用 PDA 手持终端扫描补货的纸箱条码，提取并核对补货的件数、批号、品名、补货目的地货位信息，并进行拆零上架。

（5）入库确认　操作与立体库（区）向整件库（区）补货过程相同。

**即学即练 6 – 1**

药品批发企业中药材商品的出库应遵循哪个原则？（　）

答案解析
A. 先进先出　　　B. 近效期先出　　　C. 按批号发货　　　D. 先产先出

# 任务二　药品出库复核与配送

PPT

拣货完成后，应通知复核员进行出库复核，复核人员在相应复核区对每种即将出库的药品进行检查，查验要求与验收过程相同（图 6 – 3）。

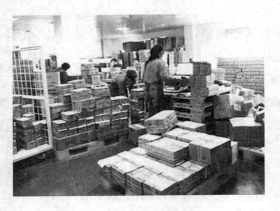

图 6 – 3　药品出库复核

## 一、复核

### （一）复核操作

**1. 整件药品复核**　一般在整件药品复核区或暂存区进行复核，可利用平板电脑或 PDA 手持终端进行。

**2. 零货药品复核**　应在零货复核区工作台上进行。出库复核时，复核人员登录《医药经营 ERP 系统》，选择客户和订单号，用条码枪扫描待复核药品的商品条码，根据系统显示的该药品基本信息，复核人员通过与拣货单核对信息后，对药品的包装、标示和外观质量进行检查，对包装破损、被污染或变形，标示不清、标签脱落、标示项目不全以及外观性状有变质现象的药品禁止出库，根据检查结果选择"外观质量情况"，确认批号和出库数量；按同样的步骤对每一种药品逐一扫码、核对、检查、输入，直至完成全部药品的复核。复核时，若药品有扫描追溯信息码的要求，则需扫码并上传。

**3. 中药材及中药饮片的出库复核**　必须在专用的库房内进行，中药材复核时必须打开包装，仔细检查中药材的性状，如有虫蛀、发霉、泛油、鼠咬等质量变异现象，应停止发货，并报质量管理部处理。毒性中药材出库实行双人复核。

复核时，发现以下异常情况应禁止药品出库，重新拣货补足数量，并将异常情况报告质量部处理。

（1）药品包装出现破损、污染、封口不牢、衬垫不实、封条损坏等问题；

（2）包装内有异常响动或者液体渗漏；

（3）标签脱落、字迹模糊不清或者标识内容与实物不符；

（4）药品已超过有效期；

（5）其他异常情况。

### （二）生成复核记录

所有出库药品复核完成后，保存并经审核后形成出库复核记录（图 6－4）。出库复核记录包括：购（收）货单位、药品的通用名称、剂型、规格、数量、生产批号、有效期至、上市许可持有人、生产企业、出库日期、质量状况和复核人意见等内容。复核记录保存至超过药品有效期 1 年，至少不得少于 5 年。

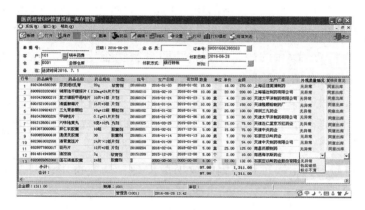

图 6－4　药品出库复核记录

### （三）打印随货同行单（票）

复核无误后，在《医药经营 ERP 系统》中提交药品出库，由系统打印同批药品的随货同行单（票）（图 6－5）并加盖企业药品出库专用章原印章。随货同行单（票）应当包括供货单位、药品通用名称、剂型、规格、批准文号、上市许可持有人、生产企业、生产批号、生产日期、有效期至、数量、单价、金额、收货单位、收货地址、发货日期等内容。毒性药品、麻醉药品和一类精神药品应单独打印随货同行单（票），冷链药品通常也单独打印随货通行单。

药品销售随货同行单

| 行号 | 药品编号 | 药品名称 | 规格 | 剂型 | 批准文号 | 生产厂家 | 发货仓库 | 批号 | 生产日期 | 有效期至 | 单位 | 数量 | 单价 | 金额 | 购货单 |
|---|---|---|---|---|---|---|---|---|---|---|---|---|---|---|---|
| 1 | 6924364580395 | 尿素维E乳膏 | 20g | 软膏剂 | 国药准字H20( | 上海运佳黄浦制 | 总部仓库 | 20160103 | 2016-01-03 | 2018-01-02 | | 15.00 | 18.00 | 270.00 | 瑞丰药房 |
| 2 | 6908933200969 | 硝苯地平缓释片（2） | 20mg*24片 | 片剂 | 国药准字H31( | 上海福达制药有 | 总部仓库 | 20160210 | 2016-02-10 | 2018-01-09 | 盒 | 10.00 | 20.00 | 200.00 | 瑞丰药房 |
| 3 | 6910439000219 | 复方磺胺甲恶唑片 | 10片*1板 | 片剂 | 国药准字H12( | 天津太平洋制药 | 总部仓库 | 20160124 | 2016-01-24 | 2018-01-23 | 盒 | 5.00 | 4.00 | 20.00 | 瑞丰药房 |
| 4 | 6901521001030 | 清瘟解毒片 | 16片*3板 | 片剂 | 国药准字Z12( | 天津隆顺榕制药 | 总部仓库 | 20160104 | 2016-01-04 | 2019-01-03 | 盒 | 10.00 | 15.00 | 150.00 | 瑞丰药房 |
| 5 | 6901339924217 | 三九胃泰颗粒 | 10g*12袋 | 颗粒剂 | 国药准字H20( | 深圳三九药业 | 总部仓库 | 20160102 | 2016-01-02 | 2018-01-01 | 盒 | 5.00 | 20.00 | 100.00 | 瑞丰药房 |
| 6 | 6910439000226 | 甲硝唑片 | 0.2g*21片*20 | 片剂 | 国药准字H12( | 天津太平洋制药 | 总部仓库 | 20160107 | 2016-01-07 | 2018-01-06 | 盒 | 10.00 | 3.00 | 30.00 | 瑞丰药房 |
| 7 | 6912126001189 | 六味地黄丸 | 9克*10丸 | 丸剂 | 国药准字Z12( | 天津达仁堂京万 | 总部仓库 | 20160325 | 2016-03-25 | 2019-03-24 | 盒 | 5.00 | 15.00 | 75.00 | 瑞丰药房 |
| 8 | 6913673000861 | 麻仁软胶囊 | 10粒 | 胶囊剂 | 国药准字Z10( | 天津中央药业 | 总部仓库 | 20160201 | 2016-02-01 | 2017-12-31 | 盒 | 5.00 | 15.00 | 75.00 | 瑞丰药房 |
| 9 | 6920855000618 | 通便灵胶囊 | 30 | 胶囊剂 | 国药准字Z20( | 石家庄以岭药业 | 总部仓库 | 20160114 | 2016-01-14 | 2018-01-13 | 盒 | 10.00 | 7.00 | 70.00 | 瑞丰药房 |
| 10 | 6923863032558 | 清胃黄连片 | 24片×2板 | 片剂 | 国药准字Z12( | 天津中天制药有 | 总部仓库 | 20160109 | 2016-01-09 | 2019-01-08 | 盒 | 6.00 | 9.00 | 54.00 | 瑞丰药房 |
| 11 | 6928977800017 | 荷丹片 | 12片*2板 | 片剂 | 国药准字Z20( | 南昌济顺制药 | 总部仓库 | 20160204 | 2016-02-04 | 2018-02-03 | 盒 | 5.00 | 25.00 | 125.00 | 瑞丰药房 |
| 12 | 6914814949858 | 清凉油 | 3g | 搽剂 | zz—2144苏卫 | 南通海尔斯药业 | 总部仓库 | 20151209 | 2015-12-09 | 2018-12-08 | g | 5.00 | 2.00 | 10.00 | 瑞丰药房 |
| 13 | 6920855052068 | 莲花清瘟胶囊 | 24粒 | 胶囊剂 | 国药准字Z20( | 石家庄以岭药业 | 总部仓库 | 20160107 | 2016-01-07 | 2018-01-06 | g | 6.00 | 22.00 | 132.00 | 瑞丰药房 |

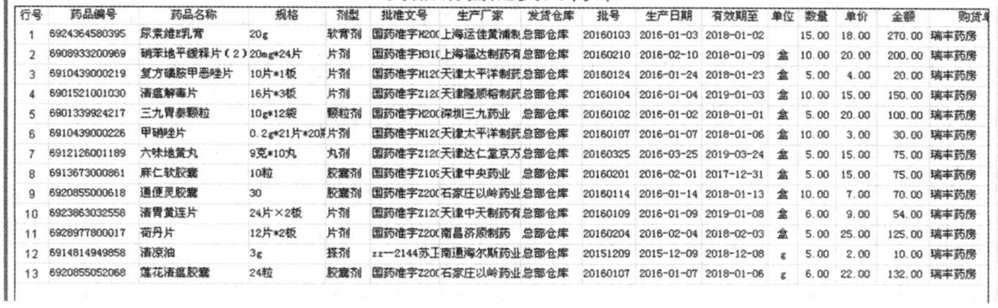

图 6－5　打印随货同行单

原料药品出库时应粘贴合格证或加盖合格标志。

复核后的药品应按不同客户或配送线路集中放置于待发货区（待运区）。

## 二、拼箱

拼箱是指将两种或两种以上商品、同品种不同规格的商品、同品种同规格不同批号的商品拼装在一个代用包装箱的过程。

### （一）拼箱代用包装及标识

零货拼箱的代用包装一般采用企业定制的专用包装纸箱、标准周转箱、可重复利用的回收包装纸箱等。当使用重复利用的包装纸箱作为代用包装箱时，应当在包装箱上加贴可明显识别"拼箱"标识，标识应当醒目，防止代用包装纸箱上的原标示内容产生误导，造成混淆、错发事故。

### （二）拼箱操作

零货药品复核完成后，复核员把复核合格的药品，按不同属性、剂型归类拼装、打包，放好药品清单，封箱并贴上颜色鲜明的拼箱标识。拼箱时应注意以下事项。

1. 拼箱的代用包装箱上应有醒目的拼箱标识，注明拼箱状态，防止混淆；拼箱的代用包装箱上应牢固粘贴打印的标有收发货信息的出库小票。

2. 应按照药品的质量特性、储存分类要求、运输温度要求进行拼箱，药品与非药品分开、特殊管理药品与普通药品分开、冷藏和冷冻药品与其他药品分开、外用药品与其他药品分开、药品液体与固体制剂分开。

3. 拼箱药品为防止在搬运和运输过程中因摆放松散出现晃动或挤压，可采用无污染的纸板或泡沫等进行填充。

4. 封箱后的药品应放置在待发货区（需要冷藏的药品要保持冷藏状态），并附有加盖企业药品出库专用章原印章的随货同行单（票）。

## 三、运输与配送

### （一）出库交接

**1. 单（票）据交接** 出货时，仓库保管员应与配送员（运输员）交接各种单据。通常包括：机打并加盖企业药品出库专用章原印章的随货同行单（票）、同批号检验报告、进口药品还包括加盖本单位质量部原印章的该药品《进口药品注册证》或《医药产品注册证》和同批号的《进口药品检验报告书》复印件等随货票据资料。

**2. 运输药品交接** 配送员（运输员）在待发货区与仓库保管员当面核实各药品品名、规格，清点数量，查看包装是否完好、封箱是否牢固，有无异样。严禁包装有破损或大件包装未封口的货物出库。

运输员经查无误、确保单货相符后，在随货同行单（票）的送货人一栏上签字确认。

### （二）药品装车

装车前，应检查药品运输车辆的运行状况。药品装车时，禁止在阳光下停留时间过长或下雨时无遮盖放置。搬运、装卸药品应轻拿轻放，严格按照外包装标识要求堆放和采取防护措施，保证药品的安全。药品装车后，应堆码整齐、捆扎牢固，防止药品撞击、倾倒，检查药品包装，不得倒置。配送车辆应为封闭式货车，同时应满足被运输药品的温度要求，不得装载对药品有损害的其他物品，不得将重物压在药品的包装箱上。当同一辆车药品配送给不同客户时，装车时应考虑所送药品卸货的先后顺序，应做到缓不围急。

## （三）药品运输

药品配送应遵循"安全、准确、及时、经济"的原则，选择适宜的线路并按预定路线运输至目标地。运输司机应经过相关药品运输知识的培训，并须谨慎驾驶，避免药品损坏等不安全因素。车辆运输时，必须封闭严密，禁止敞棚运输。运输途中应针对运送药品的包装条件及运输道路情况，采取必要措施防止药品破损和丢失，必要时可对在途药品实行 GPS 跟踪定位。

委托第三方医药物流企业运输及配送时，企业应当与承运方签订运输协议，明确药品质量责任、遵守运输操作规程和在途时限等内容，要求并监督承运方严格履行委托运输协议。企业委托运输药品应当有记录，实现运输过程的质量追溯。药品运输记录至少包括发货时间、发货地址、收货单位、收货地址、货单号、药品件数、运输方式、委托经办人、承运单位，采用车辆运输的还应当载明车牌号，并留存驾驶人员的驾驶证复印件。记录应当至少保存 5 年。

 **知识链接**

### 第三方医药物流

第三方药品物流是指从事医药物流的企业接受药品生产、经营和使用单位的委托，采用现代物流管理手段，为委托方提供符合 GSP 要求的药品验收、存储、养护、配送管理等一系列服务。

从事第三方药品物流的企业应具备与药品委托配送规模相适应的物流作业场所，具有符合 GSP 要求的库区和药品仓库以及符合规范的储存养护设备，从业人员也应符合大中型药品批发企业对人员的要求并符合 GSP 的有关规定。应有专门的计算机管理信息系统，能满足物流作业全过程和质量控制等有关要求。具备与物流业务规模相适应、符合药品温度等特性要求的货运车辆和设备。其中冷藏运输的车辆及设备应能自动调控、显示和记录温度状况。

## （四）向客户交货

药品运达后，运输员应协助采购方卸车和搬运药品送至采购单位仓库。卸车和搬运时注意轻拿轻放，防止出现药品破损。药品通常卸货至仓库待验区，按照接货人员的指引堆码整齐。

在购货单位收货员接货时，运输员应向收货员交接配送的药品及随货票据资料，同时检查装箱的封条是否有异样变化。如有异样，运输员应即时与仓库联系，查清事实，双方签字确认。交货完成后，采购单位收货员在随货同行单（票）上签字，留存一联，运输员带回"顾客签收回单联"交仓储部存档。

**【要具有责任心和风险防控意识：职业素质要求】**

某医药公司驾驶员张××一次药品运输中，丢失药品 2 件，损失约 1 万元。经公司调查，在药品启运时，驾驶员张××已发现车辆车锁故障，车厢无法上锁。但因药品已装车，急于送货，驾驶员张××未将上述情况汇报至设施设备维护人员，而是决定继续配送。运输过程中，因中途停靠休息并用餐，离开车辆约半小时。配送至客户时，发现部分药品遗失。公司认为驾驶员张××风险防控意识薄弱，存在侥幸心理，未按照药品运输操作规程进行操作，最终导致药品丢失的严重后果。经公司研究，最终要求驾驶员张××承担全部赔偿责任，并调离药品配送岗位。

**即学即练 6-2**

药品拼箱应按照其质量特性、储存分类要求、运输温度要求进行，下列拼箱操作不正确的有哪些？（　　）

答案解析

A. 中成药与中药饮片拼在同一箱内
B. 特殊管理药品与普通药品分开
C. 冷藏药品与常温药品分开
D. 外用药品与其他药品分开

## 任务三　现代医药物流仓库药品拣货、复核与出库操作介绍

PPT

现代医药物流仓储中药品拣货、复核与出库流程与传统人工仓储作业的流程大同小异，主要区别体现在现代医药物流仓储管理自动化和智能化程度更高，同时减少了人工审核及作业，其整个流程包括波次下发、拣货（零货拣选、整件拣选）、复核（内复核、外复核）等业务操作过程。

### 一、波次下发

在物流仓储管理中，通常将需要进行分拣作业的多份订单按照一定的标准汇总成一个批次称之为"波次"。"波次下发"即"拣货任务下发"。在现代医药物流药品仓储管理中，波次下发由仓储部调度员在仓储管理系统中完成。销售部开票员在《医药经营 ERP 系统》中根据客户需求开具销售清单，但其一般未包括各品规的批号等详细的信息，不便于拣货。开票完成后，开票信息自动对接到《医药 WMS 系统》。仓储部调度员在《医药 WMS 系统》中依据开票信息，在波次下发界面根据配送方向及提货方式等需求安排下发波次（图 4-13）。在波次安排中，系统自动按照出库原则分配对应的批号或补货，在拣货界面生成详细的仓库拣货的拣货单。波次下发前，调度员应通过查看设备任务、补货任务、装车任务等仓储业务任务进度，判断是否下发波次。

### 二、拣货

#### （一）零货拣选

**1. 电子标签拣选**

（1）发起拆零任务　当拣货任务下发后，拆零小区对应的提前拣选暂存货架上的电子标签亮起"000"，提示拣货员有拣货任务。

（2）拆零前拣选　拆零拣货员拍灭亮起的提前拣选电子标签后，提前拣选电子标签会显示暂存位信息，同时对应有任务的巷道灯会亮起，巷道内对应有任务的货位电子标签也会亮起并显示拣货货位和数量。拆零拣货员看见巷道灯亮起后，去巷道拣货。

（3）按标签拣选　拆零拣货员取一个空拣选篮并放到拣选小车上。按照巷道灯提示进入相应的巷道，依据货架上电子标签显示货位及数量拣选并放置于拣选小车上的拣选篮中（图 6-6）。拣选完毕后

拍灭货架电子标签。

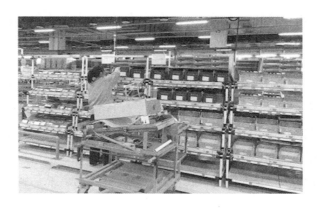

图 6-6　电子标签库拣货

（4）拣选完成　该区同一周转箱的拣选任务全部完成后，拣货员拍灭该任务的最后一个货架电子标签，该货架电子标签上提示字符"END"。

（5）提前拣选商品暂存　当拆零拣货员拍灭显示"END"的货位电子标签后，提前拣选暂存位上显示暂存货位号的提前拣选电子标签指示灯就会亮起。拣货员根据提前拣选电子标签显示的暂存位放置拣货篮，并拍灭提前拣选电子标签。

（6）拣选商品输送　当调度员下发拣货任务后，安排空周转箱按指定方向向相对应的有出库任务的各区输送。周转箱到达相应有任务小区后，拆零拣货员用扫描枪扫描周转箱侧面条码，系统会自动点亮提前拣选暂存位上的取货电子标签。拣货员将该货位的商品放置于周转箱内，并搬至输送线，传送到复核区相应的复核台。登录系统，完成拣货确认。

**2. 拆零纸单拣选**

（1）任务索取　拣货任务下发后，拣货员进入系统零货拣货界面索取任务，系统打印机自动打印拆零拣货单，拆零拣货员撕取拣货单。

（2）拆零拣货　拆零拣货员根据拣货单上的区域编号、货位、商品名称、商品规格、批号、件数、数量提示，手持拣货篮到对应的巷道拣取相应数量的商品。拣货完毕后，拆零拣货员将装有商品的拣选篮送到各小区的电脑前，进行拣货确认。

（3）拣货确认及投放　拣货完成后，在系统零货拣货界面输入实际拣选数量，确认拣货完成。拣货确认后，拆零拣货员把拣货单放到拣货篮内，根据拣货单上的"复核台编号"将其放到对应的复核区的流利货架上。

**（二）整件拣选**

**1. 立体库整件拣选**　拣选过程与补货过程相似，一般包括以下步骤。

（1）任务索取、打印标签　当整件拣货任务下发后，整件拣货员进入系统整件拣货界面，索取整件拣货任务，系统自动打印标签或人工打印整件拣货作业纸单，整件拣货员撕取标签或者作业单。

（2）向堆垛机发出货命令　拣货任务形成后，系统会向堆垛机发送出货命令并通知拣货员到指定出库口拣货，由堆垛机将商品通过运输线输送至指定的出口。

（3）出口拣货　整件商品到达出口后，拣货员按照拣货单进行拣货作业。将拣下的货放到小推车或叉车上，然后直接运至出库月台暂存区，并贴上标签。

（4）出库确认　拣货员拣完货后，在系统中进行立体库（区）出库确认，减少货位数量，生成整件出库单。若以整托盘进行出库且托盘不回库，则在系统中清空其所占货位；若托盘需要回库，则在系统中发出托盘回到原来货位的指令。

**2. 整件库人工拣选**

（1）任务索取、打印标签　整件拣货员索取整件拣货任务，撕取标签或者拣货单。

（2）按单拣货　拣货员推上小车，根据标签或者整件拣货单上的区域编号、货位、商品名称、商品规格、批号、件数、数量信息到对应的整件区进行拣选，将条码标签贴在商品的上表面，文字标签贴在商品侧面有品规、批号的右上角。拣选完成后将商品放到小车上，然后按照单据显示的暂存区信息投放到相应暂存区。如果有输送线，整件拣货员把小车拖到输送线旁，然后将商品投放输送线（带有条码的标签朝上）。

（3）确认回单　拣货员将货物投放输送线后，登录整件拣货界面进行确定，整件拣货任务完成。

## 三、复核

拆零药品先在复核台进行内复核，再在集货月台进行外复核。整件药品直接送集货月台暂存区通过平板电脑进行外复核。

### （一）内复核

根据自动化程度的高低及有无扫码设备，分为有设备复核和无设备复核（人工复核），其流程大同小异。

**1. 有设备复核**

（1）索取任务、打印标签　拆零拣货完成后，周转箱通过输送线传送分配至相应的复核台。内复核人员将周转箱从输送线搬至内复核台，然后进入系统内复核界面，通过扫描周转箱条码索取任务，系统自动打印拼箱标签，或人工点击打印标签和系统自动分配拼箱号。

（2）拼箱复核　内复核员将周转箱中的商品依次拿出并通过扫描枪扫描商品条码（每个批号的品规只用扫描一个），电脑显示该商品品名、规格、批号、有效期、生产日期、生产企业、拼箱号、周转箱编号、订单计划数量、实际拣货数量等信息。若商品需扫描追溯信息码，系统会自动打开追溯信息码界面，内复核员扫描商品上的追溯信息码，扫描完后保存退出。复核按系统界面的商品条目进行，一个条目的商品复核确定无误后整齐地放至拼箱内，然后复核下一个条目。

（3）封箱　全部复核确认无误后，内复核员封箱并将拼箱标签中带文字信息的标签贴在拼箱侧面右上角，条码信息标签贴在拼箱上表面。如果是易碎、贵重品，需要粘贴易碎品标签、贵重物品标签。

（4）投放输送线　内复核员将封箱后的包装箱投放到输送线。投放时注意条码标签朝上。将空周转箱投放至空周转箱回流线。商品输送至月台集货，周转箱回流至调度处。

**2. 无设备复核**

（1）索取任务　当拆零拣货人员拣货完成后，将拣货篮投放至流利式货架上（拣货单要放在拣货篮中）。内复核员将拣货篮放到复核台上，取出并查看拣货单，然后进入系统内复核界面，查看任务明细，索取任务。

（2）打印拼箱标签　索取任务后，系统将自动打印标签，或由内复核员人工打印一张文字拼箱标签，系统自动分配拼箱号码。内复核员根据折合件数选择合适的纸箱，将打印出的拼箱标签粘贴在纸箱侧面的右上角。

（3）复核封箱　内复核员根据内复核界面的该订单对应的商品明细对商品实物进行核对。如商品需要扫描追溯信息码，操作和有设备内复核相同。全部复核完成后，在系统中进行复核确认，然后封箱、包装。如果是贵重商品、易碎品，需要粘贴贵重物品标签、易碎品标签。

（4）投放　内复核员将包装完成后的商品放到小车上，拣货员用小推车将商品放置到对应的月台暂存区；如果有输送线，内复核员将包装完毕的商品投放输送线，集货员在输送线出口将商品码放到小推车上，送至对应的暂存区。

在内复核环节，若出现拣货员多拣商品或拣错商品时，内复核员进入内复核界面，按计划拣选数量在"实际数量"栏确认，内复核员在回库界面中输入商品明细和多发的数量，确认后系统自动打印"回库标签"。内复核员将多发或错发的商品放在一个空周转箱中（一个品规对应一个周转箱），把"回库标签"贴在周转箱上表面，然后投放至回库输送线。

若出现实际拣货少于计划数时，内复核员报复核组长或相关管理人员核查后，在系统复核界面填写实际数量，确认后系统生成追加拣货任务，待追加拣货完成后将追加拣货的商品一起复核封箱。

（二）外复核

**1. 分拣集货**　整件和已完成内复核的零货拼箱通过输送线至分拣机，商品被分配至相应的分拣滑道；集货员将商品从分拣滑道搬下，查看商品标签上的滑道号和小车编号，将商品搬运到对应小车位的小车上；当商品集货完成时，集货员将小车拉至月台，根据标签的标示将商品放到对应的暂存区存放。

**2. 非自提复核**

（1）复核操作　复核员进入系统外复核界面，索取非自提复核任务，系统自动打印《外复核交验单》。外复核员根据《外复核交验单》的信息，到相应月台找到对应商品并对其品名、规格、批号、生产企业、件数等信息进行复核。复核完成后，在系统中进行确认。

一般情况下，外复核员使用手持PDA终端进行外复核，首先在登录界面（图5-5）选择"出库复核"项，进入外复核界面，显示当前复核任务，选择"条码索取"扫描外箱标签上的条码，索取复核任务。若整件商品，则将药品名称、规格、批号、生产日期、有效期和数量与商品实物进行核对，检查符合出库标准后，在PDA上确认。零货拼箱商品只核对件数，完成后确认。

（2）打印报告单　报告单的打印一般由仓储部理单员完成。理单是为了规范仓库销售单据的有效有序完成，保证客户需求单据准确完整，保证药品出库效率，保证配送工作的顺利进行，大型仓库一般应专门设置相应理单员岗位。理单员在《医药WMS系统》药品检验报告单确认界面，输入需要打印检验报告单的单据编号，即可完成打印。

（3）安排配送车辆　负责配送的部门在《医药WMS系统》配送装车确认界面，根据配送线路和客户排好装车顺序后打印配送装车单；装车员在《医药WMS系统》托运装车确认界面，填打印托运明细单，交给仓储部理单员。

（4）入账　仓储部理单员登录《医药WMS系统》复核单打印界面，当单据打印确认后即可进行入账操作。理单员进入《医药经营ERP系统》销售开票出库界面，提取《医药WMS系统》出库单，核对《医药经营ERP系统》中该销售出库复核单上的金额和《医药WMS系统》复核单显示的金额是否一致。若确认一致，点击"当前单据入账"，订单入账完毕，否则须继续入账。

**3. 自提复核**　外复核员进入《医药WMS系统》外复核界面，索取自提复核任务，打印销售出库复核单（随货同行单）并盖药品出库专用章。如需打印报告单，外复核员进入药品检验报告单确认界面打印相应的检验报告单。税票员根据客户需要开具票据。当客户提货时，外复核员按照出库复核单上的指定暂存货位找到对应的商品，与客户当面清点商品明细是否与出库复核单一致，复核无误后将打包后的商品和随货票据资料交给客户。商品交接完成后，在系统中进行确认。

## 【如何做一名优秀的拣货员：素质提高】

1. 勤快　拣货人员每天都要通过不间断的运动去寻找拣货，所以勤快就是必要的，当别人在快速运动的时候，自己却像蜗牛一样的慢走，那么就很难做好自己的业绩。

2. 眼疾手快　货物都是在一排排的货架上面，怎么才能一眼就看到和拿到货物同样是很重要的，所以在工作中就需要我们集中注意力，同时手速要跟上大脑的思维。

3 用心做事　面对着一排排的货架，我们要用心地去记住一些商品的属性以及特点，方便下次有同样订单的时候我们能快速定位和拿取。

4. 心态良好　每天都做重复的事情，容易产生消极和懈怠的情绪，需要静下心来及时调整好我们的心态，并快速地回到工作中来。

5. 良好的人际关系　在快乐的气氛下工作能够提高我们的工作质量，同时愉悦身心，这就需要我们和同事保持良好的关系，做到开开心心上班，快快乐乐拣货。

### 即学即练 6 - 3

哪种商品只进行外复核，不进行内复核？（　　）

答案解析
A. 零货商品　　　　B. 整件商品　　　　C. 整件拆零商品　　　　D. 拼箱商品

# 任务四　冷链药品的出库复核与配送

PPT

冷链药品的温度控制是保证药品质量稳定的重要措施，因此冷链药品在收货、验收、储存、养护、拣货、出库、运输等各个环节均必须在规定的储存条件下操作，确保冷链不断链。

## 一、冷链药品拣货 微课3

冷链药品一般采用人工拣货方式，通常情况下拣货、复核和拼箱包装等工作在冷库内连续进行。

## 二、包装和运输工具预冷及确认

复核前，应当根据冷链药品数量、运输距离、运输时间、温度要求、外部环境温度等情况，选择适宜的运输工具和温控方式。小件或少数整件及零货药品使用冷藏箱、保温箱运送，要提前确认冷藏箱或保温箱是否正常运行、电量是否够用，并按照验证确定的条件及操作程序预冷至符合药品包装标示的温度范围后放置在冷藏复核区域待用。保温箱的预冷操作包括要对蓄冷剂提前进行冷冻，保温箱所用冰排（袋）要提前置于冷冻箱内，在 −10℃ 以下环境中连续冷冻 24 小时以上备用。大件或量大的整件药品一般使用冷藏车运送，要确认冷藏车是否能正常启动和运行。冷藏箱、保温箱的预冷应有记录，至少应记录冷藏箱或保温箱的设备编号及其预冷时间、蓄冷剂（如冰袋、冰排等）编号及其预冷时间等。冷藏车的预冷记录内容应至少包括开启预冷时间、温度达到时间以及室外温度状况、设备运转状况等。

### 三、复核

冷链药品应在相应冷藏环境下进行复核。整件药品复核后置冷库待发货区存放，零货药品复核后直接装箱。全部复核完成后，在拣货单上签署意见并签名。进入《医药经营 ERP 系统》或《医药 WMS 系统》，完成出库复核记录。

### 四、装箱

冷链药品的装箱要按照验证确定的操作规程并在对应冷藏、冷冻环境下进行。使用保温箱运输冷藏药品的，应在使用前按验证确定的条件及操作程序，在箱内合理放置与温度控制及运输时限相适应的且已充分预冷的蓄冷剂，待箱内温度达到要求后才能装箱。装箱前，应确认其温度监测系统已开启。装箱时，保温箱内应使用隔热装置将药品与低温蓄冷剂进行隔离，避免药品与蓄冷剂接触，防止冰冻。如零货需拼箱，则按拼箱原则和操作要求进行，拼箱贴签后装入相应冷藏箱或保温箱。药品装箱后，冷藏箱应启动动力电源和温度监测设备，保温箱应启动温度监测设备，待检查温度监测探头位置放置正确及设备运行正常后，将箱体密闭，置冷库待发货区存放。

### 五、装车

当冷藏车厢内预冷至规定温度后，复核员应通知运输员到冷库待发货区清点核对药品和完成药品交接。药品一般由运输员从冷库转运到冷藏车并装车，但转运和装车操作应严格按验证确定的时限和方式进行，确保药品在出库转运过程中温度控制在规定的范围内。

装车时，应关闭冷藏车温度调控设备，并尽快完成药品装车。药品在冷藏车内堆码至少应符合以下要求：药品与厢内前板距离不小于10厘米，与后板、侧板、底板间距不小于5厘米，药品码放高度不得超过制冷机组出风口下沿，确保气流正常循环和温度均匀分布。除此之外，应符合冷藏车验证确定的装载堆码要求和条件。装车时，冷藏车内药品应堆码整齐、捆扎牢固，防止药品撞击、倾倒而损坏药品。装车过程中若出现温度预警，应关闭车门，重新开启温度调控设备，使车厢内达到规定温度，循环操作，直至装车完毕。为延长冷藏车开门作业时间和防止短时间温度超限，可安装风幕机或隔离装置，防止开门作业引起车厢内温度迅速变化。

装车完毕，及时关闭车厢厢门，检查厢门密闭情况，并上锁。启动温度调控设备，检查温度调控和监测设备运行状况，运行正常后方可启运。

填写冷链药品运输交接记录，内容至少包括运输工具、启运时间、启运温度等（详见项目五任务五，表 5–1 冷链药品运输交接单）。

### 六、运输

冷链药品运输过程中，要保证温度监测设备能够实时采集、记录、传送冷藏车、冷藏箱或保温箱内的温度数据，确保运输过程中温度控制符合要求。冷藏车设备运行过程中至少每隔1分钟更新一次测点温度数据，至少每隔5分钟自动记录测点温度数据。运输过程中温度超出规定范围时，温度自动监测系统能够实时发出报警指令，相关人员要及时查明原因，采取有效措施进行调控。冷链药品要在规定的时限内配送到相应客户。运输途中，若出现的异常气候、设备故障、交通事故等意外或紧急情况，要按照企业制定的应急预案及时采取有效的应对措施，防止因异常情况造成的温度失控。

委托其他单位运输冷链药品，要对承运单位的运输资质文件、运输设施设备和监测系统证明文件及验证文件、承运人员资质证明、运输过程温度控制及监测等资料进行审计，必要时实地考察承运单位的质量保障能力。对审计或现场考察不符合规定的单位，不能委托其承运；对符合规定的单位，在委托承运前，要与其签订委托运输协议。协议内容中要明确对运输过程中温度控制和实时监测的要求，以及在途运输时限和运输过程中的质量安全责任。企业同时要监督承运方严格履行委托运输协议，保证委托运输过程符合 GSP 及附录相关规定。

## 七、交货

药品运达采购方指定的收货地点后，运输员要与采购方收货员当面点清所交药品。药品移交前，运输员要协助采购方收货员做好到货温度的检查，并导出运输过程中的温度记录供采购方收货员查验。待采购方在确定所送药品符合收货要求后，应要求其在冷链药品交接单回执单上签字并带回，药品卸货转运至购货方相应冷库待验区待验。药品移交过程要做到冷链不断链。

交接时，若存在药品温度超标或其他异常时，运输员要及时与本企业仓储部联系，查清事实，写清过程，双方签字确认。若购货方拒收或药品无法在规定时限内送达购货方指定收货地点，运输员须在返回当天与本企业仓储部交接，按销后退回药品处理。

---

**即学即练 6-4**

答案解析

保温箱所用冰排（袋）要提前置于冷冻箱内，在 -10℃ 以下环境中连续冷冻多少小时以上备用？（　）

A. 2 小时　　　　B. 6 小时　　　　C. 12 小时　　　　D. 24 小时

---

## ☑ 实践实训

## 实训五　普通药品拣货、出库复核与拼箱操作

PPT

【实训目的】

1. 掌握药品出库的原则及出库作业的正常流程。

2. 熟悉各种出库单据的管理和使用。

3. 能正确处理药品出库过程的相关问题。

【实训场所】

模拟药品仓库。

【实训材料及人员安排】

1. 每组配有出库复核台及电脑（已安装《医药经营 ERP 系统》）、打印机、条码枪等。

2. 各类医药商品整件空箱及零货包装盒若干，打包带、打包机 1 台。

3. 每组配有药品专用周转箱 1 个、手推车 1 辆、胶带 1 卷、剪刀 1 把。

4. 纸质表单：随批检验报告、随货同行单、货物异常报告单。

5. 每小组 2~4 人，分别扮演拣货员、复核员。

## 【实训内容】

### （一）制作拣货单

用投影显示客户要货申请：A 客户申请购进各类零货医药商品 38 种（每种药品 5~20 盒），要求明日送货上门，月底结算；B 客户预购整件药品 6 种（每种药品 1~3 件）。

每组同学根据投影显示的要货申请，登录《医药经营 ERP 系统》，在批发管理模块操作，为每个客户制作一份拣货单，并打印。

### （二）审核并拣货

一、三、五、七组负责 A 客户的拣货任务，二、四、六、八组负责 B 客户的拣货任务，拣选员手持拣货单、铅笔，每组一辆小车，按照拣货单在仓库内寻找、拣出并计数，全部拣货完成，将装药品小车推到本组的复核台边，将药品摆放到复核台上。

### （三）出库复核并填写复核记录

复核员复核时每组相互交换（负责为 A 客户拣货的组，为 B 客户复核），复核必须在专用复核台上进行，全部复核完成，在拣货单上签署意见，并签名。

进入《医药经营 ERP 系统》仓库管理模块的出库复核界面，用条码枪扫描每盒完成复核的药品，选择出库意见，完成出库复核记录。将允许出库的医药商品打印"随货同行单"，一式两份。

### （四）拼箱与包装

负责为 A 客户拣货的小组，要进行拼箱操作，将零货药品按装箱要求装到专用周转箱内，并将其中一份随货同行单和随批检验报告一起封装到专用纸袋内，用胶带封箱后，再贴上送货通知单、拼箱标识，然后将周转箱和专用纸袋放到待发货区。

负责为 B 客户拣货的小组，仔细检查整件包装，复核后需要重新包装，粘贴送货通知单，将一份随货同行单和随批检验报告一起封装到专用纸袋内，与药品一起放置在待发货区。

## 【实训过程】

拣货时注意不要损坏药品，注意保持货架整齐。制单、拣货、复核和装箱过程要有条不紊，拣货后每个小组要负责整理药品货架。

# 实训六　冷藏药品的拣货、出库复核与发货操作

PPT

## 【实训目的】

1. 熟悉冷藏药品出库作业的流程。
2. 掌握冷藏药品装箱操作要求。
3. 能正确填写冷藏药品发运交接单和处理冷藏药品出库过程的相关问题。

## 【实训场所】

模拟药品冷藏库 1 个（安装有空调的密封房间，入口设置有缓冲区，室内分别划分有：待验区、合格区、复核区、发货区、退货区和不合格区，在合格区放置有 1 个药品专用储存柜，复核区配置小型复核台 1 个，发货区、退货区和不合格区放置小型货架）。

【实训材料及人员安排】

1. 每组在复核台配置有电脑（已安装《医药经营 ERP 系统》）、打印机、条码枪等。

2. 每组配冷链药品专用保温箱 1 台，每组附随货同行单 1 份。

3. 在模拟冷藏库的专用药品储存柜内，按照药品分类储存要求，提前整齐摆放有 5 种冷藏药品共计 24 盒。

4. 每组配有手推车 1 辆、棉衣（仿）1 套。

5. 纸质表单：预冷记录表、销售出库通知单、随货同行单、随批检验报告、送货通知单、货物异常报告单、冷藏药品发运交接单。

6. 每小组 4 人，分别扮演拣货员、复核员、销售员、运输员。

【实训内容】

**（一）制作拣货单**

销售员登录《医药经营 ERP 系统》，根据销售通知单内容，在批发管理模块操作，为客户制作一份拣货单并打印。

**（二）审核并拣货**

拣货员审核拣货单后，穿棉衣进入模拟药品冷藏库缓冲区，待缓冲区温度达到 2～10℃时，进入冷藏区。使用拣货篮，按照拣货单在模拟冷库合格区冷藏柜内寻找、拣出并计数，全部拣货完成，将药品集中在冷库复核区，通知复核员进行复核，并在拣货单上签名。

**（三）包装和运输工具预冷确认**

复核员在复核前确认保温箱能否正常运行、电量是否够用，按验证条件将保温箱预冷至药品包装标示温度范围并稳定后，放置在冷藏复核区域待用，填写保温箱的预冷记录。

**（四）复核**

冷藏药品在冷藏复核台上进行复核。全部复核完成，进入《医药经营 ERP 系统》，完成出库复核记录，打印"随货同行单"一式两份。

**（五）装箱**

冷藏药品装箱要在冷库内进行。装箱前，要确认其温度监测系统已开启。装箱时，保温箱内要使用隔热装置将药品与低温蓄冷剂进行隔离，避免药品与蓄冷剂接触，防止冰冻。全部药品装箱后，保温箱启动温度监测设备，检查温度监测探头位置放置正确及设备运行正常后，将箱体密闭，置冷库待发货区存放。填写冷藏药品发运交接记录。

**（六）装车**

复核员通知送货员到冷库核对货物并提货，送货员查看保温箱温度和时间，检查是否开启温度监测设备，填写冷藏药品发运交接记录，将随货同行单、随批检验报告、送货通知单、冷藏药品发运交接单等随身携带，将保温箱装上运货小车，运至室外。

【实训过程】

拣货时注意不要损坏药品，注意保持货架整齐。制单、拣货、复核和装箱、装车过程要有条不紊，拣货后每个小组要负责整理药品货架。

答案解析

**一、选择题**

1. 下列关于药品出库管理的叙述，错误的是（　　）

　　A. 药品出库应遵循"先产先出""近期先出"、按批号发货等原则

　　B. 药品出库应进行复核

　　C. 冷藏药品应使用保温箱转运至常温库复核区进行复核

　　D. 原料药出库复核时不打开外包装

2. 零散药品复核完成组配拼箱时，可以和中成药混合拼箱的药品是（　　）

　　A. 中药饮片　　　　　　　　　　　　　B. 化学药制剂

　　C. 生物制品　　　　　　　　　　　　　D. 医疗器械

3. 冷藏车厢内装冷藏药品时，药品与厢内前板的距离不小于（　　）厘米

　　A. 10　　　　　　　　　　　　　　　　B. 15

　　C. 5　　　　　　　　　　　　　　　　D. 30

4. 随货同行单（票）应当包括供货单位、生产企业、药品的通用名称、剂型、规格、批号、数量、收货单位、收货地址、发货日期等内容，并加盖供货单位（　　）原印章

　　A. 业务专用章　　　　　　　　　　　　B. 财务专用章

　　C. 发票专用章　　　　　　　　　　　　D. 药品出库专用章

5. 能够预见到某种医药商品再经过一段时间储存后就容易发生质量变化时，该种药品的出库应遵循（　　）

　　A. 先进先出　　　　　　　　　　　　　B. 先产先出

　　C. 易变先出　　　　　　　　　　　　　D. 近效期先出

6. 某药品批发企业，益母草膏在仓库中有 4 个批号，分别是：20201210 有 40 盒；20200721 有 80 盒，20210207 有 80 盒；20210524 有 30 盒。要给 M 客户拣货 30 盒益母草膏，应（　　）

　　A. 从 20210524 批号中拣出 30 盒　　　B. 从 20210207 批号中拣出 30 盒

　　C. 从 20200721 批号中拣出 30 盒　　　D. 从 20201210 批号中拣出 30 盒

7. 冷藏药品的复核、拼箱和发货必须在（　　）内完成

　　A. 常温库　　　　　　　　　　　　　　B. 冷藏库

　　C. 阴凉库　　　　　　　　　　　　　　D. 冷冻库

8. 使用冷藏车运送药品，以下操作没有明确要求的是（　　）

　　A. 要根据运输时的气候温度及其变化采取必要的保温或冷藏措施

　　B. 在阴凉库保存的药品运输时应开足运输车辆内空调

　　C. 冷藏箱内应提前加冰排，装箱时要防止冷藏药品与冰排直接接触

　　D. 冷藏药品运输必须携带冷链药品运输交接单

9. 冷藏的生物制品拣货出库时，操作不正确的是（　　）

　　A. 单独打印随货同行单

　　B. 在冷藏库内进行复核

    C. 复核时打开小包装检查

    D. 单独拼箱

10. 关于中药饮片在拣货、复核出库和配送过程中，叙述错误的是（　　）

    A. 应独立装箱，不与制剂药品混合拼箱

    B. 和其他制剂药品一起进行拼箱复核

    C. 通常以最小包装形式出库

    D. 装有饮片的周转箱与装有中成药的周转箱都放在同一封闭货车车厢内配送

二、判断题

1. 原料药出库时不进行分装。（　　）

2. 中药材出库拣货时应遵循近效期先出原则。（　　）

3. 拣货时，将液体制剂及易洒漏的品种放入小车上层避免压碎。（　　）

4. 中药饮片拣货出库时，可根据客户要求拆零更换最小包装。（　　）

5. 中药饮片出库时，应遵循先产先出原则。（　　）

6. 冷藏的生物制品出库复核时通常不单独打印随货同行单（票）。（　　）

7. 若为同一客户，药品与非药品可拼箱发货。（　　）

8. 随货同行单（票）应加盖质量专用章原印章。（　　）

9. 冷藏药品应在相应冷藏环境下进行复核。（　　）

10. 冷链药品不得委托配送。（　　）

---

书网融合……

   知识回顾       微课1       微课2       微课3       习题

# 项目七 库存医药商品盘点操作过程

## 学习引导

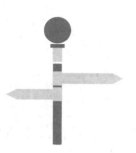

在各类医药企业中，仓储部门需要对库存医药商品进行盘点，那究竟为什么要进行盘点，多长时间进行一次盘点，盘点操作该如何进行呢？本项目内容就为大家介绍库存医药商品盘点操作过程。

### 学习目标

1. **掌握** 药品仓库盘点的要求和盘点流程。
2. **熟悉** 盘点计划的内容和盘点差异产生的原因。
3. **了解** 药品仓库盘点的目的、类型和盘点周期。

对库存医药商品进行盘点，是医药商品储存养护中一项经常性的重要工作。医药商品盘点是对商品实物数量及其价值余额的清点，是考核医药商品仓储经营执行情况的重要依据。医药商品的盘点操作流程大致如图 7-1 所示。

PPT

## 任务一 仓库医药商品盘点制度

 **岗位情景模拟 7-1**

**情景描述** 某药品批发企业仓库每个月末都要进行一次全面盘点，由于库存品种很多，每次盘点工作量很大，盘点时常常需要加班。

**讨　论** 有人向仓库主任建议每个月不必要进行全面盘点，只要根据《医药经营 ERP 系统》中商品出入库记录，将库存发生变化的商品打印成盘点表，对这些商品进行盘点就可以，库存没有变化的商品沿用上个月的盘点结果，你认为这个建议正确吗？

答案解析

## 一、医药商品盘点的目的、类型和盘点周期

### （一）医药商品盘点的目的

医药商品盘点是经营活动中一项重要的工作环节，盘点操作的目的有以下四点。

1. 确认仓储部门在一定经营时间内的商品出入库及损溢情况。

2. 掌握目前医药商品的库存水平。

3. 了解库存医药商品管理质量。

4. 了解库存医药商品的积压和短缺情况。

### （二）医药商品仓库盘点类型

**1. 根据仓库盘点范围划分**

（1）动碰货盘点（动盘）　是指对购进、销售、退货的医药商品进行针对性核对，不论入库还是出库，凡是动一动、碰一碰都要盘点。此种盘点方法一般适用于当日对贵重货物的盘点，即只要有进出库业务的都要进行盘点。这种盘点方法效率高，但是盘点不够全面，容易漏点。

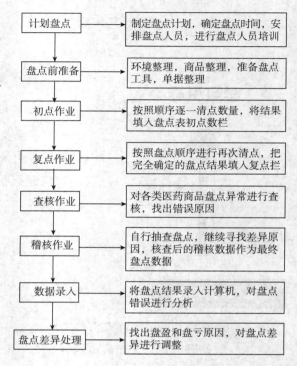

图 7-1　盘点操作流程

（2）对账式盘点　是指对实物按照记账内容有选择性地进行盘点，将盘点后的数量与《医药经营 ERP 系统》内的库存数量进行核对。这种盘点方法比较全面，操作性强，但是对账外商品无法控制。

（3）地毯式盘点　地毯式盘点是根据货物的摆放位置逐一清点数量，再与《医药经营 ERP 系统》或《医药 WMS 系统》的库存数量逐一核对，盘点完全、无遗漏。这种盘点方法耗时长、人工成本高，只有彻底清点数量、核对账目时才采用这种方法。

**2. 根据盘点方法划分**

（1）手工盘点　盘点过程采用手工清点和手工记录的方法进行。

（2）PDA 盘点　盘点过程中使用手持 PDA 终端进行扫码、输入数量，然后上传到《医药 WMS 系统》内，实行自动化盘点。

### （三）医药商品仓库盘点周期

**1. 定期盘点**

（1）日盘点　仓库中特殊管理药品、易制毒化学品和贵重药品都实行日盘点制度，日盘点通常采用动碰货盘点方式。

（2）月末盘点　仓库每月组织一次盘点，盘点时间一般在每月的月底，月末盘点通常由储运部负责组织，采用对账式盘点方式。

（3）季度末盘点　仓库在每个季度末进行一次全面的盘点，通过盘点来掌握库存商品的损溢情况，季度末盘点通常采用对账式或地毯式盘点方式。

（4）年终盘点　仓库每年年末进行一次库内所有商品的清点（地毯式盘点），盘点时间一般在年底进行。年终盘点由储运部负责组织实施，业务部门协助盘点，财务审计部负责稽核。

**2. 不定期盘点**　不定期盘点由仓库根据需要进行安排，主要考虑到节假期、经营异常或意外事件的发生等特殊情况。通常是在价格调整、改变销售方式、人员调动、意外事件、清理残货等情况下进行的盘点。不定期盘点通常采用对账式盘点。

## 二、盘点要求与人员分工

### （一）盘点要求

1. 盘点采用实盘实点制，禁止目测数量、估计数量；盘点过程中严禁弄虚作假，虚报数据，盘点中粗心大意将导致漏盘、少盘、多盘，盘点中不得出现书写数据潦草、错误，丢失盘点表等现象，盘点中不得随意换岗；不允许出现跳过几个品种等"偷工减料"现象，不允许违反盘点作业流程等现象。

2. 盘点时注意货物的摆放，盘点后要做记号，并对货物进行整理，保持原来的或合理的摆放顺序。

3. 盘点人员必须要对所负责区域（或品种）的所有商品全部盘点完毕并按要求做相应记录。

4. 盘点过程中注意保管好"盘点表"，避免遗失，造成严重后果。

5. 盘点前一周将"仓库盘点计划"通知财务部，并抄送总经理和业务部，说明相关盘点事宜；仓库手工盘点期间禁止货物出入库。

6. 盘点前三天，采购部应通知供货商将货物提前送至仓库，仓库应提前完成收货及入库任务，避免影响正常发货；盘点前三天，销售部应通知客户或门店提前报货，避免影响销售。

7. 盘点前要与网管协调沟通，保证网络畅通，确保最终盘点数据完整录入，进行盘点差异调整时要为相应人员开通权限。

### （二）盘点计划

**1. 盘点计划书**　开始准备盘点一周前仓储主管需要制作好"盘点计划书"，计划中需要对盘点具体时间、仓库停止作业时间、系统账务冻结时间、初盘时间、复盘时间、人员安排及分工、相关部门配合及注意事项做详细计划。

**2. 时间安排**

（1）初点时间　确定初步的盘点结果数据；初点时间通常在月末、季度末或年末盘点第一天进行，初点通常计划在一天内完成。

（2）复点时间　验证初点结果数据的准确性；复点时间根据情况安排在初点后的第一天完成。

（3）查核时间　验证初点、复点数据的正确性；通常由仓库主管或盘点小组组长亲自执行，查核时间安排在初点、复点过程中或复点完成后操作。

（4）稽核时间　对初点、复点的盘点数据进行稽核，发现问题，指正错误；稽核时间安排在初点、复点的过程中或结束后进行，通常由财务部门派人执行，一般在复点结束后进行。总体原则是保证盘点质量和不严重影响仓库正常工作任务。

**3. 人员安排**　仓库盘点一般根据仓库存货量多少、仓储的医药商品类型及仓储人员多少来统筹安排，通常将所有盘点人员划分为若干个盘点小组，每个盘点小组由 3 ~ 5 人组成，分别有初点人、复点人，并指派 1 名盘点小组组长。

（1）初点人　负责初点过程中货物的确认和盘点数量、正确记录盘点表，将盘点数据记录在"盘点数量"一栏。

（2）复点人  初点完成后，由复点人负责对初点人负责区域内的货物进行复盘，将正确结果记录在"复盘数量"一栏。

（3）查核人  由查核人（盘点组长）负责对盘点异常情况和容易盘错的货位进行查核，将查核数量记录在"查核数量"一栏中。

（4）稽核人  在盘点过程中或盘点结束后，由总经理和财务部、行政部指派的稽核人对盘点过程予以监督或稽核已经完成盘点的医药商品。

（5）数据录入员  负责盘点完成后将盘点数据录入到《医药经营 ERP 系统》的"盘点单"中；录入员可以由盘点小组成员兼任。

根据以上人员分工设置，仓库主管需要对盘点区域进行分析，然后给每个盘点小组分配盘点区域或仓位。

**即学即练 7 - 1**

下列哪项不实行日盘点制度？（　　　　）

答案解析    A. 贵重药品        B. 冷藏药品        C. 特殊管理药品        D. 易制毒化学品

PPT

# 任务二　库存医药商品盘点前准备

## 一、环境整理

仓库一般应在盘点前一日做好环境整理工作，主要包括：将各处的医药商品完全归类，清除储存和作业场的死角，将各种仓储工具、包装物、标签、计量器具等单独存放整齐。

## 二、库存商品整理

在实际盘点开始前两日，仓库应对医药商品进行整理，这样会使盘点工作更有序、有效。对商品进行整理要抓住以下几个重点。

### （一）商品存储顺序整理

仓位上商品摆放顺序是否与《医药经营 ERP 系统》中保存的商品分类和货位分配相一致，在整理时注意做到以下几点。

1. 对于无储位标示商品，应根据《医药经营 ERP 系统》分配的货位，正确摆放到规定位置。

2. 对于储位错误或未进行归位的商品，应根据《医药经营 ERP 系统》储存要求及时调整到正确的存储位置上。

3. 包装标示错误的医药商品，应及时调整或更换正确的包装，并根据包装标示由《医药经营 ERP 系统》确定正确的位置进行摆放。

4. 发现混装商品，应及时进行分拣，将每一种商品及时归位。

5. 同一种商品（品名和生产企业相同）应按照包装规格分开，打印不同的条码，同一品规但批号不同的商品摆放时至少应间隔5cm摆放（通常根据效期远近顺序依次摆放）。

### （二）仓库出入口及货架端头（尾）的商品整理

仓库出入口及每排货架端头（靠近作业通道一端）往往摆放了一些临时更换的商品，整理时要注意该处的商品是否为同一商品，要分清每一种商品的类别和品名，进行归类，不能混同于一种商品。每排货台尾部（远离作业通道一端）往往是以整齐堆码的方式存放一些整件商品，整理时要注意其间摆放的商品中是否每箱都是满的，要把空的箱子拿掉，不足的箱子里要放满商品或做记号，以免把空箱子和没放满商品的箱子都按满箱计算而出现盘点差错。

### （三）每排货架中间部分商品整理

每排货架中间部分通常摆放多种商品，每一种商品摆放的数量有所不同，但要特别注意每一种商品中是否混杂了其他的商品，注意后面的商品是否被前面的商品遮挡而影响盘点计数。

### （四）零货医药商品整理

对零货出库的医药商品，在计算剩余量时重要的是要先确定计量单位，应以入库时的计价单位为依据；每种零货商品都应贴（印）有标示完整的标签，没有条形码或条形码不清晰的应及时补贴；对零货医药商品应整理整齐并挂上盘点前标志。应仔细检查货架、货柜和货台的底部及缝隙等处是否有掉落的小包装商品。

### （五）整件商品整理

对整件商品要仔细检查其大包装是否被打开过，未开箱的商品应注意包装标示的商品数量，上下整齐摆放，清点放在下面的商品个数，并做好记号和记录，在盘点时只要清点上面的商品就可连带盘点出商品的总数。

整件商品的整理要特别注意两点：一是要注意容易被大箱子挡住的小箱子，所以要在整理时把小箱子放到大箱子前面，否则易造成计算上的实际库存遗漏；二是要注意避免把一些非满箱的箱子当作整箱计算，所以要在箱子上写上内在商品的确切数量。不然会造成计算上的库存偏多，从而使盘点失去准确性。

### （六）不合格医药商品整理

对存放在不合格区的已经确认为不合格的医药商品，也应当摆放整齐，作为一个盘点区域，在《医药经营ERP系统》中不合格医药商品也有完整记录和分配的货位，盘点时按照正常商品盘点。对已经销毁的不合格医药商品必须记账并准备好销毁记录。

### （七）盘点前商品的最后整理

一般在盘点前两个小时对商品进行最后的整理，特别要注意，摆放在货架上的商品，其顺序是绝对不能改变的，即盘点清单上的商品顺序与货架上的顺序是一致的。如果顺序不一致，盘点记录就会对不上号。

## 三、准备好盘点工具

### （一）打印盘点表

登录《医药经营ERP系统》选择"仓库管理"模块，进入"库存盘点"界面（图7-2）。在"仓库类型"中，选择要盘点的仓库类别，再填写要盘点的库房编号和区域编号；根据盘点任务，填写开始盘点的货位号和终止盘点的货位号；根据盘点目的选择盘点方式，包括：动碰货盘点、对账盘点、全面盘点、补货盘点等；也可以根据商品供货渠道选择供货商；然后，选择盘点的开始日期和结束日期。根据不同的选择，页面下方会出现对应的需要盘点的医药商品，可以导出成 Excel 格式，编辑后打印成纸质的盘点单（图 7 - 3），供仓库现场手工盘点使用。

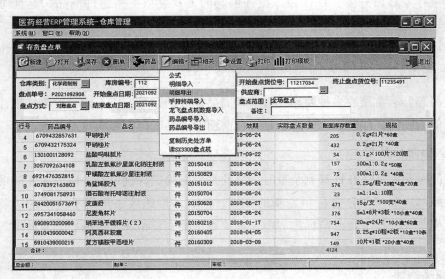

图 7 - 2　"库存商品盘点"界面

| 行号 | 药品编号 | 品名 | 批号 | 初点数量 | 复点数量 | 查核数量 | 系统库存 |
|---|---|---|---|---|---|---|---|
| | | **手工盘点表** | | | | 4/12 | |
| 仓库类别：制剂药品库 | | 库房编号：112 | | 库区编号：11217 | | 盘点日期：2021年9月29日 | |
| 盘点单号：P2021092908 | | 盘点方式：对账盘点 | | 盘点范围：全场盘点 | | | |
| 1 | 6901339924217 | 三九胃泰颗粒 | 20160102 | | | | 25.00 |
| 2 | 6901521001030 | 清瘟解毒丸 | 20160104 | | | | 30.00 |
| 3 | 6913673000861 | 麻仁软胶囊 | 20160201 | | | | 55.00 |
| 4 | 6912126001189 | 六味地黄丸 | 20160325 | | | | 40.00 |
| 5 | 6914641160013 | 心可宁胶囊 | 20160420 | | | | 2.00 |
| 6 | 6914814949858 | 清凉油 | 20160112 | | | | 1.00 |
| 7 | 6920855000618 | 通便灵胶囊 | 20160114 | | | | 90.00 |
| 8 | 6920855052068 | 莲花清瘟胶囊 | 20160107 | | | | 74.00 |
| 9 | 6904690199843 | 助眠口服液 | 20151104 | | | | 1.00 |
| 10 | 6922948110013 | 珍珠明目滴眼液 | 20151103 | | | | 1.00 |
| 11 | 6923863032558 | 清胃黄连片 | 20160109 | | | | 44.00 |
| 12 | 6928977800017 | 药丹片 | 20160204 | | | | 35.00 |
| 13 | 6933689494188 | 伤湿祛痛膏 | 20160121 | | | | 2.00 |
| 14 | 6908933200969 | 硝苯地平缓释片（2） | 20160210 | | | | 15.00 |
| 15 | 6910439000219 | 复方磺胺甲恶唑片 | 20160124 | | | | 45.00 |
| 16 | 6930428500421 | 复方脂蛋白水解物片 | 020160107 | | | | 1.00 |
| 17 | 6924364580395 | 尿素维E乳膏 | 20160103 | | | | 35.00 |
| 18 | 6913673000366 | 头孢氨苄片 | 20160214 | | | | 1.00 |
| 19 | 6922521855102 | 甲硝唑片 | 20160127 | | | | 2.00 |
| 20 | 6910439000226 | 甲硝唑片 | 20160204 | | | | 50.00 |
| | 合计： | | | | | | 488.00 |

初点人：　　　　　　复点人：　　　　　　查核人：
财务主管：　　　　　仓库主管：

图 7 - 3　手工盘点单

### （二）PDA 下载盘点表并设置

目前许多仓库都实现了手持 PDA 终端与《医药 WMS 系统》的"无缝对接"，通过 WIFI，4G/5G 无线网络连接后台数据库，实时与后台数据库进行数据传输。在 PDA（盘点机）上可以通过扫描条码，录入数量，完成仓库盘点并进行库存商品查询。

### （三）其他工具

手工盘点使用的记录笔（黑色和红色），称量原料药、贵细料中药材和中药饮片的台秤、计算器等工具，标记完成盘点的记号笔等都需要提前准备好。

## 四、单据整理

为了尽快获得盘点结果（盘亏或盘盈），盘点前应整理好如下单据。

### （一）进货单据整理

本期内所有的进货单据（包括随货同行单、收货单和退货单）按照时间顺序装订整齐，根据单据号检查在验收入库时是否每一张单据都录入《医药经营 ERP 系统》内。

### （二）变价单据整理

将本期内每一次价格调整的单据（调价通知单）按照时间顺序装订整齐，根据单据号检查每一张调价通知单是否都录入《医药经营 ERP 系统》内，对调价后库存的商品是否按照新的价格计算金额数。

### （三）拣货出库汇总

将本期内所有的出库单据（包括出库单、送货单）按照时间顺序装订整齐，根据单据号检查在出库复核时是否每一张单据都与《医药经营 ERP 系统》的出库复核相对应。

### （四）不合格医药商品汇总

将仓库内不合格医药商品台账与每次填写的"不合格药品报告、确认表"核对，对经质量部确认的不合格药品，是否从合格品区全部移入到不合格区（柜），每次不合格品处理是否在 ERP 系统中进行操作；对于已经销毁的不合格药品应检查"不合格药品销毁记录"，并与 ERP 系统相核对。

### （五）赠品汇总

对照收货单和送货单，分别将每种赠品在本期内的收入和支出情况进行汇总，并根据上期赠品的结余情况汇总出本期赠品的实际库存，将结果与管理系统相核对。

### （六）移库单整理

根据仓库类型，把每座仓库本期发生的移入商品和移出商品分别进行整理汇总，并将结果与 ERP 系统相核对。

### （七）调入商品单据汇总

将本期内从公司内部各部门调入的商品单据进行汇总，根据单据号检查每一项调入业务是否都已经录入 ERP 系统内。

### （八）调出商品单据汇总

将本期内从本仓库向公司内部各部门调出的商品单据进行汇总，根据单据号检查每一项调出业务是否都已经录入 ERP 系统内。

### （九）前期盘点单据

即上月（或上季度）末本仓库的盘点报表，应保存在 ERP 系统内。

以上整理的单据应当在仓库日常工作中及时完成相关数据的录入，本次整理只是进行必要的核对，当出现核对不相符合时，应将核对前后的情况进行打印，找相关人员确认，经主管领导批准后，获得相应权限才能补录。

## 五、盘点前的人员培训

仓库盘点前需要组织盘点人员进行盘点作业培训，包括盘点作业流程培训、前次盘点经验总结、盘点中需要注意的事项等。

要组织相关人员召开会议，以便落实盘点各项事宜，包括盘点人员及分工安排、异常事项如何处理、时间安排等；盘点前要根据需要进行"模拟盘点"，模拟盘点的主要目的是让所有参加盘点的人员了解和掌握盘点的操作流程和细节，熟悉盘点机使用，避免出现错误。

总之，商品盘点前要做到"三清两符"，即票证数清、现金点清、往来手续结清，会计记账与柜组账相符，账簿与有关单据相符。

### 即学即练 7-2

在进行库存医药商品盘点前需要准备的工作不包括下列哪一项？（　　）

A. 环境整理　　　　　　　　　　　B. 库存商品整理

答案解析　　C. 盘点工具准备　　　　　　　　　D. 销毁不合格药品

# 任务三　库存医药商品手工盘点操作过程

PPT

中、小型药品批发企业和药品零售连锁企业仓库每季度末至少进行一次地毯式盘点过程，通常情况下这些企业对仓库内的医药商品采用手工盘点。

## 一、手工盘点操作过程 🇪 微课 1

手工盘点操作过程可分为初点作业、复点作业、查核作业和稽核作业。

### （一）初点作业

初点作业就是盘点人员做第一遍盘点。初点人员在实施仓库全面盘点或某一区域全面盘点时，应按照负责的区位，由左而右、由上而下、由里而外的顺序逐一进行清点，不可漏掉某一种商品，遇到同种商品既有拆零的小包装，又有整盒的中包装或整件的大包装时，应先盘点拆零的小包装，然后再盘点整盒的中包装或整件的大包装，注意计量单位前后一致（都应采用《医药经营 ERP 系统》中计价的计量单位）。盘点时通常只登记数量和批号，同一品名不同批号的医药商品分别清点计数，最后将结果填入盘点表中。盘点时注意不可高声谈论，不允许踩踏商品；不同特性商品的盘点应注意计量单位的不同。

在盘点过程中发现异常问题不能正确判定或不能正确解决时可以找"查核人"处理。初点时需要重点注意容易导致盘点数据错误的以下几个因素：医药商品储位错误，医药商品包装标示错误，医药商品混装等。

初点时如发现该货架货物不在所负责的盘点表中，但是又属于该货架上的医药商品，同样需要进行盘点，并记录在"盘点表"中。

特殊区域内（如无储位标示商品、未进行归位商品、不合格品区等）的医药商品盘点由指定人员进行。

对已经完成初点的医药商品，应用记号笔做标记。

初盘完成后需要检查是否所有箱装货物都进行了盘点，查看包装箱上是否有表示已记录盘点数据的盘点标记。

初点完成后，初点人在"盘点表"初点人一栏上签名确认，签字后将初点盘点表复印一份交给仓储部存档，并将原件给到指定的复点人进行复点。

### （二）复点作业

复点可在初点进行一段时间后或初点完成后进行。复点人应首先对"初点盘点表"进行分析，快速做出盘点对策，依序检查，对初点数量比较大或批号比较多的商品盘点时应格外仔细清点。复点时根据初点的作业方法和流程对异常数据商品要进行反复盘点，如确定初点数量正确时，则在"盘点表"的"复点数量"用黑色字迹填写数量；如确定初点盘点数量错误时，则在"盘点表"的"复点数量"用红笔填写复点数量。

复点时需要对曾经储位错误的、曾经标示错误的、曾经混装的医药商品等做重点检查；复点时需要查核是否所有的箱装货物全部盘点完成及是否有做盘点标记。

复点完成后，对于与初点数据有差异的需要找初点人予以当面核对，核对完成后，将正确的数量用红色字迹填写在"盘点表"的"复点数量"栏，如以前已经填写，则予以修改；复点人完成所有流程后，在"盘点表"上签字并将"盘点表"给到相应"查核人"。

### （三）查核作业

查核作业也称为抽点作业，是指查核人（盘点小组组长）对盘点小组人员的盘点结果检查后有目的地抽出一些商品进行再次盘点。查核时首先对复点后的盘点表数据进行分析，以确定查核重点、方向和范围，按照先盘点数据差异大后盘点数据差异小的原则进行查核工作；查核可安排在初点或复点过程中或结束之后；查核人根据初点、复点的盘点方法对各类医药商品盘点异常进行查核，将正确的查核数据填写在"盘点表"的"查核数量"栏中。在查核时应注意以下几点。

1. 检查每一类商品是否都已盘点出数量和金额，并有签名。

2. 查核的商品可选择仓库内的死角，或摆放不整齐不易清点的商品，或单价高、数量多的商品，做到确实无差错。

3. 对初点与复点差异较大的商品要加以实地查核。

4. 注意查核不合格区（库）的医药商品初复点结果。

确定最终的商品盘点差异后需要进一步找出错误原因并写在"盘点表"的相应位置；查核人完成查核工作后在"盘点表"上签字并将"盘点表"交给仓储部，由仓储部负责人对盘点表进行审核。

### （四）稽核作业

稽核作业分仓库稽核和财务稽核，操作流程基本相同；稽核人员用仓库事先作好的电子档的盘点表根据随机抽查或重点抽查的原则筛选制作出一份"盘点稽核表"（表 7 – 1）。

表 7-1 仓储盘点稽核表

编号：                                                                年  月  日

| 序号 | 存放仓库 | 仓储位 | 商品名称 | 规格 | 计量单位 | 单价 | 账面数量 | 稽核数量 | 差异数 | 造成差异原因 | 保管员确认 |
|------|---------|--------|---------|------|---------|------|---------|---------|--------|-------------|-----------|
|      |         |        |         |      |         |      |         |         |        |             |           |
|      |         |        |         |      |         |      |         |         |        |             |           |
|      |         |        |         |      |         |      |         |         |        |             |           |
|      |         |        |         |      |         |      |         |         |        |             |           |

稽核专员：              仓库查核员：              日期：

　　稽核可根据需要在仓库进行初点、复点、查核的过程中或结束之后进行稽核；稽核人员可先自行抽查盘点，合理安排时间，在自行盘点完成后，要求仓库安排人员（一般为查核人）配合进行库存数据核对工作；每一项核对完成无误后在"稽核盘点表"的"稽核数量"栏填写正确数据。

　　稽核人员和仓库人员核对完成库存数据的确认工作以后，在"稽核盘点表"的相应位置上签名，并复印一份给仓库查核人员，由查核人负责复查；查核人确认完成后和稽核人一起在"稽核盘点表"上签名；如配合稽核人员抽查的是查核人，则查核人可以不再复查，将稽核数据作为最终盘点数据，但造成数据差异原因需要继续寻找。

　　医疗用毒性药品（含毒性药材和毒性饮片）、麻醉药品（含药材罂粟壳）和一类精神药品的初点、复点、查核和稽核过程必须有两个人员同时进行，填写单独的盘点表。

（五）盘点数据录入

　　经仓库负责人审核同意的盘点表应录入到《医药经营 ERP 系统》中的盘点单中，录入前将所有数据，包括初点、复点、查核、稽核的所有正确数据汇总在"盘点表"的"最终正确数据"中。

　　进行数据录入时，首先登陆《医药经营 ERP 系统》进入仓库管理模块，打开存货盘点单，按照顺序核对，然后将实际盘点数量录入到系统的存货盘点单中（图 7-4）。

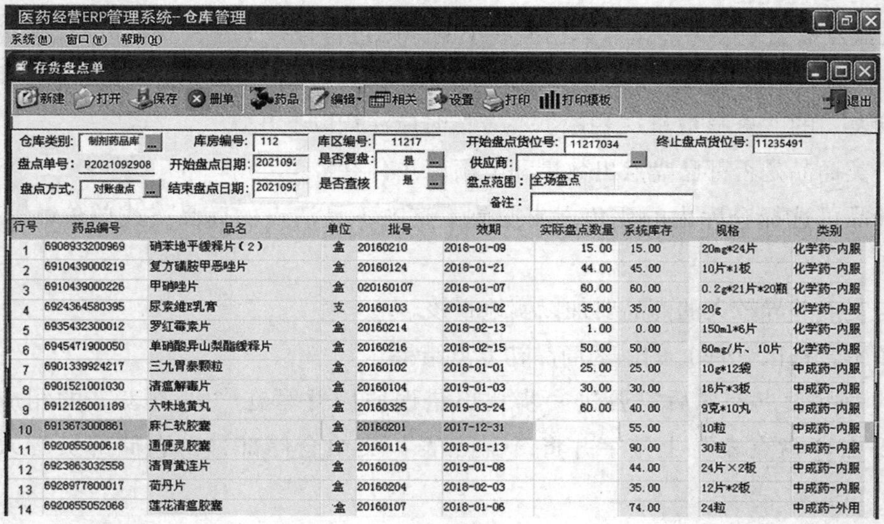

图 7-4 存货盘点单

　　录入数据时以"盘点表"的"最终正确数据"为准录入存货盘点单中；录入工作应仔细认真保证无丝毫错误，录入过程发现问题应及时找相应人员解决。全部录入完成，需要反复检查三遍，经核对无误后保存。

## 二、盘点差异处理

在盘点报告表中实际盘点数量与 ERP 系统库存数量不一致时称为盘点差异，当实际盘存数多于系统库存数称为"盘盈"，当实际盘存数少于系统库存数称为"盘亏"，无论盘盈和盘亏都属于不正常现象，仓库管理人员都应当查明原因。出现盘点差异的医药商品，查明原因并形成原始凭证后，仓库人员应配合采购、销售和财务部门做好盘点差异的处理，针对不同原因造成的盘点差异，处理方法也有不同。

1. 出库时医药商品少发造成的盘盈，如果客户要求补发，可经主管领导同意由仓库直接补发，不需要进行系统调整；如果收货方不要求补发，可经过销售部门开出退货单，将少发的医药商品做退货处理。

2. 出库时医药商品多发造成的盘亏，经过销售部门与客户联系，如果客户同意将多发的医药商品退回，经过主管领导同意，将退回的医药商品直接验收入库，不需要进行系统数据调整，如果客户不愿退回，可经主管领导同意，由销售部开出销售单，做销售出库处理，将事件当事人的处罚款冲抵货款，并根据销售单录入系统。

3. 验收入库时多收商品造成的盘盈，如果是供货单位知道多发的情况，可以修改当时入库单，增加入库数量；如果供货单位一直没有提及，可补充入库单，并在入库单的备注里，详细描述补充入库的原因。根据修改的入库单或补充的入库单调整系统数据。

4. 验收入库时少收商品造成的盘亏，如果供货单位同意补发，可直接收货、验收入库，不必进行系统数据调整；如果供货单位不同意补发，经主管领导同意修改当时的入库单，减少入库数量，在入库单备注中详细描述减少入库的原因，将事件当事人的处罚款冲抵采购货款。根据修改的入库单调整系统库存数量。

5. 客户退货，业务人员没有填写退货单，保管员无票据入库造成盘盈，经主管领导同意，业务员可重新填写退货单（在退货单备注中详细描述补开退货单的原因），仓库依据此退货单重新录入系统。

6. 为客户更换包装不合格医药商品，忘记填写《不合格医药商品报告、确认表》，并随意销毁不合格医药商品未做记录的，经质量部同意，可重新填写一张《不合格医药商品报告、确认表》，如果不合格医药商品已经销毁，再填写一张《不合格医药商品销毁记录》，仓库依据此不合格医药商品报告表和销毁记录重新调整系统内的库存数量。

7. 采购退货（或试销、代销退回）医药商品，退回给供货商时忘记填写《医药商品采购退回出库单》，经主管领导和仓库主任同意由采购部门填写一张采购退回出库单，根据采购退回出库单重新调整系统内库存。

8. 破损医药商品直接销毁后，没有填写《不合格医药商品报告、确认表》和《不合格医药商品销毁记录》，经质量部同意，由当时的销毁人员重新填写一张不合格医药商品报告表和销毁记录，依此重新调整系统内的库存数。

9. 因为称量误差造成原料药和贵细料药等出现盘亏或盘盈，可由相关部门出具衡器正常误差说明，由财务部门进行调整。

10. 由于配错货造成医药商品的一些品种出现盘亏而另一些品种出现盘盈，应先通知收货单位进行更换，收货单位同意更换的，直接进行出入库，不做系统调整；如果不能进行更换，则只有按照出库时少发和多发处理。

11. 对于少量医药商品移库或部门调出未做记录的，应由移库人重新填写《商品移库单》或由相关部门填写《商品调拨单》，根据这些单据重新调整系统内库存量。

12. 商品被盗未及时发现，应有企业的保卫部门鉴定证实，经主管领导同意做核销出库处理，重新调整系统库存。

总之，盘点差异处理无论是增减实物库存数量，以使其与系统内账务库存数量一致，还是增减账务库存数量，使其与实物库存数量一致，其目的就是使实际库存与系统内账务库存相一致，使系统账务真实地反映仓库储存的实际情况，做到账实相符。

 **知识链接**

### 形成盘点差异的原因

库存医药商品盘点时出现实存数与账存数不相符合，主要有以下原因：①实物清点库存不准确；②账面库存不准确，日常没有凭票录入；③出库时商品少发造成的盘盈；④验收入库时商品多收造成的盘盈；⑤出库时商品多发造成的盘亏；⑥验收入库时商品少收造成的盘亏；⑦销后退回未填单；⑧换货未填单；⑨采购退货未填单；⑩销毁不合格品未记录；⑪称量误差；⑫拣货品种错误；⑬移库或调出未填单；⑭仓库被盗未发现或其他未知损失造成盘亏。

针对以上情况，仓库管理人员调查时必须要找到事件的当事人当面核实，确定发生的过程和具体细节，必要时由当事人做出书面证明。

**即学即练 7-3**

下列哪种类型的药品在初点、复点、查核和稽核过程中必须两个人员同时进行，填写单独的盘点表？（　　）

答案解析

A. 中药材　　　　B. 冷藏药品　　　　C. 麻醉药品　　　　D. 放射性药品

## 任务四　现代医药物流仓库 PDA 盘点操作过程

PPT

在现代医药物流仓库中，基本实现了手持 PDA 终端（盘点机）与《医药 WMS 系统》的"无缝对接"，在 PDA 终端上即可通过扫描货位码信息，完成《医药 WMS 系统》中相应医药商品的盘点操作。

在《医药 WMS 系统》设计中，盘点包括计划盘点、动态盘点等模式。其中，计划盘点模式与传统的盘点模式基本没有区别，要求暂停仓库的运营，在规定时间内完成相应商品的盘点，此时盘点区域中的库存是被锁定的；而动态盘点就是不暂停仓库运营，盘点区域中的库存是处于非锁定状态。

现代医药物流仓库 PDA 盘点操作相对传统的人工盘点，其主要区别在于是否通过手持 PDA 终端扫描货位码来显示药品信息和数量，其操作过程及要求如下。

### 一、盘点操作过程

#### （一）生成盘点计划

仓库盘点管理组安排初盘人员进入《医药 WMS 系统》中盘点计划界面生成盘点计划（图 7-5），

选择盘点类型，根据筛选条件筛选查询需要的盘点数据，索取需盘点商品明细，一般包括：商品的货位、数量、批号、生产企业、规格、库存数量等。

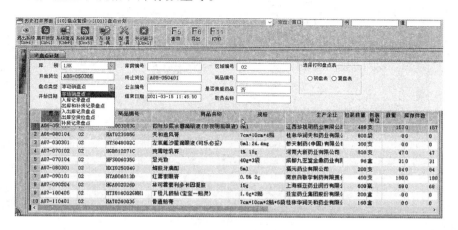

图 7-5 生成盘点计划

（二）手持 PDA 终端

使用手持 PDA 终端进入库存盘点界面（图 7-5），扫描待盘点商品所存放货位的货位码，即可显示该商品货位上账面库存商品信息。

（三）核对信息

核对 PDA 终端显示的商品信息，清点盘点货位上的该批号商品的数量，与 PDA 上的账面库存数量核对，核对相符的即选择确定。对有差异的进行记录，并报盘点管理组。

（四）复盘

仓库盘点管理组安排复盘人员对初盘过程中有差异的商品进行复核，包括货位、数量、批号、生产企业、规格等核对。若复核结果与初盘结果一致，确认复盘结果；若复核结果不一致，对有差异的进行记录，以复核盘点结果为准。复核后，在《医药 WMS 系统》执行临时盘点。

在整件立体库中，复盘仅需在装有《医药 WMS 系统》的电脑前重新扫描该商品的货位码进行核对即可。但对零货库，需使用装有平板电脑及手持 PDA 终端的小推车，到相应货位现场进行重新核对确认。

（五）执行临时盘点

对存在差异的商品执行临时盘点，对商品货位的调整、货位数量的修改、批号等信息进行修改，并填写盘点原因。修改时，登录临时盘点执行界面（图 7-6），输入商品编号提取需要调整的商品信息或输入商品的显示货位提取需要调整的商品信息，在实盘数量或实盘件数栏输入实际数量或实际件数，在新批号栏输入实际批号，在货位栏输入实际货位，在托盘条码栏输入实际托盘条码。每项信息修改后，应仔细核对并保存。

（六）盘点审核

盘点审核是对存在货位、数量、批号有差异的商品进行人工按照实际情况修改和调整之后的结果进行复核确认的环节。仓库盘点审核人员进入《医药 WMS 系统》盘点审核界面对修改的商品信息进行审核，审核确认后，相应商品库存信息自动重新上传至《医药经营 ERP 系统》。

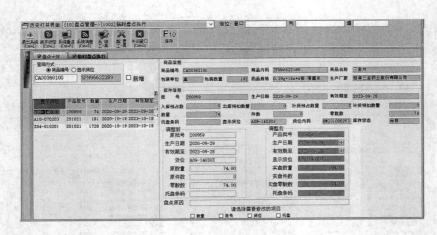

图 7-6 临时盘点执行

## 二、注意事项

1. 当商品发生破损以及盘点数量有差异时，需执行报升报损操作。仓库管理员进入《医药 WMS 系统》报升报损开票界面，填写增加商品相关信息（包括产品批号、名称、报升报损数量、生产日期、报损原因等），形成报升报损通知单并报仓库盘点管理组审核人员审核。当管理组审核人员审核通过后，系统中自动减库存，仓库保管员或拣货员根据报升报损通知单将破损商品移入不合格药品库。

2. 盘点完成后，须把有差异的商品在临时盘点执行界面录入并保存后才会上传至《医药经营 ERP 系统》。对只有批号差异没有数量差异的品种，不需要重新上传到《医药经营 ERP 系统》。

【爱岗敬业、甘于奉献：思政悟语】

盘点是一项繁琐而耗时的工作，医药商品盘点人员必须认真负责、一丝不苟地按照盘点计划完成盘点工作，实事求是地记录盘点数据，切勿投机取巧、弄虚作假。当今社会各界都在广泛弘扬劳模精神、劳动精神、工匠精神，引导各行各业劳动者爱岗敬业、甘于奉献，建设知识型、技能型、创新型劳动者大军。作为医药商品储存养护人员，工作要踏踏实实、不能心浮气躁，有耐心做好点点滴滴的每一件事，要勤奋工作，锐意进取、勇于创造，带着使命感投入到工作中，展现新时代劳动者的风采。

**即学即练 7-4**

答案解析

在医药物流仓库使用 PDA 盘点时，对哪种医药商品执行临时盘点？（    ）

A. 最新购进商品　　　　B. 存在盘点差异商品　　　　C. 动账商品　　　　D. 代储商品

## 实践实训

### 实训七　仓库医药商品盘点操作

PPT

【实训目的】

1. 掌握医药商品仓库盘点操作技术。

2. 熟练使用《医药经营 ERP 系统》仓库管理模块。

【实训场地】

模拟医药商品仓库（至少应储存各类医药商品 800 余种）。

【实训材料】

横列式摆放的货架及医药商品最小包装（各个货位整齐摆放有各类医药商品最小包装约 800 余种）、安装有《医药经营 ERP 系统》的电脑 1 台、安装有《医药 WMS 系统》投屏电脑 1 台、打印机、打印纸、书写笔（黑色和红色）、记号笔、无线汉码盘点机、裁纸刀、打包带等。

【实训过程】

本实训每 5 人为一个盘点小组，其中一人为组长（查核人），每组负责一排货架（约 20 个货位，100 余种医药商品）的盘点。要求对货架上的各种医药商品进行全面盘点。具体操作过程如下。

（一）盘点前准备

1. 库存商品整理　按照仓库医药商品分类摆放原则和医药商品编码存储顺序整理货架上的医药商品，使之与《医药经营 ERP 系统》内医药商品储存顺序相一致，对摆放不正确的商品进行归位。整理时包括不合格医药商品。

2. 整理票据　每组将本月发生的医药商品进出库等票据，按照时间顺序整理好。在电脑上登录《医药经营 ERP 系统》的全部查询模块，进行医药商品进出库查询，将查询结果与排列的票据进行逐一核对，保证每一笔业务都已经完全录入系统。

3. 建立盘点方案，打印盘点表　登录《医药经营 ERP 系统》仓库管理模块，选择"库存盘点－新建"，输入盘点仓库类型等信息，建立盘点方案，每个小组按照本小组货架上的医药商品类型选择建立一个盘点方案，输出盘点表（单）并打印，用于手工盘点。

（二）盘点操作

1. 手工盘点　由盘点小组组长为本组成员分配负责盘点的货位，并发放盘点表；首先按照要求进行初点；初点完成后，互相交换货位，互为他人复点；盘点小组长作为查核人，对本组负责的货位进行查核；每项完成后分别在盘点表的初点人、复点人和查核人位置签名。盘点完成后将盘点结果输入《医药经营 ERP 系统》的盘点单中，经老师审核后形成盘点报表。

2. 盘点机盘点　在老师指导下进入《医药 WMS 系统》中建立盘点计划，将盘点机无线连接进入到《医药 WMS 系统》中，每个盘点小组 5 人轮流使用一台盘点机，开机进入主菜单后，选择库存盘点，进入仓库盘点界面，自动查询并选择本组的盘点计划，进入盘点扫描界面。5 个同学相互配合轮换扫描和清点，共同完成本组负责的货位，并将扫描结果实时传入《医药 WMS 系统》中。盘点完成，在电脑中检查盘点单，经老师审核后，形成盘点报告表。　📱 微课 2

3. 盘点差异处理　针对盘点报告表中的盘盈和盘亏情况，仔细核对相关的验收入库单、出库复核单、退货单、不合格医药商品报告表和不合格医药商品销毁记录等，检查出发生盘亏和盘盈的原因，由查核人在盘点报告表中注明，经审核后，补充单据，调整系统存货数量。

【实训注意事项】

盘点时注意不要损坏药品，取下来的药品，切勿放在地面上，应放在干净整洁的货台上进行清点，清点后务必放回原位并摆放整齐，注意保持原来的药品摆放顺序。初点、复点、查核和录入过程要有条不紊，盘点差异处理要认真仔细，盘点后每个小组要负责本组盘点区的药品货架整理。

## 目标检测

答案解析

一、选择题

1. 不属于医药商品仓库盘点目的的一项是（　　）

    A. 了解库存医药商品管理质量

    B. 确认库存待验医药商品数量

    C. 确认仓储部门在一定经营时间内商品的出入库及损益情况

    D. 了解库存医药商品的积压和短缺情况

2. 在医药商品仓库盘点操作中，属于定期盘点的一项是（　　）

    A. 年终盘点　　　　　　　　　　　B. 意外事件盘点

    C. 调价盘点　　　　　　　　　　　D. 人员变动盘点

3. 在盘点报表中，填写"盘差原因及分析"栏的人员是（　　）

    A. 采购人员　　　　　　　　　　　B. 销售人员

    C. 仓库管理人员　　　　　　　　　D. 财务人员

4. 在盘点过程时间安排上，查核通常安排在哪个阶段（　　）

    A. 初点开始前　　　　　　　　　　B. 复点完成后

    C. 稽核完成后　　　　　　　　　　D. 初点完成后

5. 盘点过程中，下列哪种做法是正确的（　　）

    A. 盘点过程中允许换岗

    B. 对初点和复点不同的数据，查核人不必抽查

    C. 仓库盘点期间停止货物出入库

    D. 目测并推测出摆放较高处的医药商品数量

6. 盘点计划书中，安排不恰当的一项是（　　）

    A. 初点最多在一天内完成　　　　　B. 复点在初点后的进行

    C. 查核由盘点小组组长亲自执行　　D. 稽核在初点结束后进行

7. 在库存医药商品盘点前的准备工作中，不需要完成的是（　　）

    A. 盘点差异调整　　　　　　　　　B. 库存商品整理

    C. 打印盘点表　　　　　　　　　　D. 盘点单据整理

8. 月末盘点前应整理好的单据中不包括（　　）

    A. 不合格医药商品汇总　　　　　　B. 拣货出库汇总

    C. 各月平均库存汇总　　　　　　　D. 赠品汇总

9. 盘点中遇到同种商品既有拆零的小包装，又有整件的大包装时，应注意（　　）

    A. 只盘点整件的大包装　　　　　　B. 计量单位前后要一致

    C. 采用整件计量　　　　　　　　　D. 估算大包装内的小包装数量

10. 在盘点时，下列哪种不是特殊区域，不需要单独指定人员盘点（ ）

    A. 整件外有拆零小包装商品        B. 无储位标示商品

    C. 未进行归位商品               D. 混有不合格商品

二、判断题

1. 在盘点过程中发现异常问题不能正确判定应停止此次盘点。（ ）

2. 仓库药品盘点中，使用盘点机盘点，扫码后通常只登记数量和批号。（ ）

3. 仓库药品混装不是导致盘点数据错误的因素。（ ）

4. 仓库药品盘点，盘点前需要对入库的赠品进行汇总。（ ）

5. 已经确认为不合格的药品不作为一个盘点区域，无需整理。（ ）

---

书网融合……

知识回顾         微课1         微课2         习题

# 模块三

# 各类医药商品
# 储存养护技术

## 项目八　医药商品在库检查与养护操作过程

### 学习引导

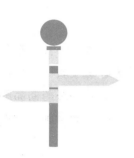

在医药商品的储存和养护工作中，我们需要定期对在库的医药商品进行检查和养护操作，需要控制仓库的温湿度使之符合规定要求以保证医药商品的质量，如发现不合格的医药商品要及时填表报告。这些工作应该怎么开展呢？接下来我们就带领大家了解医药商品在库检查和养护操作的具体内容。

### 学习目标

1. 掌握　医药商品在库检查的内容和医药商品仓库温湿度的调节方法。
2. 熟悉　不合格医药商品的发现与报告过程。
3. 了解　医药商品仓库温湿度监测系统的运行要求。

由于受到外界环境因素的影响，医药商品在库储存期间，可能出现各种质量变化。因此，必须定期对在库医药商品进行检查，同时要采取相应的养护措施，保证医药商品质量。医药商品在库养护是医药商品储存保管期间的一项经常性工作。在库医药商品应建立养护档案，检查与养护工作应贯彻"以防为主、质量第一"的方针。

## 任务一　医药商品在库检查

PPT

 **岗位情景模拟 8 – 1**

**情景描述**　某药品批发企业的销售部门接到客户投诉，因为发往客户的两件阿莫西林胶囊离有效期到期不足半年，客户要求退货。经调查，该批发企业仓储人员进行在库检查和发货时都没注意到这两件药品已经处于近效期。

**讨　论**　药品仓储人员对近效期药品应该怎么操作？

答案解析

## 一、医药商品在库检查与养护的目的

### （一）控制医药商品的储存条件，保证医药商品质量的稳定性

质量稳定性是医药商品重要的质量特征，医药商品的稳定性主要由医药商品生产过程控制，但医药商品在运输、储存、销售、使用过程中如果管理不当，受温度、湿度、空气、日光、紫外线、微生物、包装等因素的影响，也会造成医药商品质量稳定性的下降，并直接影响到医药商品使用的安全性及有效性，因此加强医药商品在库检查十分重要。

### （二）及时发现质量或外观特征不符合要求的医药商品

由于医药商品本身的理化性质各异，所以即使在规定的效期内，在规定的运输、保管、储存条件下，有些医药商品也会变质。如果对储存条件不重视或控制不好，医药商品就更容易变质。医药商品养护检查即是根据医药商品的特性，采取科学、合理、经济、有效的手段和方法，对储存医药商品的质量进行定期保养与维护，及时发现不合格医药商品以及近效期医药商品，从而采取必要的措施，确保储存医药商品的质量。

## 二、医药商品在库检查与养护的内容

医药商品在库检查通常包括以下内容。发现问题应正确处理并及时报告质量管理部门。

### （一）检查医药商品的存储条件

**1. 检查库房门窗、地面、屋顶及墙壁**　每天检查：库房内外环境是否卫生、整洁，有无污染源；库房门窗的遮光板（膜）、窗帘等能否满足遮光或避光，门窗能否达到防尘、防潮、防霉、防污染以及防虫、防鼠、防鸟等要求，门窗结构是否严密，有无鼠、鸟等可进入的缝隙；库房四周内墙、顶棚是否平整、光滑，有无脱落物、裂痕、霉斑、水迹等；库房地面是否平整，有无尘土。

**2. 检查储存和养护设备使用和运行是否正常**　每天检查：库房内医药商品是否存放在货架或货台上，是否有商品直接放在地面上，储存医药商品的货架、托盘等设施设备是否保持清洁，有无破损和杂物堆放；仓库的门帘、风帘等防止地面及墙壁潮气或外界水汽影响的防潮设施是否正常使用，库内是否有电子猫、灭蝇灯、捕鼠笼、粘鼠板等防虫、防鼠设备，能否正常使用；库房的空调系统、加湿器、除湿机、换气扇等设备能否正常运行，能否有效将库内湿度控制在 35% ~ 75% 之间；冬季防冻取暖设施，如暖气等能否正常使用。

**3. 检查库房的温湿度**　药品零售企业门店和库房，每天上午 10：00 和下午 3：00 分别记录库房的温湿度，发现温湿度超过规定标准应及时采取措施；药品批发企业和零售连锁企业库房每天实行 24 小时温湿度全面自动监测，每隔 30 分钟自动记录一次实时温湿度数据，并能够通过直连电脑或显示屏实时监视。

### （二）检查库房内存储医药商品品种是否正确

检查库房内所存储的医药商品品种是否符合该医药商品包装上【贮藏】项下规定的存储要求。如果药品包装上没有印制储存要求，应按照该药品的说明书或《中国药典》（2020 年版）中该药品贮藏项下规定的存储要求执行。

检查中如果发现某种药品包装【贮藏】项下规定的存储要求与现储存仓库条件不符合的，应立即

取下，并报告质量管理部门，质量管理部门通常根据药品移库原则，检查后未发生变质的，批准填写《药品移库报告单》将其移入符合储存条件的库房内。检查中如果发现常温库或阴凉库中储存了应当冷藏保存的药品，则应立即取下，报告质量管理部门后，该药品通常按照不合格药品处理，即填写《不合格药品报告、确认表》，将其移入不合格药品库。

### （三）检查医药商品的分类储存与摆放

**1. 检查医药商品是否分类储存**　仓库中的原料药、中药提取物、中药材、中药饮片、药用辅料、生物制品等是否分库存放；原料药、中药提取物与药用辅料是否因为性状相似而出现品种混淆；中成药是否与保健食品、预包装食品分开储存；外用药品与医疗器械、抗（抑）菌剂等是否存在混存；中药材和中药饮片是否分开储存；冷藏的体外诊断试剂与生物制品是否分开储存；第一类精神药品是否与第二类精神药品出现混合存放；疫苗等预防用生物制品是否专库储存；麻醉药品、医疗用毒性药品是否专库储存等等。

**2. 检查医药商品摆放是否整齐**　检查各种医药商品的摆放是否按照产品批号分开摆放；同一品规不同批号的药品是否存在混垛、是否按照有效期的远近分开、依次摆放。货架、货柜和货台上摆放的药品中文名称是否向上朝外，是否有侧放倒置现象。各类药品的货位编号、货垛堆码、货垛间距离是否符合规范，药品与墙壁、屋顶、照明灯、地面、室内柱子和散热器的间距等是否符合要求等（图8-1）。

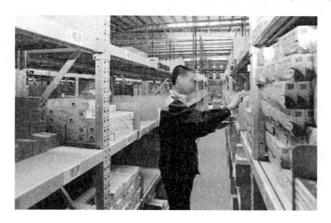

图8-1　药品在库检查

### （四）检查医药商品的包装、标示和外观性状

**1. 医药商品的包装、标示检查**　养护员每周要对所有库区、所有库房、所有货位上各批次的医药商品大包装外观进行巡检，确保包装完好，无破损、无霉变、无潮湿、无渗漏、无积尘、无鼠咬等异常情况。

检查原料药和化学药制剂、生物制品和中成药的整件包装，查看包装箱是否牢固、干燥；封签、封条有无破损；包装箱有无渗液、污损或变形。外包装上注明的药品名称、规格、生产批号等标示是否清晰。

检查化学药制剂和中成药的最小包装，外包装是否清洁、干燥，是否破损，封口是否严密；内包装有无被打开迹象，有无破损、变形、渗液、撒漏、污损和水渍，包装内有无异常响动；内包装标示或标签是否清洁、字迹是否清晰可见，是否有污渍，标签粘贴是否牢固；有塑料薄膜包装的药品小包装，薄膜是否完整清洁，有无破损和划痕。

检查中药材和中药饮片的包装是否破损、封口是否严密，有无撒漏和被污染，标签粘贴是否牢固，字迹是否清晰，发现包装破损和标签污损的应及时更换。

**2. 医药商品外观性状检查**

（1）检查原料药和中药提取物的外观性状是否变质　原料药和中药提取物的性状检查在验收养护室内进行，检查时打开最小包装，取出部分原料药或中药提取物，对照药品标准中有关该原料药和中药提取物的性状描述，查看原料药的颜色、气味、状态、色泽等，是否出现湿润、结块、变色、酸败、异味等现象，检查时应从内包装的中下部取样，如有发现变质迹象，应将该原料药或中药提取物从包装内全部取出，仔细检查。确定变质后，应将该批原料药或中药提取物进行一次全面检查。变质的原料药或中药提取物应立即移入不合格药品库，做不合格药品处理。

（2）检查化学药制剂、生物制品和中成药的外观性状是否变质　通常采用抽样方式在验收养护室内进行检查，重点检查易变质的化学药制剂、生物制品和中成药剂型以及近效期药品。检查中发现有可疑变质迹象的，该药品应悬挂黄色标示，并填写"暂停出库通知书"，将该药品进一步送检，确定合格的，去除黄色标示，解除"暂停出库通知"。确定不合格的，将该药品移入到不合格药品区（库）。

（3）检查中药材和中药饮片的外观性状是否变质　大批量的中药材和中药饮片的外观性状检查采用抽样方法，通常从整件包装的中下部取样；少量或小包装的药材和饮片通常全部检查；检查过程通常在饮片养护室内进行。将抽取的样品或小包装全部倒出，放在洁净的白瓷盘中，在灯光下检视，查看有无虫蛀、发霉、泛油、变色、气味散失、风化、潮解溶化、粘连、挥发、腐烂等变异现象；发现变质迹象的，应将该药材或饮片从包装内全部倒出，仔细检查，如果药材或饮片已经严重变质，应将其放入不合格药品区，按不合格药品处理。

**（五）检查医药商品的有效期**

《医药经营 ERP 系统》具有药品的近效期预警功能（在批发企业仓库近效期药品是指一年以内到期的药品；在零售门店近效期是指 6 个月以内到期的药品），进入到近效期的药品会在系统界面进行提示，并自动形成近效期药品催销表（表 8-1），可打印后传递给经营部门。

表 8-1　近效期药品催销表

| 序号 | 商品编号 | 通用名称 | 剂型 | 规格 | 生产企业 | 批号 | 有效期至 | 单位 | 数量 | 进价 | 金额 | 货位号 |
|---|---|---|---|---|---|---|---|---|---|---|---|---|
|  |  |  |  |  |  |  |  |  |  |  |  |  |
|  |  |  |  |  |  |  |  |  |  |  |  |  |
|  |  |  |  |  |  |  |  |  |  |  |  |  |
|  |  |  |  |  |  |  |  |  |  |  |  |  |

在对库存药品进行检查时，通常根据系统提示检查其有效期，检查中发现的过期药品，系统会自动锁定，防止其出库，此时应在《医药经营 ERP 系统》中填写《不合格药品报告、确认表》（图 8-2），并及时移入不合格药品区。

检查完成的药品，要在《医药经营 ERP 系统》中进行记录，记录时在系统主界面中选择"质量管理—养护管理"模块，在"库存药品养护检查"界面，按照商品类别和养护日期打开养护药品目录，选择刚刚检查养护完的药品，输入外观情况、养护数量、养护措施和处理意见等内容（图 8-3），对停售的品种，系统会自动锁定，然后进入复查或销毁环节。医药物流仓库在进行质量检查过程中，若发现立体库或整件库多个货位的医药商品质量存在问题，应及时通知质量部和储运部，并在《医药 WMS 系统》中对货位进行锁定，锁定货位时可在 WMS 系统网页版中操作，选择"基础信息 – 货位状态更改"，并悬挂"暂停出库"标示，待质量部门确认后再做处理。

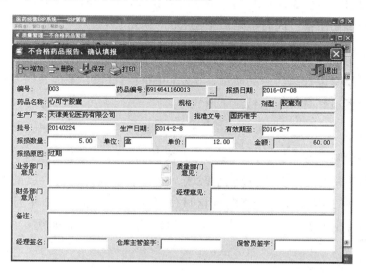

图 8 – 2　不合格品报告、确认填报

## 【职业素养警示：依法从业】

《药品管理法》和《药品经营质量管理规范》等药事法规都对药品仓库检查和养护等工作提出了具体规定，我们必须熟知这些规定，并依法从业，严格按照法律法规的规定进行操作。

## 三、医药商品在库检查的方法

### （一）随机检查法

根据时间、人员、库存量等情况安排人员检查医药商品，该法具有灵活性高、简单的特点，但随机性大不利于及时发现不合格医药商品及近效期医药商品。

### （二）日查法

设专职养护员，每天巡查仓库医药商品，该法具有细致、认真的特点，可以及时发现变质不合格医药商品及近效期医药商品，但费时、费力（图 8 – 3）。

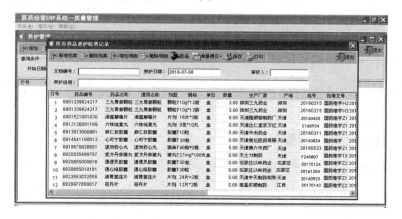

图 8 – 3　库存药品养护检查记录

（三）月末清查法

结合月末盘点，组织人员检查医药商品质量情况，该法可以及时发现不合格及近效期医药商品，但一次性清查量大，比较容易出错，同时也易流于形式。

（四）季末盘点检查法

季度末盘点医药商品时检查医药商品质量，该法间隔时间过长，不能及时发现不合格医药商品及近效期医药商品，错过处理最好时机，也易流于形式。

（五）三、三、四检查法

按照养护计划，仓库每季度（3个月）要对库存医药商品做一次全面检查，根据库房区域位置及放置医药商品的数量，将库房分为 A、B、C 三个区域，这三个区域位置所存放的医药商品数量分别占总库存的 30%、30% 和 40%，第 1 个月检查完 A 区域位置的医药商品，第 2 个月检查完 B 区域位置的医药商品，第 3 个月检查完 C 区域位置的医药商品，周而复始，每年循查四次。

 **知识链接** ·····················································································

**库存医药商品检查频度**

库存医药商品检查的时间频度（周期）一般包括以下几种。

1. 经常性检查　由保管人员在每天工作中对库存医药商品全面检查。

2. 突击检查　当可能出现重大天气变化、重大医药商品事件等严重影响储存医药商品质量安全时，临时组织的地毯式检查。

3. 定期检查　由养护专业人员重点检查库存医药商品质量，每年 5~9 月是防霉保质的关键期。

4. 重点养护品种检查　每月至少检查养护一次。

·····························································································

## 四、医药商品在库检查与养护注意事项

（一）定期检查与突击检查相结合

在汛期、梅雨季节、高温期、严寒期或者发现有质量变化苗头时，应临时组织力量进行全部或局部的突击检查。对检查过的药品要及时做好药品质量检查记录，要求查一个品种记录一个，依次详细记录检查日期、药品存放货位、品名、规格、生产企业、批号、有效期、计量单位、库存数量、质量情况和处理意见等。

（二）边检查边整改，发现问题及时处理

在日常检查中，尽可能监测、调控好储存条件（如温度、湿度、避光、防虫防鼠等），降低药品变质的可能性。

（三）严格按照规定的程序进行检查

在三、三、四检查法中，检查过程应严格按规定顺序（A 区→B 区→C 区）检查，以免漏查药品。

（四）确定重点检查和养护品种

在确保日常养护工作开展的基础上，应将有效期较短的药品、质量性状不稳定的药品、有特殊储存

（冷冻、冷藏和内包装充有惰性气体）要求的药品、近效期的药品、近期内发生过质量问题的药品和药监部门重点监控的药品等确定为重点养护品种（各类药品的重点养护品种，详见项目九、项目十和项目十一），采取有针对性的特定养护措施（包括不定期的经常检查）进行养护，通常情况下，常规养护品种每季度做一次检查养护，重点养护品种至少每个月要做一次检查养护，并做记录。

（五）建立药品养护档案，为药品养护检查提供依据

认真做好养护检查记录，在《医药经营 ERP 系统》中针对每一个重点养护品种建立药品养护档案。

（六）及时总结分析，改进养护方法

对所发现的问题要进行认真的分析，及时上报质量管理部门，不断改进养护方法，提高养护质量，从而有效地保证药品的储存质量。

---

**即学即练 8-1**

仓库养护人员进行例行的库存药品质量检查时，对于储存在冷冻库的克拉维酸钾原料药，通常至少多长时间检查养护一次？（　　）

答案解析
A. 每周　　　　　B. 一个月　　　　　C. 一个季度　　　　　D. 半年

---

# 任务二　医药商品仓库温湿度的监测和调控

PPT

**≫ 岗位情景模拟 8-2**

**情景描述**　小王是某个制剂药厂原料库保管员，每到夏季他负责的冷冻柜，柜内壁表面总是结上厚厚的一层冰霜，导致柜内达不到规定温度，每周都需要停机除霜，否则不能用来储存冷冻的原料药，这使小王很苦恼。后来有个老师傅告诉他，在每次除霜后，用麻布袋装几袋生石灰放在冷柜内，每周更换一次，就能防止反复结霜，小王按此照做，果然结霜的次数明显减少了。

**讨　　论**　你知道这是什么原理吗？

答案解析

## 一、医药商品仓库温湿度的监测

### （一）仓库温湿度监测系统监测正常值的设置

根据 GSP（2016 年版）要求结合仓库实际情况，仓库温湿度监测系统管理主机温湿度测定标准值设置为：常温库温度监测正常值范围是 10~30℃；阴凉库温度监测正常值范围是 0~20℃；冷藏库温度监测正常值范围是 2~10℃；冷冻库温度监测正常值范围是 -25~-10℃；各种仓库相对湿度监测正常值范围是 35%~75%。

仓库温湿度监测系统对冷藏库、阴凉库和常温库测量温度的最大允许误差是 ±0.5℃，对冷冻库测量温度的最大允许误差是 ±1℃；测量相对湿度的最大允许误差为 ±3%RH。

### （二）仓库温湿度监测系统的运行

仓库温湿度监测系统能够自动地对医药商品仓库环境的温湿度进行全天24小时不间断监测和记录。监测过程中系统会每隔1分钟更新一次显示的测点温湿度数据，每隔30分钟在系统内自动记录一次实时温湿度数据。当监测的温湿度超出规定范围时，系统会每隔1分钟记录一次实时温湿度数据。当监测的温湿度数据达到设定的临界值或者超出规定范围，以及系统发生供电中断等情况，系统会就地和向指定地点进行声光报警，同时采取短信通讯等方式对不少于3名指定人员报警。同时，温湿度监测系统具备紧急保障措施（例如有备用发电机组或安装双回路电源），可以独立地不间断运行，不会因供电中断、计算机关闭或故障等因素影响系统正常运行或造成数据丢失。监测系统对各测点终端采集的监测数据能够真实、完整、准确、有效地进行处理和记录，并能够有效、长期地进行数据保存，具有对记录数据不可更改、删除的功能。

温湿度监测系统通常与仓库的《医药经营 ERP 系统》进行连接，自动在系统中存储数据，并通过终端进行实时数据查询和历史数据查询。

## 二、医药商品仓库温度的控制与调节

### （一）医药商品仓库降温措施

目前在医药商品经营中普遍采用建造冷冻库、冷藏库、阴凉库和常温库的方法来控制存储环境温度，医药商品冷冻库和冷藏库的整体设计应按照最新的国家标准《冷库设计规范》（GB 50072 – 2017）进行设计和建设，室外装配医药商品冷冻库和冷藏库设计应符合《室外装配冷库设计规范》（SBJ 17 – 2009），并符合新的药品经营质量管理规范（GSP，2016 年版）的要求，有关医药商品冷冻库、冷藏库、阴凉库和常温库的设置在项目三中已做过介绍，此处不再赘述。

### （二）医药商品仓库常见制冷故障与维护

医药商品冷冻库、冷藏库、阴凉库等都采用以制冷机为冷源的降温系统，制冷系统的日常维护与简单故障排除也是养护人员必备的一项基本技能。

**1. 制冷系统与制冷原理**  制冷系统是仓库降温的核心部分，制冷系统由制冷剂和四大机件，即压缩机、冷凝器、膨胀阀（又称节流阀）、蒸发器组成。它们之间用管道依次连接，形成一个密闭的系统，制冷剂在系统中不断地循环流动，发生状态变化，与外界进行热量交换。液体制冷剂在蒸发器中吸收被冷却物体的热量后，气化成低温低压的蒸汽，被压缩机吸入，压缩成高压高温的蒸汽后排入冷凝器，在冷凝器中向冷却介质（水或空气）放热，冷凝为高压液体，经节流阀节流为低压低温的制冷剂，再次进入蒸发器吸热气化，达到循环制冷的目的。这样，制冷剂在系统中经过蒸发、压缩、冷凝、节流四个基本过程完成一个制冷循环。

制冷系统中，除上述四大件之外，通常还有一些辅助设备，如温控器、电磁阀、分配器、干燥器、集热器、易熔塞、压力控制器等部件组成，它们是为了提高运行的经济性、可靠性和安全性而设置的。

 **知识链接** ..................................................................................................................

制冷系统的风冷和水冷

制冷系统根据冷凝器的冷却方式不同分为风冷机组和水冷机组两种。

风冷机组的冷却介质是空气，通过风扇转动使空气流动，带走热量。风冷效率相对较低，安装方便，占地不大，但前期投入较高。小型中央空调多使用风冷。

水冷机组是用水作为冷却散热介质，需要安装专业的冷却塔，通过水泵使水流动，依靠水的蒸发带走热量。水冷效率较高，但占地较大。冷库空调由于要求制冷功率较大，为了减少能源消耗，提高能源使用效率，基本使用的是水冷机组。

**2. 仓库制冷系统常见故障**　仓库制冷系统运行过程中温度降不下来或下降缓慢是较为常见的故障。其主要原因通常为以下几个方面。

（1）仓库隔热或密封性能差，导致冷量损耗大　隔热性能差是由于管道、库房隔热墙等的保温层厚度不够，隔热和保温效果不良，它主要是设计时保温层厚度选择不当、保温材料质量差或损坏了保温层所导致。库房密封性能差，会有较多的湿热空气从漏气处侵入库房，一般若在库房门的密封条或冷库隔热壁密封处出现了结露现象，则说明该处密封不严密。另外，频繁开关库房门或较多的人一起进入库房，也会加大库房冷量损耗。应尽量避免打开库门，防止大量热空气进入库房。当然，库房进存货频繁或进货量太大时，热负荷急剧增大，要降温至规定温度一般需要较长时间。

（2）制冷系统蒸发器表面结霜太厚或积尘过多，导致蒸发器传热效率低　由于冷库蒸发器的表面温度大多低于0℃，而库房湿度相对较高，空气中的水分极易在蒸发器表面结霜，甚至结冰，影响蒸发器的传热效果。为防止蒸发器的表面霜层过厚，需定期对其进行除霜。除霜的方法一般有两种：停机融霜，即停止压缩机运转，让库温回升，待霜层自动融化后，再重新启动压缩机。冲霜，将库房中的货物搬出后，直接用温度较高的自来水冲洗蒸发器排管表面，使霜层溶解或脱落。此外，蒸发器表面因长期未清扫而积尘过厚，其传热效率也会明显下降。

（3）制冷系统蒸发器中存在较多的空气或冷冻油，传热效果下降　一旦蒸发器传热管内表面附上了较多的冷冻油，其换热系数将会减小，同样，若传热管中存在较多的空气，蒸发器的换热面积减小，其传热效率也会明显下降，库房温度下降速度就随之减缓。因此，在日常运行维护中，应注意及时清除蒸发器传热管内表面油污和排出蒸发器内的空气，以提高蒸发器传热效率。

（4）制冷系统节流阀（膨胀阀）调节不当或堵塞　制冷剂流量过大或过小，会直接影响到进入蒸发器的制冷剂流量。当节流阀开启度过大时，制冷剂流量偏大，蒸发压力和蒸发温度也随之升高，库房温度下降速度将减缓；同时，当节流阀开启度过小或堵塞时，制冷剂流量也减小，系统的制冷量也随之减小，库房温度下降速度同样将减缓。一般可通过观察蒸发器压力、蒸发器温度及吸气管的结霜情况来判断节流阀制冷剂流量是否合适。节流阀堵塞是影响制冷剂流量的重要因素，引起节流阀堵塞的主要原因是冰堵和脏堵。冰堵是由于干燥器的干燥效果不佳，制冷剂中含有水分，流经节流阀时，温度降至0℃以下，制冷剂中的水分结成冰而堵塞节流阀孔；脏堵是由于节流阀进口过滤网上积聚了较多的脏物，制冷剂流通不畅，形成堵塞。

（5）制冷系统中的制冷剂量不足，制冷能力不足　制冷剂循环量不足主要有两个原因，一是制冷剂充注量不足，此时，只需补入足量的制冷剂就可以了。另一个原因是，系统制冷剂泄漏较多，遇上这种情况，应先查找漏点，重点检查各管道、阀门连接处，查出泄漏部位修补后，再充入足量的制冷剂。

（6）压缩机效率低，制冷量不能满足库房负荷要求　压缩机由于长期运转，汽缸套和活塞环等部件由于磨损严重，配合间隙增大，密封性能会相应下降，压缩机的输气系数也随之降低，制冷量将减少。当制冷量小于库房热负荷时，将导致库房温度下降缓慢。可通过观察压缩机的吸、排气压力大致判断压缩机的制冷能力。若压缩机的制冷能力下降，常用的方法是更换压缩机的汽缸套和活塞环，如果更换后仍然没有效果，则应考虑压缩机其他方面的因素，甚至拆机检修，排除故障。

**3. 仓库制冷系统的日常维护** 根据仓库制冷系统运行中产生故障的原因，在日常使用和维护中需要注意以下几点。

（1）制冷系统开机前应先检查机组各阀门是否处于正常开机状态，检查冷却水水源是否充足，接通电源后，根据要求设定温度。冷库的制冷系统一般是自动控制的，但在第一次使用时应先开冷却水泵，运转正常后再逐一启动压缩机。制冷系统正常运转后注意倾听设备在运转过程中是否有异常声音，察看库内温度是否下降，用手摸吸排气冷热是否分明，冷凝器冷却效果是否正常。

（2）日常使用仓库储存医药商品，要注意控制仓库内的空气湿度不宜太高，当库内相对湿度超过65％时，容易造成蒸发器结霜，影响制冷效果。对于风冷机的蒸发器，要经常检查结霜情况，当蒸发器表面出现结霜时，要及时除霜，用扫帚清扫积霜，注意不能硬敲。除霜不及时会导致制冷系统回液。

（3）制冷系统使用初期系统内部清洁度较差，在运行30天后要更换一次冷冻油和干燥过滤器，对于清洁度较高的系统，运行半年以后也要更换一次冷冻油和干燥过滤器，以后视情况而定。平时经常观察压缩机运行状态，检查其排气温度，及时调整系统供液量和冷凝温度；经常观察压缩机的油面、回油情况及油的清洁度，发现油脏或油面下降要及时更换，以免造成润滑不良。日常维护时仔细倾听压缩机以及冷却塔、水泵或冷凝器风机运转声音，发现异常及时处理，同时检查压缩机、排气管及地脚的振动情况。

（4）对于风冷机组，要经常清扫风冷器使其保持良好的换热状态；对于水冷机组，要经常检查冷却水的浑浊程度，如冷却水太脏，要进行更换。检查供水系统有无跑、冒、滴、漏问题。水泵工作是否正常，阀门开关是否有效，冷却塔、风机是否正常；经常检查冷凝器，发现结垢要及时清除水垢。

**（三）医药商品仓库其他降温措施**

**1. 通风降温** 在库内温度高于库外时，可开启门窗让其自然通风降温，但通风降温时要注意同时引起湿度的改变。药品往往怕热也怕潮，故应在库外温度和相对湿度都低于库内时才可采用。也可选用通风设备进行机械通风，但不宜用于危险品仓库。在夏季，储存不易吸潮药品常温库房可以采取夜间通风，直至日出气温回升后再停止通风。

**2. 加冰降温** 使用耐低温塑料制作成扁平的密闭容器，容器内充水后放入冰箱或冷柜，冷冻24小时后形成冰排，将冰排放入需要降温的库房或保温箱内，冰排吸收热量使室（箱）内温度降低。适用于密闭、隔热条件较好的库房或保温箱，一般将冰排放置于库房1.5m高度的地方，以便于散发的冷气下沉。也可采用电扇对准冰排吹风，以加速对流，提高降温效果。采用此法，当室内湿度比较大时，会在冰排表面凝露，并滴下水滴，因此冰排附近应注意防潮。

**3. 冰箱降温** 若药品量少可置于电冰箱内保存，通常将药品放置于密封的塑料盒内再放置冰箱中，以不易潮解和封口严密的药品为宜，并应注意温度控制，以防冻结。

**（四）医药商品仓库保温措施**

当常温库室内温度低于10℃，阴凉库和冷藏库室内温度低于2℃时，仓库需要采取保温措施。在我国长江以北地区，冬季气温有时很低，有些地区可出现 $-30 \sim -40$℃甚至更低。这对一些怕冻药品的储存不利，必须采取保温措施以提高库内温度，保证药品安全过冬。

**1. 暖气供暖**　常温库温度控制范围是 10～30℃，北方寒冷冬季在做好仓库保温工作的同时，还应进行适当供暖。暖气供暖是普遍采用的冬季保温措施，可在库内靠墙处安装暖气装置，应注意暖气管、暖气片应当与药品间隔 30 厘米以上的距离，并防止漏水情况，还要注意调节供暖温度。各类医药商品阴凉库、常温库的冬季采暖设计应按照《医药工业仓储工程设计规范》（GB 51073－2014）的规定执行，还应符合现行国家标准《建筑设计防火规范》（GB 50016－2014）、《采暖通风与空气调节设计规范》（GB50019－2015）等有关规定。

**2. 暖风机供暖**　暖风机是由通风机、电动机及散热器组合而成的联合机组。适用于空气允许再循环的各种类型仓库，当空气中不含灰尘、易燃性的气体时，可作为循环空气采暖之用。主要由空气加热器和风机组成，空气加热器散热，然后风机送出，使室内空气温度得以调节。根据暖风机的热源形式分为电热式和燃油式，根据热量输出方式又分为辐射式暖风机和热风式暖风机。使用时注意暖风机的出风管及送出的空气温度可能非常高，因此应远离医药商品及窗帘、门帘、包装纸箱及其他可燃物品，避免火灾。

**3. 空调保温**　在小型药品批发企业、零售连锁配送中心及药品零售门店的药品仓库，有时采用冷暖型空调，提高并保持库内温度。

**4. 其他保温措施**

（1）**火墙暖库**　我国东北地区常采用火墙取暖法为药材仓库保温。应注意火墙暖库必须远离其他库房，添火口设在库外，库内药材要离暖墙 1m 以上，并经常检查墙壁有无漏火现象。每天要在离火墙最近的药材处监测温度，以防止温度过高，对药材造成影响。

（2）**保温库（箱）**　保温库通常采用夹层墙，顶棚、内衬以绝热材料或采用双层窗、两道门或挂厚帘，并经常将门窗关闭严密。此种库房适用于不太冷的地区。对一些特别怕冻的药品在严寒季节也可存放在保温库内。此外，地下室、地窖也可代替保温库用。

## 三、医药商品仓库湿度的控制与调节

潮湿对在库医药商品的质量有很大影响。湿度太大，药物会吸湿变质。吸湿后，某些氯化物（钠、钾、铵、铁、钙盐）、溴化物等发生潮解、液化现象；乳酸、甘油、无水乙醇等吸湿后浓度会降低。在我国南方气候潮湿的地区或（梅）雨季节，医药商品库房需要采取防潮降湿措施；而在干旱的西北地区，医药商品仓库有时还要采取一些方法提高库内湿度。

（一）除湿降潮措施

**1. 除湿机除湿**　除湿机主要由全封闭式制冷压缩机、离心式通风机、风冷式冷凝器、翅片管式蒸发器、毛细管、空气过滤器和引水装置组成。其工作原理是：由风扇将潮湿空气抽入机内，被蒸发器冷却，其中的水蒸气凝结成水排出，冷却过的冷风再流过风冷式冷凝器，被高压气态制冷剂冷凝，最后低温干燥的空气被再次送入仓库，如此空气循环从而降低库内湿度。专用冷库除湿机是机器内部降温，把空气中的水排出，对空间的温度影响不明显，用电量也节约。除湿机在低温（18℃以下）环境条件使用，都会结霜或结冰，带除霜功能的除湿机会自动化霜。一般情况下温度低，湿度也低，湿度低于40%以下，除湿的效果可能不明显，速度也较慢，这都属于正常现象。

**2. 通风散潮**　可根据室内外温湿度计的读数指示，按下述情况采取相应措施。

（1）当库内温度、相对湿度均高于库外时，可全部开启门窗，长时间通风，能使库内的温湿度均有一定程度的降低。

（2）当库内温度、相对湿度均低于库外时，应密闭门窗，不可通风。

（3）当库外温度略高于库内，但不超过3℃，且相对湿度低于库内时，则可开启门窗通风。

（4）当库外温度高于库内3℃以上，虽相对湿度低于库内，此时亦不能通风。因为热空气进入库内后，可使室内相对湿度立即增加，药品更易吸潮。

（5）当库外相对湿度高于库内，虽然库外温度低于库内，亦不能通风，否则会带进潮气。

在一天中，一般应在上午8～12时，即当温度逐渐上升、湿度逐渐下降时通风较为适宜；在后半夜2～5时，虽然库外温度最低，但此时相对湿度最高，如库内有易吸潮的药品，也不宜通风。

此外，还应结合气象情况灵活掌握，如对晴天、雨天、雨后初晴、雾天、阴天以及风向等应酌情处理。

通风散潮除开启门窗进行自然通风外，还可以装置通风设备（如排气扇等），但应注意危险品库不宜采用。通风降湿法简单易行，但要长年保证降湿效果则可靠性较差，故必要时可采用密封防潮或使用吸湿剂相结合的办法，才能保证达到防潮除湿的效果。

**3. 密封防潮**  密封能隔绝外界空气中的潮气侵入，避免或减少空气中水分对药品的影响，以达到防潮目的。一般做法是将库房建成无缝隙孔，设双窗两道门或挂帘。也可根据药品性质和数量，用塑料薄膜等材料密封货垛、密封货架、密封货柜等形式。

目前，大多数药品的内包装都对封口进行严格的密封，接触药品的包装材料普遍采用聚酯/铝/聚乙烯药品包装用复合膜或双向拉伸聚丙烯/真空镀铝流延聚丙烯药品包装用复合膜，也有的采用符合质量标准的药用聚丙烯瓶、药用高密度聚乙烯瓶或药用聚酯瓶，片剂、胶囊剂等也有的采用符合药用标准的聚酰胺/铝/聚氯乙烯冷冲压成型固体药用复合硬片等，这些材料普遍密封性能较好，有的在外包装内还附有吸湿剂等，能有效防潮。上述方法只能达到相对密封，并不能完全消除气候对药品的影响。因此，最好结合通风散潮、吸湿降潮等方法，才能取得更好的效果。

**4. 吸湿降潮**  在梅雨季节或阴雨天，库内外湿度都较高，不宜采取通风散潮时，可以在密封库内采用吸湿的办法以降低库内湿度。采用空气降湿机驱湿效果更好。一台J3型空气降湿机（抽湿机）在温度27℃、相对湿度70%时，每小时可从空气中吸水3kg。大型降湿机的吸水量更大，但由于散热，应注意库房内的温度控制。此外，也可采用干燥剂吸湿降潮，常用的干燥剂有生石灰、氯化钙、硅胶、活性炭、钙镁吸湿剂等，使用吸湿剂吸湿有一定限制性，不能作为常用调控方式，只能作为特殊情况下的补充方式。

**5. 降温除湿**  空调器降温除湿有两种模式：制冷模式和除湿模式。空调器制冷的过程必然伴随着除湿，潮湿空气通过空调蒸发器后温度会大幅下降，空气湿度处于一种过饱和状态，多余水气以冷凝水的形式析出，凝结于蒸发器的翅片上，也就是"凝露"，等到制冷模式达到一定的平衡状态，空气温度也就降到了一定的水平。除湿模式，也称恒温除湿，它的基本原理是将通过蒸发器冷却了的空气加热到原来的温度，然后再送入库内，这样库内环境在湿度下降的情况下温度保持相对恒定。适合温度较低、湿度较大时使用。

**（二）增湿措施**

湿度太小，某些含结晶水的药物如硼砂、硫酸阿托品、磷酸可待因、咖啡因、硫酸镁等原料药和制剂会发生风化，风化后失水量不等，使用剂量难以掌握，特别是毒剧药，可能会因此而超过剂量引起中毒等事故。在我国西北地区，有时空气十分干燥，必须采取增湿措施。

各种类型的医药商品仓库相对湿度要求都是35%～75%，多数情况下，库内空间的相对湿度都在这个范围内。在我国北方春秋季以及西北地区的秋、冬、春三季，有时空气十分干燥，库内相对湿度会低于35%，此时必须采取增湿措施。具体方法有：挂湿毛巾、铺湿地毯、使用超声波雾化加湿器产生蒸汽、容器储水自然蒸发等。在增湿过程中，应注意监测库内环境的温湿度，当相对湿度超过35%，即可停止增湿。一些对湿度特别敏感的药品还须密闭保湿，使内装药物与外界空气隔绝。

**即学即练8-2**

仓库收货员收到一批破伤风抗毒素，其包装标示的储藏温度是2～8℃，收货员应在哪一种药品储存库进行收货？（ ）

答案解析

A. 常温库　　　　B. 阴凉库　　　　C. 冷藏库　　　　D. 冷冻库

# 任务三　不合格医药商品报告与处理

PPT

▶▶ **岗位情景模拟8-3**

**情景描述**　2015年2月，吉林省长春市某诊所发现一瓶盐酸左氧氟沙星氯化钠注射液有类似毛发状异物，经与供货单位山东＊＊药业有限公司联系，公司业务员愿意为该诊所免费更换该瓶药品，同时该公司业务员就地销毁了含有异物的涉事药品。

**讨　　论**　该公司业务员就地销毁含有异物涉事药品的做法是否正确？

答案解析

## 一、仓库不合格医药商品的判定　微课

在药品验收、在库检查、出库复核以及销售过程中发现的，存在以下情况的药品应判定为不合格药品。

**（一）药品包装不合格**

1. 包装材质不符合规范，接触药品的内包装不符合国家规定的药包材标准；

2. 药品包装破损、变形、破碎，有污渍或被污染；

3. 最小包装破损或被打开，药品外露；

4. 药品最小包装形态特征与首营品种审核不符，不符合药品监管部门备案要求；

5. 药品最小包装已没有外包装和标示，无法弄清该药品用法用量或治疗作用；

6. 药品包装感官判断与合格品存在较大差异。

**（二）药品标示（标签）不合格**

1. 药品标示内容不符合药监部门发布的《药品说明书和标签管理规定》；

2. 药品标示项目不全；

3. 药品标示字迹不清，或标示有更改；

4. 药品标示与首营品种审核不符，也与药监部门备案不符；

5. 药品标签脱落、倒置，或标签粘贴不牢；

6. 药品已超过效期、没有标明有效期或有效期辨别不清的；

7. 药品标示感官判断与合格品有较大差别。

### （三）药品内装量和外观性状不合格

1. 药品外观性状不符合国家药品标准规定或药品说明书标示的性状特征；

2. 药品剂型外观检查不合格；

3. 药品出现虫蛀、发霉、变色，产生特殊气味，或出现潮解、结块、粘连等变质现象；

4. 药品剂型外观感官判断与合格品有较大差别；

5. 药品内包装数量、规格与包装标示不符合。

### （四）药品检验项目不合格

1. 内包装药品杂质限量、含水量、溶出物、崩解时限等不符合国家药品标准规定的要求；

2. 内包装药品简单试剂检查为阴性或假阳性；

3. 内包装药品的标示成分及含量、农药残留量、重金属含量等指标不符合国家药品标准规定的要求。

药品检验项目不合格须经药检部门检验后确定。

非药品类不合格医药商品的认定与药品基本相同。

## 二、仓库不合格医药商品的报告与确认

### （一）验收中发现不合格药品的报告与确认

在药品入库验收和退货药品验收过程中，验收员发现不合格药品时，立即填写《药品拒收报告单》并在《医药经营 ERP 系统》中进行"不合格品报告、确认"填报，通知质量管理部；质量管理部进行确认后，将不合格品放入不合格区内挂红牌明示，通知业务部与供货方联系，协商处理。验收中若发现假冒药品批准文号、涂改生产批号和有效期等属于假劣药品情况的，必须向当地的药监部门报告，等待处理，不得将假劣药品随意退回。

### （二）在库检查、养护和出库复核中发现不合格药品的报告与确认

在库检查、养护或出库复核过程中怀疑为不合格药品的，应挂黄牌，暂停销售与发货，并登录《医药经营 ERP 系统》进行"不合格品报告、确认"填报，质量管理部进行确认后应立即下发《药品停售通知单》，停止出库和销售，移入不合格区，挂红牌标志；如果是因为外观性状或检测项目指标不合格，则要通知销售部追回已销售出的同一批号不合格药品；如果质量部确认药品质量无任何问题，应下发《解除停售通知单》，恢复销售与发货。

非药品类不合格医药商品的报告与确认过程与药品相同。

## 三、不合格医药商品的销毁和记录

### （一）不合格药品报损

经过确认的不合格药品，在不合格品区集中储存一段时间后，由质量管理部提出报损并销毁意见，上报质量副总经理和总经理，经批准做报损销毁处理。

### （二）不合格药品退货

属于外包装破损、标示不清等原因的不合格药品，在供货方责任期内，由业务部联系供货方退货换货。

### （三）不合格药品销毁

不合格药品报损后需作销毁处理的，应在质量管理部门监督下进行，销毁通常采用焚烧、填埋、溶解等方式，销毁后需要进入《医药经营 ERP 系统》中填写《报损药品销毁记录》，假劣药品应经当地的药监部门批准后统一销毁。

非药品类不合格医药商品的处理方式与药品相同。

## 四、不合格医药商品汇总及预防

### （一）不合格药品处理情况汇总分析

仓储和质量管理部门要按时对在库药品进行质量维护和盘点，发现不合格药品时应统计不合格情况并作出相应分析报告（表 8 - 2）。仓储药品不合格情况主要包括：药品超出有效期；包装质量、外观质量、内在质量不合格药品；国家或各级药品监督管理部门发文通知禁止销售的品种，或质量公报中的不合格药品等。

表 8 - 2　仓储药品不合格情况分析表

| 时间 \ 项目 | 报损原因 | 数量 | 单位 | 金额/元 | 比重/% |
|---|---|---|---|---|---|
| 年<br>月<br>至<br>年<br>月 | 药品超出有效期 | | | | |
| | 药品原包装质量 | | | | |
| | 包装标示问题 | | | | |
| | 外观质量 | | | | |
| | 内在质量 | | | | |
| | 中药饮片筛选 | | | | |
| | 其他 | | | | |
| 合计 | | | | | |

注：其他是指国家或各级药品监督管理部门发文通知禁止销售的品种，或质量公报中的不合格药品。

质量管理部每半年对企业不合格药品情况进行汇总一次，填写《仓储药品不合格情况汇总分析表》（表 8 - 3），上报负责质量的副总经理及总经理。对质量不合格的药品，应查明原因，分清责任，及时采取措施，以《纠正和预防措施通知书》的书面形式落实责任部门与责任人。有关不合格药品处理的记录应保存五年。

表8-3　仓储药品不合格情况汇总分析表

| 统计期间 | | 年　月—　年　月 | | 总批数 | | | 编号 | |
|---|---|---|---|---|---|---|---|---|
| 按不合格情况统计 | 项目 | 包装质量 | | 外观质量 | | | 内在质量 | |
| | 批次数比例/% | | | | | | | |
| | 所占比例/% | | | | | | | |
| | 金额比例/% | | | | | | | |
| 按不合格原因统计 | 项目 | 仓储管理 | | 销后退回 | | | 药监公告 | |
| | 批次数比例/% | | | | | | | |
| | 所占比例/% | | | | | | | |
| | 金额比例/% | | | | | | | |
| 按流通环节统计 | 项目 | 购进 | 验收 | 仓储 | 养护 | 销售 | 运输 | |
| | 批次数比例/% | | | | | | | |
| | 所占比例/% | | | | | | | |
| | 金额比例/% | | | | | | | |
| 按剂型统计 | 项目 | 片剂 | 胶囊剂 | 颗粒剂 | 注射剂 | 液体制剂 | | |
| | 品种数量 | | | | | | | |
| | 所占比例/% | | | | | | | |
| | 金额比例/% | | | | | | | |
| 汇总分析结论 | | | | | | | | |
| 质量改进建议 | | | | | | | | |
| 总经理意见 | | | | | | | | |

非药品类不合格医药商品处理情况分析与药品相同。

**（二）仓储医药商品不合格情况的预防措施**

1. 针对"过期"医药商品而形成的不合格情况，一方面应加强采购计划和销售管理，调整库存结构，实行采购计划责任制，采购计划失误给予处罚；另一方面也要加强对近效期医药商品的催销力度，对近效期医药商品应制定促销策略，加强仓储与销售部门的沟通。另外拣货和出库复核时必须强调"近效期先出、先产先出和先进先出"原则。

2. 针对"在库检查中"出现的不合格医药商品，根据不合格原因，采取相应的措施。

（1）对于"包装破损、标示不清"形成的不合格医药商品，一方面应加强验收，根据不合格医药商品的"供货商"和"生产企业"分析，对长期发生此类不合格情况的企业，应列入采购黑名单。

（2）针对仓储医药商品出现的"破碎、撒漏、污染"等而形成的不合格情况，应加强仓库医药商品摆放管理，强调医药商品规范化的拿取和摆放，防止乱堆乱放，禁止出现大包装重物商品叠高存放，强调医药商品出入库过程的轻拿轻放。

3. 对于"销后退回"医药商品出现的"破损、被污染"等不合格情况，一方面要重视商品的出库复核过程，严把医药商品的出库质量关，另一方面还要强调医药商品运输装卸人员的质量责任意识，严格按照包装图示装卸操作，要求做到安全、保质保量的服务配送。

**【药品养护人的价值观：思政教育】**

药品的受众群体本身就为"弱者"，含有质量问题的药品往往会造成患者雪上加霜，对他们造成的危害更为直接，更为深远，对社会的影响更大，其行为更不能被容忍。作为未来的医药从业人员，我们应时刻牢记医药商品质量的重要性，把"质量第一，生命至上"作为我们的职业理念和价值观。目前，全国人民都在为实现"中国梦"而努力奋斗，所谓"中国梦"，不仅包含了国家富强、社会和谐，同时也包含了"保障和改善民生"以及"提升全社会幸福指数"，而在医药领域中药品质量安全是"中国梦"的基石，我们必须要认真做好药品质量养护工作，决不能让不合格药品从我们眼皮底下流入患者手中。

**即学即练 8 - 3**

下列哪一种方式不符合不合格药品的销毁要求？（　　）

答案解析　　A. 填埋　　　　B. 溶解　　　　C. 焚烧　　　　D. 做为垃圾扔掉

# ☑ 实践实训

PPT

## 实训八　医药商品在库检查养护操作

【实训目的】

1. 掌握医药商品仓库日常各项检查养护操作方法；不合格医药商品的处理方法。

2. 熟悉医药商品仓库温湿度监测设备的读取；温湿度调控设备的日常检查和维护。

【实训场所】

模拟医药商品仓库。

【实训材料与器材】

材料：常温药品库和阴凉药品柜货架上摆放好的各类医药商品、不合格剂型标本、打印好的《药品移库报告单》《近效期药品催销表》《不合格药品报告、确认表》以及《在库药品质量检查记录》等。

器材：安装有《医药经营 ERP 系统》软件的电脑（每组一台）、药品仓库温湿度监测设备（模拟）、仓库空调、除湿机、加湿器、温湿度计等。

【实训内容】

**（一）仓库储存条件检查**

**1. 仓库遮光通风设施（百叶窗、通风机）的使用状态检查**　设施打开关闭操作是否完好，遮光通风效果是否达标。

**2. 仓库密封状态检查**　门窗等是否符合防尘、防虫、防鼠、防盗等要求，是否配备老鼠夹或粘鼠板。

**3. 储存设施检查**　仓库货架或货台及药品摆放是否符合要求，分区和色标是否明显。

**4. 药品仓库模拟温湿度监测设备检查**　温湿度感应探头是否被遮挡、损坏，感应探头的数量和位置是否有变动，主机和温湿度显示屏是否正常工作。

**5. 药品仓库温湿度调控设备检查**　空调是否正常运行，温度自动控制是否准确，停机温度与实测温度是否一致。

## （二）药品入库和摆放检查

每组同学根据分配的货架排号，每人负责几个货位，按照检查顺序，对货架上每一种药品逐一进行质量检查，检查中发现以下问题及时采取措施并记录。

**1. 入库错误**　检查常温库内货架上摆放的药品中是否有需要阴凉和冷藏储存的，发现需要阴凉储存的药品，填写《药品移库报告单》，发现冷藏储存的应填写《不合格药品报告、确认表》。

**2. 摆放位置错误**　检查货架上药品是否符合药品分类储存的要求，按照各大类分类储存，是否按照药品规定货位摆放，是否一货一位，发现问题及时将药品归位。

**3. 混垛**　同一品规不同批号的药品应分开摆放，相间不小于 5 cm，不得混垛，应按照效期远近依次摆放，出现混垛及时分拣并重新摆放。

**4. 摆放状态有误**　仓库零货药品是否按照横向竖立状态，中文名称是否向外向上，发现倒置或中文名称向内的应及时更正。

## （三）近效期药品催销

登录《医药经营 ERP 系统》终端，进入仓库管理模块，在"库存药品查询"中，按照有效期顺序查询，将有效期在一年以内的药品导出，根据该药品所显示的货位号找到这种药品，检查其有效期，确认属于近效期药品的填写《药品近效期催销表》。

## （四）建立药品养护记录和药品养护档案

1. 建立药品养护记录。登录《医药经营 ERP 系统》的 GSP 管理模块，在储存与养护界面，选择"库存药品养护记录"，进入养护记录界面，选择今天已经检查完成的药品，形成养护记录，点保存，退出。

2. 在《医药经营 ERP 系统》的储存与养护界面，选择"药品养护档案"进入界面，在库存药品中选择建立档案的品种（重点养护品种）。填写建档目的、储存要求、质量标准、检验项目、包装情况等。点保存即完成该药品的养护档案。

## 【实训过程】

分组实训。每组 4 人，每组负责一排货架药品的检查，每人应有明确分工。检查过程应仔细认真，储存条件检查应做好详细记录，检查过程中严禁损坏药品。检查后要摆放规范整齐。

# 实训九　不合格药品的在库检查与处理

PPT

## 【实训目的】

1. 掌握不合格药品在库检查内容和方法。

2. 了解发现不合格药品后的处理程序和方法。

## 【实训场所】

模拟药品仓库（阴凉库），库内合格品区、不合格品区标示明显。

## 【实训材料】

停售黄牌，储存货架，各种剂型的化学药制剂和中成药若干小包装（其中要含有包装标示不合格、过期和已经变质的药品）。

【实训内容】

每组负责一排药品货架，对货架上的药品进行检查。每组同学扮演养护员，实训老师扮演质量部管理员。

（一）不合格药品检查

**1. 药品包装标示检查**　每组养护员检查本组货架上的药品，查看包装标示是否出现破损、被污染、标示不清、标签脱落和标示不全等现象，发现后登录《医药经营 ERP 系统》，填写《不合格药品报告、确认表》报质量管理部进行确认。

**2. 药品外观质量检查**　每组养护员检查本组货架上药品各剂型外观状况，对照不合格剂型标本，发现变质剂型及时登录《医药经营 ERP 系统》，填写《不合格药品报告、确认表》报质量管理部进行确认。

**3. 过期药品检查**　每组养护员检查货架上药品包装标示出的有效期至，发现过期药品及时登录《医药经营 ERP 系统》，填写《不合格药品报告、确认表表》报质量管理部进行确认。

4. 对库存药品进行在库养护检查，怀疑为不合格药品的，应挂黄牌、暂停销售与发货，并登录系统填报《不合格药品报告、确认表》报质量管理部进行确认。

（二）不合格药品处理

1. 质量管理部管理员接到报告后应立即下发《药品停售通知单》，停止销售。质量管理员复检确认为不合格药品的，由养护员移入不合格区，挂红牌标志；如果复检确认药品质量合格，质量管理员下发《解除停售通知单》，由养护员摘去停售黄牌，恢复销售与发货。

2. 不合格药品报损申请：对每组确认后的不合格药品，养护员登录《医药经营 ERP 系统》终端的 GSP 管理模块，在不合格品管理界面，选择"不合格药品报损审批表"，填写报告日期，选择需要报损的不合格药品的品规、批号及报损数量，申请审批，审批后销毁。

销毁后根据"不合格药品报损审批表"，填写"不合格药品销毁记录。"

【实训过程】

实训学生每 4 人一组，实训过程中 4 人各有分工，既独立操作、自评，也互相帮助、互评。每位同学独立完成实训报告并自评，组长带领小组其他组员进行互评，最后教师阅评。

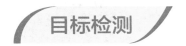

答案解析

一、选择题

1. 药品冷藏库制冷运行时，若在库房门的密封条处出现了结露现象，则说明（　　）

　　A. 该处密封不严密　　　　　　　　　B. 冷藏库内温度过低

　　C. 压缩机功率不足　　　　　　　　　D. 冷藏库内储存药品太少

2. 在批发企业仓库近效期药品是指多长时间以内到期的药品（　　）

　　A. 三个月　　　　　　　　　　　　　B. 六个月

　　C. 九个月　　　　　　　　　　　　　D. 一年

3. 下列哪一项不属于药品在库检查的内容 （　　）

    A. 检查仓库的遮光条件           B. 检查不合格药品是否销毁

    C. 检查药品近效期              D. 检查药品是否分类摆放

4. 确定为重点养护的药品品种，至少需要多长时间检查养护一次？（　　）

    A. 1 年                     B. 6 个月

    C. 3 个月                   D. 1 个月

5. 下列哪一项不是引起仓库制冷系统温度下降缓慢的原因 （　　）

    A. 蒸发器结霜                 B. 冷库门封不严密

    C. 冷却塔内的水温低            D. 节流阀堵塞

6. 根据 GSP（2016 年版）要求，各种类型的药品仓库相对湿度应保持在 （　　）

    A. 在 45%～75% 之间          B. 在 35%～85% 之间

    C. 在 45%～85% 之间          D. 在 35%～75% 之间

7. 采用三三四养护法，需要将药品仓库分为 A、B、C 三个区域，在这三个区域中 C 区域的药品数量应占整个库存药品数的百分之多少 （　　）

    A. 10%                    B. 20%

    C. 30%                    D. 40%

8. 在制冷系统的日常维护中，下列哪一项操作不正确 （　　）

    A. 第一次使用应先开冷却水泵，再启动压缩机

    B. 注意保持仓库内的空气湿度，湿度不宜太低

    C. 制冷系统使用初期，运行 30 天后要更换一次冷冻油和干燥过滤器

    D. 发现冷凝器结垢及时清除水垢

9. 监测储存原料药的冷冻库其正常值应设定在 （　　）

    A. 2～10℃                B. -10～0℃

    C. -15～-4℃             D. -25～-10℃

10. 对库存药品进行质量检查时，若发现有可疑变质迹象的，该药品应悬挂 （　　）标示，并填写"暂停出库通知书"，将该药品进一步送检。

    A. 红色                    B. 绿色

    C. 黄色                    D. 白色

11. 重点养护的品种不包括 （　　）

    A. 有效期较短的药品           B. 近效期药品

    C. 销后退回的药品             D. 质量不稳定的药品

12. 牛黄解毒片的最小包装"贮藏"项后印有：干燥、密封。这种药品储存时，储存环境最低温度不能低于摄氏多少度 （　　）

    A. 0℃                  B. 2℃

    C. 15℃                 D. 10℃

13. 不合格药品销毁记录应保存 （　　）

    A. 五年                    B. 四年

    C. 三年                    D. 二年

14. 某中成药包装上标示的贮藏要求是，密封，在凉暗处储存，这种药品应当储存在哪种类型仓库（　　）

    A. 阴凉库                        B. 冷藏库

    C. 冷冻库                        D. 常温库

15. 有关不合格药品，下列叙述正确的是（　　）

    A. 液体注射剂外包装纸盒出现破损的药品不属于不合格药品

    B. 在一瓶注射剂的输液瓶中发现一根头发，只能是这瓶不合格，不能把同一批号的其他本品也判定为不合格

    C. 只有假劣药品才能认定为是不合格药品

    D. 糖浆剂塑料瓶标示上有一个中文字印倒了，这瓶药品应属于不合格药品

16. 下列哪种情况不属于不合格药品（　　）

    A. 药品包装变形且有污渍           B. 最小包装内包装塑料瓶封口被打开

    C. 最小包装内包装塑料瓶没有标注批号     D. 药品只有整件包装和最小包装，没有中包装

17. 对库存药品进行养护，以下哪一项做的不正确（　　）

    A. 距离有效期还有 6 个月的药品禁止出库    B. 重点养护品种至少每个月养护一次

    C. 药品阴凉库冬季库内温度不能低于 0℃    D. 质量检查中发现假药不允许直接销毁

18. 药品仓库除湿降潮措施中，以下哪些情况下可以采用开窗通风散潮（　　）

    A. 当库内温度、相对湿度均高于库外时

    B. 当库外温度高于库内 3℃ 以上，但相对湿度低于库内

    C. 当库内温度、相对湿度均低于库外时

    D. 当库外相对湿度高于库内，但库外温度低于库内

二、判断题

1. 因为医药商品具有稳定性，即使储存条件控制不好，也不容易变质。（　　）

2. 药品批发企业的仓库中，同一厂家的同一药品，不同批号的药品能够储存在同一个药垛中。（　　）

3. 药品最小包装的标示和包装特征与首营品种审核不符，不属于不合格药品范畴。（　　）

4. 检查中如果发现常温库中储存了应当冷藏保存的药品，则应立即取下，直接将其移入不合格药品库。（　　）

5. 当医药商品仓库内温度、相对湿度均低于库外时，可开启门窗，进行通风散潮。（　　）

书网融合……

      知识回顾            微课            习题

## 项目九　常用原料药和中药提取物的储存养护

### 学习引导

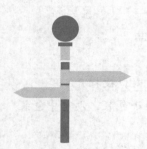

　　原料药和中药提取物是生产化学药制剂和中成药的原料，它们的优劣直接关系到化学药制剂和中成药的质量，因此，药品生产和经营企业在原料药和中药提取物的储存和运输过程中必须要采取相应的养护措施防止这些原料发生变质。本项目我们就给大家介绍一下常用原料药和中药提取物的储存养护方法。

### 学习目标

1. **掌握**　各种原料药和中药提取物的常见质量变异现象。
2. **熟悉**　各类原料药和中药提取物的储存与养护方法。

## 任务一　化学原料药和中药提取物常见质量变异现象

PPT

> ### 岗位情景模拟 9-1
>
> 　　**情景描述**　某药品生产企业在进行磺胺嘧啶银乳膏生产投料时，取料员发现磺胺嘧啶银原料药是储存在常温库内，且外包装纸板桶盖已经缺失，内包装的塑料袋曾经被打开后没有扎紧，密封不严。打开一个内包装后发现原本白色的结晶性粉末，现在表面有一层淡灰色，有些部位甚至出现灰棕色。
>
> 　　**讨　论**　你认为这样的磺胺嘧啶银原料药是否变质，是否还可以继续用于磺胺嘧啶银乳膏的生产，为什么？
>
> 答案解析

　　化学原料药和中药提取物在储存保管过程中，受外界因素影响常常会发生变质情况，这当中既有化学变化也有物理变化和生物学变化。化学变化主要是原料药与环境中的氧气、水、二氧化碳等物质之间或受到光线照射等而产生的化学反应，从而导致药品出现分解变质，主要变化有水解、氧化、消旋、酶解、酸败等；物理变化主要是指受到环境因素影响原料药的物理性质发生变化，包括吸潮、风化、挥发、升华、凝固等；生物学变化是指因受外界温度、湿度、时间影响，微生物生长繁殖等导致原料药出现虫蛀、发霉、发酵等方面的改变，实质上也属化学变化。

## 一、化学变化

**1. 水解**　原料药结构中含有酯、酰胺、酰脲、酰肼、醚、苷键时，易发生水解反应（见项目三）；例如，阿司匹林、硝酸甘油、积雪草总苷、三七三醇皂苷、穿心莲内酯、青霉酰胺、洋地黄苷、毒毛花苷 K 等，一般都易水解而导致药品分解、失效或效价明显降低。

**2. 氧化**　属于酚类、酚羟基类、芳香胺类、吩噻嗪类、巯基及不饱和脂肪链成分的原料药，容易被氧化；例如，水杨酸钠、吗啡、盐酸氯丙嗪、肾上腺素、卡托普利、二巯基丙醇、维生素 A 和维生素 D 等原料药。

**3. 光化学反应**　西尼地平、尼莫地平、磺胺嘧啶银等原料药含有对光不稳定的结构，受光照后化学结构发生改变。

**4. 消旋**　肾上腺素、左旋氨氯地平等原料药在储存条件不稳定，长久储存等情况下，都可能因为发生消旋反应而导致药效下降。

**5. 聚合反应**　40% 的甲醛水溶液（福尔马林）在 9℃ 以下或长时间放置后，甲醛发生聚合，生成多聚甲醛而出现浑浊或大量白色沉淀。

**6. 发霉**　环境中散布有许多霉菌的孢子，化学原料药和中药提取物储存过程中感染霉菌孢子后在适宜的温度和湿度条件下，会萌发形成霉菌菌丝，即产生发霉现象，尤其以中药流浸膏、生物蛋白和酶类原料药如胃蛋白酶、淀粉酶等，密封不严极容易发霉变质。

## 二、物理变化

**1. 吸湿或稀释**　原料药自外界空气中不同程度地吸附水蒸气的性质称为吸湿性（或引湿性）。固体原料药和中药浸膏粉吸湿后，可以引起结块胶粘，如弱蛋白银、枸橼酸铁铵、甘草浸膏等；也有的会出现潮解返湿，如芒硝、氯化钙、山梨醇等；液体原料药吸湿后会被稀释，例如，甘油、乳酸等。

**2. 风化**　含结晶水的原料药在干燥空气中易失去全部或部分结晶水，变成白色不透明的晶体或粉末，称为风化。例如，葡萄糖、硫酸阿托品、磷酸可待因原料药风化后，因失去结晶水质量改变，造成制剂过程投料计量不准，影响使用时剂量的准确性。

**3. 挥发**　是液态药物变成气态扩散到空气中的现象，称为挥发。具有挥发性的原料药，例如挥发油、乙醇等，如果包装密封不严，或储存温度过高会出现挥发减量现象；储存温度越高、存储时间越长，挥发减量就越多；有些原料药挥发产生的气体还会引起燃烧或爆炸。

**4. 升华**　固态原料药不经液态直接变成气态的现象，称为升华。例如，碘、薄荷脑、樟脑、天然龙脑等都具有升华性。升华的快慢与外界温度高低有关，夏季气温高升华就快，冬季气温低则慢。应把易升华的药物密封保存。

**5. 熔化**　熔化是指固态物质受热变成液体的现象。例如，天然维生素 E。

**6. 冻结**　是指一些液体原料药遇冷凝结成固体的现象。液体原料药会因凝结致体积膨胀而导致玻璃容器破裂。

**7. 吸附**　某些固体原料药由于表面积大，有吸附作用，使其自身吸附其他药物成分的气味，俗称"串味"；例如，氧化淀粉如果包装密封不严，与樟脑等易挥发的原料药同库储存，则氧化淀粉很容易吸附有樟脑的气味。

**即学即练9-1**

下列哪种原料药容易升华，应将其密封储存？（　　）

A. 天然维生素 E　　　　B. 磷酸可待因　　　　C. 右旋糖酐　　　　D. 天然樟脑

# 任务二　常用化学原料药和中药提取物的储存养护

PPT

 **岗位情景模拟9-2**

**情景描述**　某化学药制剂生产企业仓库最新购进一批辛伐他汀原料药，当投料员打开这种原料药纸板桶，准备取料时，发现纸板桶内的铝箔袋膨胀很大，充满了气体。投料员不知如何处理？

**讨　　论**　铝箔袋充入的是什么气体，是否对人体有毒害，投料员打开取出一部分后，袋内剩余的原料药是否还需要再次充入这样的气体？

答案解析

化学原料药和中药提取物均用于生产合格的药物制剂，做好这类原料药的储存养护工作是保证药物制剂质量的关键之一。

## 一、常用化学原料药的储存养护  微课

各种化学原料药一般应密封或密闭保存，包装应清洁、完好无损，杜绝灰尘、细菌等异物的污染，还要针对如光线、空气、湿度、温度、霉菌等外界因素的影响，结合原料药的不同特性有针对性地进行分类储存养护。

### （一）注意防潮

对于易受潮、吸潮而发生变化，导致分解变质的原料药，例如：碳酸氢钠、甘油、乳酸、胃蛋白酶、淀粉酶、氯化钙等应注意严格密封，防止受潮后被稀释、潮解结块、发霉腐烂等。

有些原料药受潮后容易发生水解，例如，替米沙坦、阿司匹林、硝酸甘油、丙酸睾酮、盐酸普鲁卡因、硝酸毛果芸香碱、葡醛内酯、巴比妥钠类、洋地黄苷、毒毛旋花子苷 K 等，此类原料药储存保管时应注意保持密封包装，于干燥处储存，应特别注意防潮。

绝大部分抗生素原料药干燥品在室温下尚稳定，但有些抗生素原料药，例如氯霉素类、四环素类、青霉素类（含头孢菌素类）等吸潮受热后易分解失效，甚至产生有毒物质，这类原料药保管时也要严格密封，在阴凉（或冷藏）干燥处保存，且注意避光。

### （二）防止受热

许多化学原料药遇热容易变质。温度升高，原料药的氧化和水解等化学反应加快，分解变质加快；因此许多原料药要求低温保存，需要放置在阴凉库、冷藏库甚至冷冻库中进行储存（表9-1）。

表 9 – 1　　《中国药典》（2020 年版，二部）收载的部分常用原料药的储存要求一览表

| 名称 | 类别 | 储存要求 | 仓库类型 |
| --- | --- | --- | --- |
| 甘油 | 润滑性泻药 | 密封，在干燥处保存 | 常温库 |
| 硫酸软骨素钠 | 酸性黏多糖类 | 密封，遮光，在干燥处保存 | 常温库 |
| 罗红霉素 | 大环内酯类抗生素 | 密封，在干燥处保存 | 常温库 |
| 硝酸甘油 | 血管扩张药 | 遮光，密封，在阴凉处保存 | 阴凉库 |
| 辛伐他汀 | 降血脂药 | 密封，充氮，阴凉处保存 | 阴凉库 |
| 肾上腺素 | 肾上腺素受体激动药 | 遮光，减压严封，在阴凉处保存 | 阴凉库 |
| 头孢拉定 | $\beta$ – 内酰胺类抗生素，头孢菌素 | 遮光，充氮，密封，在低于 10℃ 处保存 | 冷藏库 |
| 尿激酶 | 溶栓药 | 遮光，密封，在 10℃ 以下保存 | 冷藏库 |
| 奥美拉唑 | 质子泵抑制药 | 遮光，密封，在干燥，冷处保存 | 冷藏库 |
| 阿法骨化醇 | 钙代谢调节药 | 遮光，充氮，密封，在冷处保存 | 冷藏库 |
| 乌司他丁 | 蛋白酶抑制剂 | 密封，在 – 20℃ 以下保存 | 冷冻库 |
| 克拉维酸钾 | $\beta$ – 内酰胺酶抑制剂 | 严封，在 – 20℃ 以下干燥处保存 | 冷冻库 |
| 人胰岛素 | 降血糖药 | 遮光，密闭，– 15℃ 以下保存 | 冷冻库 |

### （三）注意避光

许多原料药需要避光，对于遇光易变质的原料药，应将其置于避光容器内，并密闭储存于凉暗处。如磺胺嘧啶银、盐酸普鲁卡因、弱蛋白银、硝酸银等。

### （四）防止挥发

对于易挥发的原料药，温度升高将会加速其挥发而减量。因此，这类药品应密封于阴凉处保存。如药用乙醇、薄荷脑、樟脑以及挥发油类等。

### （五）防止串味

有特殊臭味的原料药应与其他原料药分库存放，尤其要与吸附力强的原料药分开储存，尽量避免同柜、混合堆放、近旁储存，防止串味。如樟脑、薄荷脑等有特殊气味，要严格密封。药厂仓库已经开封过的有特殊臭味的原料药应与药用炭、淀粉、葡萄糖、乳糖、氢氧化铝等药品或药用辅料分开存放。

### （六）防止碳酸化

氧化锌、氧化镁、茶碱和磺胺类、巴比妥钠盐等原料药易吸收空气中二氧化碳后发生碳酸化反应，出现颜色变暗，溶解性降低等现象，保管时要注意密封，应避免与空气接触。

### （七）防止氧化

硫酸亚铁、肾上腺素、酚磺乙胺、左旋多巴、己烯雌酚、维生素 E、维生素 D2/D3、维生素 C、磺胺嘧啶类、对氨基酸水杨酸钠和叶酸等原料药，长时间暴露在空气中，容易被氧化，且温度升高也会加速氧化，此类原料药应注意严格密封。有些原料药在密封时抽出密封容器内的一部分空气，采用减压密封；有的则在抽出空气后充入惰性气体（例如氮气），用来隔绝氧气防止发生氧化；这些原料药通常需要阴凉避光保存。

### （八）防止风化

对于含有结晶水、易风化导致物理变化的原料药如咖啡因、硫酸镁、硫酸钠、磷酸可待因、硼砂

等，储存于阴凉库，密封包装，不能将其放置在过于干燥通风的地方。

### （九）生化原料药要防止虫蛀和霉腐

大部分生化原料药含有较多的蛋白质或多肽，易受温度、光线、水分和微生物等影响，而出现生虫、霉变、腐败、有效成分破坏、异臭等变异现象。故这类药品的储存和养护必须注意密封，并将其在凉暗处避光保存。生化原料药都标注"生产日期"和"有效期"，出库时必须遵循"先产先出，近期先出"原则。如胃蛋白酶等。

### （十）危险品原料药的储存养护

对于易燃易爆的危险品原料药，应严格按照有关部门的规定和制度进行储存养护。将其储存在远离一般仓库的危险品专库，在凉暗处储存。库内使用防爆冷光源，防火储存，杜绝明火和摩擦，库房安装专用防盗门，实行双人双锁管理；具有相应的防火设施；具有监控设施和报警装置，报警装置应当与公安机关报警系统联网。

特殊管理原料药的储存养护，见项目十二。

必须指出，影响各种原料药质量的因素是综合的、多方面的，故化学原料药和生化原料药在储存保管中应充分全面考虑各种影响因素，不应单纯注意某一方面而忽视其他方面。如弱蛋白银除对光敏感外，还有引湿性，储存中既要避光又要防潮；又如碘仿有异臭，常温下易挥发，遇光又易变质所以要在凉暗处避光保存，并和其他原料药隔离保管以防串味。

## 二、常用中药提取物的储存养护

中药提取物种类繁多且某些化学成分含量较高，受温度、光照等因素影响明显，因此在仓库工作中常常根据中药提取物的形态分类储存，在《中国药典》（2020 年版，一部）中对一些中药提取物的储存条件做出了具体规定（表 9 - 2）。

表 9 - 2 　《中国药典》（2020 年版，一部）收载的部分中药提取物的储存要求

| 提取物名称 | 储存要求 | 仓库类别 |
|---|---|---|
| 甘草流浸膏、远志流浸膏、刺五加浸膏、益母草流浸膏、肿节风浸膏、积雪草总苷、大黄流浸膏、黄藤素 | 密封，密闭 | 常温库 |
| 银杏叶提取物、环维黄杨星 D、岩白菜素、穿心莲内酯、灯盏花素 | 遮光，密封，密闭 | 常温库 |
| 连翘提取物、北豆根提取物、大黄浸膏、三七总皂苷、人参总皂苷、人参茎叶总皂苷、水牛角浓缩粉 | 密封，密闭，置干燥处 | 常温库 |
| 薄荷脑、颠茄浸膏、颠茄流浸膏、当归流浸膏 | 密封，置阴凉处 | 阴凉库 |
| 黄芩提取物、茵陈提取物、甘草浸膏、浙贝流浸膏、山楂叶提取物 | 密封，置阴凉干燥处 | 阴凉库 |
| 姜流浸膏、丁香罗勒油、茶油、八角茴香油、广藿香油、肉桂油、牡荆油、松节油、莪术油、桉油、麻油、蓖麻油、满山红油、薄荷素油、香果脂 | 遮光，密封，密闭，置阴凉处 | 阴凉库 |
| 丹参酮提取物、丹参总酚酸提取物、三七三醇皂苷 | 遮光，密封，密闭，置阴凉干燥处 | 阴凉库 |

## （一）流浸膏和浸膏的储存养护

流浸膏剂和浸膏剂系指饮片用适宜的溶剂提取，蒸去部分或全部溶剂，调整至规定浓度而形成的制剂。流浸膏剂浓度为每1ml相当于饮片1g；浸膏剂分为稠膏和干膏两种，每1g相当于饮片或天然药物2~5g。

流浸膏和稠膏等提取物比较浓稠，暴露在空气中容易出现发霉变质，遇到潮湿环境容易吸水被稀释；空气湿度过低导致表面结皮或形成硬块；环境温度较高时也容易引起发酵，有些成分遇光易分解。故流浸膏剂、浸膏剂应置遮光容器内密封，流浸膏剂要置阴凉处储存，浸膏剂应阴凉或常温储存。

## （二）植物油脂（含挥发油）提取物的储存养护

此类提取物暴露于空气中容易被自动氧化，出现酸败，产生异臭；环境温度较高时酸败加剧，同时造成挥发油挥发减量；温度较低时，会出现结晶析出或沉淀。故植物油脂（含挥发油）提取物通常需要密封、遮光，在阴凉条件下储存。

## （三）固体粉末状中药提取物的储存养护

此类提取物通常为中药浸膏粉、某类成分的总提物或一些成分单体，极易吸潮结块。环境湿度较高时还容易出现表面湿润或颜色加深，一些成分容易水解；有些成分暴露在空气中容易自动氧化、分解变质；光照和较高温度都容易加速裂解和氧化，因此粉末状中药提取物通常需要遮光、密封，有些还需要置阴凉干燥处保存。

## （四）固态晶体中药提取物的储存养护

此类提取物通常为一些植物成分单体或某一类成分混合物，这类提取物有的遇光或热逐渐变色，有的容易升华，有的具有强烈刺激气味，有些晶体在湿度较低的环境下容易失水风化，遇到氧气又容易裂解，具有旋光性的结晶体遇到光照和较高温度容易消旋，基于以上原因固态结晶类植物提取物通常要遮光、密封或密闭，有些需要放置在阴凉干燥处保存。

由于中药提取物对储存环境要求较为严格，因此在生产经营中通常都需要密封在纸板桶中，随时使用随时打开，打开后一次用完。中药提取物的保质期通常为24个月，必须在保质期内使用。

 知识链接

### 药用辅料的储存与养护

在生产和经营中药用辅料实行专库储存，药用辅料仓库设置与化学原料药仓库基本相同，必须建立相应的冷冻库、冷藏库、阴凉库和常温库；各种药用辅料储存要求有很大差别（表9-3），仓库储存中必须要满足药用辅料储存所要求的温度、湿度、避光、密封等条件，同时满足卫生要求；要防止药用辅料在储存过程中发生吸湿潮解、结块、被稀释、融化、挥发、变色、发霉、虫蛀、出现异味、吸附串味等变质现象。

表9-3 部分药用辅料储存要求

| 名称 | 类别 | 储存要求 | 仓库 |
| --- | --- | --- | --- |
| 七氟丙烷 | 抛射剂（供外用气雾剂用） | 置耐压容器中，通风、避光保存 | 常温库 |
| 微晶纤维素 | 填充剂和崩解剂 | 密闭保存 | 常温库 |
| 乙基纤维素水分散体（B型） | 包衣材料，释放阻滞剂 | 25℃以下密闭保存，避免冻结 | 阴凉库 |

续表

| 名称 | 类别 | 储存要求 | 仓库 |
|------|------|----------|------|
| 肠溶明胶空心胶囊 | 迟释胶囊剂 | 密闭，在温度 10~25℃，相对湿度 35%~65% 条件下保存 | 阴凉库 |
| 羊毛脂 | 软膏基质和乳化剂 | 密封，在阴凉处保存 | 阴凉库 |
| 月桂酰聚氧乙烯（6）甘油酯 | 增溶剂和乳化剂 | 充氮，密封，在阴凉干燥处保存 | 阴凉库 |
| 蛋黄卵磷脂 | 乳化剂和增溶剂等 | 密封、避光，低温（−18℃以下）保存 | 冷冻库 |
| 大豆磷脂 | 乳化剂和增溶剂等 | 密封、避光，低温（−18℃以下）保存 | 冷冻库 |

## 三、化学原料药和中药提取物的重点养护

在企业的药品养护制度中通常把以下品种列为重点养护对象：近效期药品、有效期较短的药品、质量不稳定的药品、近期出现过质量问题的药品、特殊管理的药品、药监部门重点监控的品种，以及有温湿度、避光等特殊储存条件要求的品种等。

### （一）重点养护的化学原料药和中药提取物

养护人员在每月的库存药品养护中应确定以下化学原料药和中药提取物作为重点养护品种。

1. 本月在仓库出现的近效期化学原料药和中药提取物品种，近效期药品是指在 12 个月以内到期的药品；近效期药品因为已接近药品的最长存储期限，很容易发生质量变化，故必须作为重点养护对象。养护人员必须每月在《医药经营 ERP 系统》中查询后，填写《近效期药品催销表》，并做重点养护。

2. 有效期在 18 个月以内的化学原料药和中药提取物品种作为重点养护品种。

3. 一些质量不稳定的化学原料药，需要采取特殊的储存措施。

（1）严格密封，隔绝空气（氧气），防止氧化。某些容易氧化变质的原料药，例如，溴化钠、硫酸亚铁、亚硝酸钠、硫代硫酸钠、亚硫酸钠、苯甲醇、肾上腺素、水杨酸钠、吗啡、酚磺乙胺、左旋多巴、己烯雌酚、维生素 E、磺胺、对氨基水杨酸钠、盐酸普鲁卡因、半胱氨酸、盐酸异丙嗪、盐酸氯丙嗪、奋乃静、酒石酸锑钾、松节油、维生素 A、维生素 D、维生素 C、叶酸等原料药储存时必须严格密封，隔绝空气，严格控制储存温度，防止氧化。

（2）严格保持干燥，防止药物受潮水解。容易受潮水解变质的原料药包括：硝酸甘油、阿司匹林、丙酸睾酮、氯化琥珀胆碱、棕榈氯霉素、盐酸普鲁卡因、硝酸毛果芸香碱、葡醛内酯、氯霉素、四环素、青霉素、头孢菌素、巴比妥类、洋地黄毒苷等。以上药物的原料药储存时必须严格密封，防止吸潮，严格控制储存温湿度，防止水解。

（3）需要冷链和避光储存的原料药。这些原料药包括：①需要冷藏储存的原料药品种有头孢拉定、头孢哌酮钠、尿激酶、阿法骨化醇、细胞色素 C 溶液、前列地尔、维生素 $D_2$、替考拉宁、奥美拉唑、鲑降钙素、凝血酶冻干粉等。②需要冷冻储存的原料药品种有乌司他丁、克拉维酸钾、重组人生长激素溶液、人胰岛素、硫酸西索米星等。

（4）需要专库储存的特殊管理药品品种（见项目十二）。

（5）储存中易发生物理变化原料药（含药用辅料）：①储存中易吸湿发生潮解的原料药，包括弱蛋白银、枸橼酸铁铵、氯化钙、山梨醇、甘油、乳酸、胃蛋白酶、淀粉酶、青霉素类等。②储存中遇干燥易风化的原料药，包括硫酸钠、咖啡因、磷酸可待因等。③储存中易挥发的原料药，包括乙醇、挥发

油、樟脑、薄荷脑等。④储存中易升华的原料药，包括碘、樟脑、薄荷脑、麝香草酚等。⑤储存中易吸附异味的原料药，包括氧化淀粉、药用炭、白陶土、滑石粉等。

4. 已经打开包装的化学原料药和中药提取物，由于药品的原有包装被打开，原来的密封状况被破坏，这些化学原料药和中药提取物继续储存很容易发生氧化或吸湿水解等变化，因此，对此类化学原料药和中药提取物要进行重点养护。

### （二）对重点养护品种建立养护档案

企业养护人员应结合仓储管理的实际，本着"以保证药品质量为前提，以服务业务经营需要为目标"的原则，针对重点养护品种建立药品养护档案（表9－4）。

药品养护档案是在一定的经营周期内，对药品储存质量的稳定性进行连续观察与监控，总结养护经验，改进养护方法，积累技术资料的管理手段。通常在《医药经营 ERP 系统》GSP 管理模块建立药品养护档案。

药品养护档案内容应包括药品的基本质量信息、观察周期内对药品储存质量的追踪记录、有关问题的处理情况等。药品养护档案的品种应根据业务经营活动的变化及时调整，一般应按年度调整确定。

表9－4　药品养护档案表

| 药品名称 | | | 规格 | | 剂型 | |
|---|---|---|---|---|---|---|
| 外文名称 | | | 批准文号 | | 有效期 | |
| 生产企业 | | | GMP 认证 | | | |
| 地址 | | | | | | |
| 用途 | | | 检查养护项目 | | | |
| 质量标准 | | | 包装情况 | | | |
| 性状 | | | | | | |
| 储藏要求 | | | | | | |
| 质量问题摘要 | 时间 | 生产批号 | 质量问题 | 处理措施 | 养护员 | 备注 |
| | | | | | | |
| | | | | | | |
| | | | | | | |
| | | | | | | |
| | | | | | | |

**即学即练9－2**

下列哪种化学原料药遇光、湿、热均易发生变质，必须要遮光，充氮，密封，在冷藏库中储存？（　　）

答案解析　A. 硫酸软骨素钠　　　B. 阿法骨化醇　　　C. 肾上腺素　　　D. 硝酸甘油

### 【原料药养护工作平凡而伟大：思政专栏】

一件原料药质量的优劣，会直接关系到成百上千件甚至几万件药物制剂质量的安全，也会直接关系到千千万万患者的健康；在这个千岩竞秀，只争朝夕的年代，一个小小的药品仓库保管员可能普通得不能再普通了，然而谁会想到正是他们认真细致的养护工作，才保证了我们今天药品质量的安全，我们应当向这些平凡的药品养护人致敬！

## 目标检测

答案解析

一、选择题

1. 以下不属于药品变异现象的是（　　）

  A. 变色                                      B. 潮解

  C. 超过有效期                             D. 冻结

2. 原料药具有被吸附药品气味的现象称为（　　）

  A. 吸潮                                      B. 串味

  C. 酸败                                      D. 挥发

3. 液体原料药发生引湿现象，将会使其本身首先发生（　　）

  A. 稀释                                      B. 潮解

  C. 变色                                      D. 挥发

4. 不容易被氧化的原料药是（　　）

  A. 肾上腺素                               B. 左旋多巴

  C. 水杨酸钠                               D. 碳酸氢钠

5. 二氧化碳对原料药的影响，不包括（　　）

  A. 改变药物的酸度                        B. 促使药物分解变质

  C. 导致药物产生沉淀                      D. 使药品 pH 升高

6. 原料药发生光化现象后，往往使药品（　　）

  A. 疗效增强、毒性增加                  B. 疗效降低或失效、毒性增加

  C. 疗效降低、毒性降低                  D. 疗效增强、毒性降低

7. 抗生素类原料药最好储存于（　　）库中

  A. 常温库                                  B. 阴凉

  C. 冷藏                                    D. 危险品

8. 原料药的化学变化不包括（　　）

  A. 水解                                    B. 凝固

  C. 酸败                                      D. 酶解

9. 原料药的物理变化不包括（　　）

  A. 吸潮                                    B. 消旋

  C. 挥发                                    D. 升华

10. （　　）应严封，在 −20℃ 以下干燥处保存

  A. 胰岛素                                 B. 奥美拉唑

  C. 克拉维酸钾                             D. 头孢地尼

二、判断题

1. 头孢类抗生素原料药通常要求严格密封，储存在冷藏库中。（　　）

2. 原料药颜色变深，不代表原料药已经发生变质。（　　）

3. 阿司匹林原料药储存时出现酸味，表示该原料药已经被 $O_2$ 氧化。（　　）

4. 氨茶碱原料药如果包装密封不严，容易被空气中的 $CO_2$ 碳酸化。（　　）

5. 硫酸亚铁原料药储存时应当严格密封，防止被水解。（　　）

书网融合……

知识回顾　　　　　微课　　　　　习题

## 项目十　常用化学药制剂、中成药和生物制品的储存养护

### 学习引导

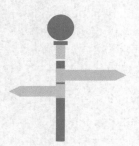

我们在生活中有没有会遇到这样的情况，夏季阴雨连绵闷热潮湿的时候，家里存放的感冒清热颗粒受潮变软，开过封的瓶装胶囊黏软变形，复方甘草片黏结成团，维生素 C 片发生变色，外用的栓剂软化变形……发生了这些变化的药物，质量会不会受到影响？我们还能不能继续服用或使用？有什么措施能避免这些药物发生变化？

本项目我们就来学习化学药制剂、中成药和生物制品的常见变质现象，以及对应的储存养护方法。

### 📖 学习目标

1. **熟悉**　化学药制剂、中成药和生物制品的常见质量变异现象。
2. **掌握**　化学药制剂、中成药和生物制品的储存要求。

## 任务一　化学药制剂、中成药和生物制品常见变质现象

PPT

### ▶▶ 岗位情景模拟 10 - 1

**情景描述**　2016 年 1 月，河北省＊＊＊市药品稽查人员在对辖区内某药品批发企业仓库进行实地检查时发现，该企业仓库未按照 GSP 要求采取必要的保温防冻措施，随后检查发现仓库中储存的复方醋酸地塞米松乳膏软管内有结冰现象，当恢复到接近 18℃ 室温时，有透明液体渗出。

**讨　论**　1. 此药品结冰，当恢复到接近 18℃ 室温时有透明液体渗出说明此药品出现了哪些质量变异现象？

2. 你认为是哪些因素影响了此药品的质量稳定性？

3. 你认为此药品应在什么温度条件下储存？

答案解析

　　化学药制剂、中成药和生物制品是消费型医药商品的主要类型，在临床应用时有多种剂型。各种剂型在受到内外界不同因素的影响时，会发生外观性状的变化以及内在质量的变异，使药品效价降低甚至变质失效，要防止这些药品发生变质，首先我们应当弄清它们会发生哪些变质现象，然后针对这些变质采取相应的养护措施。

## 一、化学药制剂和中成药常见变质现象 @微课1

**1. 霉变**　空气中的霉菌孢子污染了药品，特别是污染了含糖制剂和各种液体制剂后，在适当的温度、湿度下会长出菌丝，即发霉。蜜丸发霉后，常带有灰绿或灰白色的斑点；糖浆发霉后，还能见到白色的絮状物。

**2. 发酵**　糖浆剂或口服溶液剂，均可因温度高而水分蒸发集中在表面，使糖浆局部被稀释而引起酵母菌在表层大量繁殖，甚至产生大量气体而使容器膨胀、破裂，有的则因局部发酵而产生酸腐、难闻的异臭。

**3. 变味**　除部分成分因发酵而发出酸味外，含挥发油的药物制剂会因包装不严，挥发油散失或氧化酸败后，出现异常气味。

**4. 浑浊或沉淀**　有的注射液、涂剂、合剂（含口服液）在储存期间会因温度降低出现变色、浑浊、沉淀或结晶析出，温度升高又不能恢复；有些酊剂、酒剂等含乙醇制剂因酒精挥发过多，出现浑浊或沉淀。

**5. 潮解或结块**　化学药制剂和中成药中的散剂、颗粒剂、普通片剂、丸剂、栓剂等由于储存中吸潮、受热而凝结或粘连成块；粉针剂如果密封不严，吸潮后会出现返潮、湿润或结块。

**6. 虫蛀和变色**　中成药的丸剂、散剂、颗粒剂、糖浆剂、煎膏剂等，在储存中容易发生霉变和虫蛀。虫蛀可形成蛀洞甚至可见虫的排泄物。虫蛀常伴随霉变，出现绿色或白色小点等变色。化学药制剂中的散剂、胶囊剂等，发生氧化或水解后也会伴随变色。

**7. 皱皮、干裂、反砂和硬结**　硬胶囊、软胶囊、滴丸等，由于久贮、包装不严、温度过高，使水分散失而出现皱皮、干裂；在此情况下滴丸也会出现表面粗糙、变硬、气味走失、易碎等变质现象；一些含糖药物制剂储存中出现糖质结晶析出（反砂）；蜜丸储存中因密封不严出现局部变干，形成硬结。

**8. 裂片、松片**　普通片可发生裂片、龟裂、松片等异常状态，通常是由于吸潮所致。糖衣片、薄膜衣片会因受潮或高温等的影响出现包衣溶化或熔化而出现变色，有的起花斑。

**9. 软化、粘连和破裂**　胶丸、胶囊和软胶囊、滴丸由于存储环境温湿度较高而发生互相粘连、软化或粘瓶现象，也会因为空气湿度过低导致胶囊壳破裂出现漏粉、漏油等现象。

**10. 变形、干裂或出汗**　栓剂当存储环境温湿度过高时会出现融化变形，当温度低、湿度高时出现出汗（吸湿后凝结成水滴），当湿度过低时又会出现干裂、皱缩现象。

**11. 溶化、分层**　软膏剂当储存温度过高时，其中的软膏基质出现熔化，膏体出现泄露；乳膏剂当储存温度过低出现冻结，熔化后会出现分层析水等变质现象。

**12. 融化**　外用凝胶剂，因储存温度过高，会发生融化变软，甚至流出。

## 二、生物制品常见变质现象

生物制品中的主要成分均为活性蛋白质或多肽，许多为人体内源性物质，在这些蛋白质中氨基酸及其排序、末端集团、氢键、肽链和二硫键位置等，以及所形成的空间结构（二维或三维结构）都影响到它们的生物活性。在环境中有活性蛋白质成分药物当受到剧烈的温度变化、光照刺激或剧烈震动、搅拌等影响时通常会出现凝聚、沉淀、消旋、脱酰胺基等变质现象而失去活性。

减毒活疫苗是毒力减弱或基本无毒的活细菌、活病毒等微生物，这些微生物通常是发生了自然变异或人工变异的菌株或毒株，本身对环境适应性很差，尤其是脱离了宿主细胞的病毒，对环境的温度、湿度、空气和光照极为敏感，很容易发生变异、死亡而失去免疫源性。

通常情况下生物制品出现以上变质，其外观性状往往变化很小，一般不被人们发现。

**即学即练 10 – 1**

哪种药品剂型当储存环境温度较低，而湿度又较高时会发生"出汗"变质现象？（　　）

答案解析　A. 软膏剂　　　　B. 栓剂　　　　C. 胶丸　　　　D. 软胶囊

# 任务二　化学药制剂和中成药的储存养护

PPT

## 一、化学药制剂和中成药的分库和分类储存

分库分类储存，是指药品实行分库存放、分类保管，是仓库对储存药品在库保管阶段的科学管理方法之一。

### （一）分库储存

化学药制剂和中成药在入库时，通常要按照药品包装、标签、说明书上标示的【贮藏】项下对储存温度的要求进行分库，选择不同温度的仓库进行储存，如常温库、阴凉库、冷藏库等（见项目五任务三）。储存时应当按照要求采取避光、遮光、通风、防潮、防虫、防鼠等措施。平时应注意检查并改善储存条件，做好防护措施，保持好卫生环境。表 10 – 1 列举出了部分常用化学药制剂和中成药的分库储存要求。

表 10 – 1　部分常用化学药制剂和中成药的分库储存要求

| 药品名称 | 储存要求 | 仓库类型 |
|---|---|---|
| 化学药制剂：马来酸氯苯那敏片、复方炔诺孕酮片、左氧氟沙星片、布洛芬片、甲硝唑片、对乙酰氨基酚片、复方利血平片、辛伐他汀胶囊、阿司匹林肠溶片、阿莫西林胶囊、罗红霉素片、盐酸二甲双胍片、格列吡嗪片、诺氟沙星滴眼液、萘敏维滴眼液、维生素 $B_1$ 片、维生素 C 片、维生素 E 胶丸、硝酸咪康唑乳膏、奥美拉唑肠溶胶囊、聚维酮碘栓 | 遮光，密封，防潮保存 | 常温库 |
| 中成药：三金片、小儿清肺化痰口服液、牛黄上清片、六味地黄丸、心血康胶囊、安宫牛黄丸、利胆排石片、香砂六君丸、复方鲜竹沥液、养阴清肺膏、健胃消食片、益母草颗粒、黄连上清丸、麻仁润肠丸、越鞠保和丸、蛤蚧定喘丸、复方丹参滴丸、感冒清热颗粒、橘红痰咳液、藿香正气水、金莲花口服液、川芎茶调颗粒、天麻钩藤颗粒、云南白药、片仔癀、六一散、加味逍遥丸、血府逐瘀胶囊、银黄颗粒、紫金锭、麝香痔疮膏、西瓜霜润喉片、化痔栓、消糜栓、麝香祛痛搽剂、麝香痔疮栓 | | |
| 化学药制剂：甲硝唑阴道泡腾片、头孢地尼胶囊、头孢拉定胶囊、头孢氨苄片、阿奇霉素胶囊、西地碘含片、多烯酸乙酯软胶囊、阿莫西林克拉维酸钾分散片、沙丁胺醇吸入气雾剂、尿素乳膏、联苯苄唑乳膏、复方醋酸地塞米松乳膏 | 遮光，密封，在凉暗干燥处保存 | 阴凉库 |
| 中成药：七厘散、小儿止嗽糖浆、杏苏止咳糖浆、狗皮膏、银翘解毒软胶囊、麻仁滋脾丸、暖脐膏、藿香正气软胶囊、八正合剂、川贝枇杷糖浆、牛黄蛇胆川贝液、化积口服液、连花清瘟胶囊、玉屏风口服液、正骨水、四物合剂、伤湿止痛膏、阿胶补血口服液、拔毒膏、骨友灵搽剂、活血止痛膏、健儿消食口服液、消肿止痛酊、紫雪散、感冒止咳糖浆、藿胆片、双黄连口服液、四味珍层冰硼滴眼液、复方熊胆滴眼液、烧伤灵酊、清肝利胆口服液、鼻窦炎口服液 | | |
| 生化和化学药制剂：注射用尿激酶、注射用头孢哌酮钠、注射用替考拉宁、注射用鲑降钙素、凝血酶冻干粉 | 遮光，密闭，2 ~ 10℃ 保存 | 冷藏库 |

## （二）分类储存

一般情况下，同一库房内的化学药制剂按药品的用途或适应证进行分类，中成药则根据中成药的功能主治进行分类，将同一类型的药品根据品种和数量多少，将其储存在同一货区或相邻的货架（或相邻货位）上；也有一些药品批发企业或医药电商仓库按照药物剂型进行分类，通常分为粉剂类、成型制剂类、油膏类、水剂类以及喷剂等五大类（见项目三任务三）。

# 二、化学药制剂和中成药常见剂型的储存养护

## （一）片剂的储存养护

片剂以口服普通片（素片）为主，另有含片、舌下片、口腔贴片、咀嚼片、分散片、可溶片、泡腾片、阴道片、阴道泡腾片、缓释片、控释片、肠溶片与口崩片等；片剂中包含的崩解剂易吸收空气中的水分，使药片松散、破碎。含片、舌下片、糖衣片受潮吸湿后容易溶化、溶散或融化；素片、分散片、阴道片、阴道泡腾片和泡腾片吸湿后会破碎、崩解；口崩片受潮会迅速崩解。储存环境湿度过低时，药片又易干裂。因此，片剂宜严格密封，在干燥阴凉处保存，严格防潮。

## （二）注射剂的储存养护

注射剂包括注射液、注射用无菌粉末与注射用浓溶液等。

**1. 注射液、注射用浓溶液的储存养护**　注射液俗称"水针"，储存中溶液型注射液应澄清；混悬型注射液若有可见沉淀，振摇时应容易分散均匀；乳状液型注射液不得有相分离现象。液体注射剂由于装在易碎的安瓿内，因此搬运、装卸和堆码摆放时应特别注意；注射用浓溶液通常装量较多，整件药品堆垛不宜过高；这类制剂都应避免重压、跌落和撞击，防止出现破碎、渗漏和污染其他药品；货架摆放的小包装注射液也应注意不要落地摔碎。通常情况下这类制剂要给予避光、防热、防冻储存。

**2. 注射用无菌粉末的储存养护**　注射用无菌粉末储存过程中应严格密封，避免粘瓶、吸潮、结块、溶化等，多数粉针剂需要避光，阴凉保存。

## （三）胶囊剂的储存养护

胶囊剂包括：硬胶囊、软胶囊（胶丸）、缓释胶囊、控释胶囊和肠溶胶囊等，主要供口服用。

**1. 硬胶囊的储存养护**　硬胶囊容易吸收水分，轻者可鼓胀，胶囊表面浑浊，严重时可霉变、粘连，甚至软化、破裂。遇热则易软化、粘连。而过于干燥，水分过少，则宜脆裂。储存时应保持整洁，不得有黏结、变形、渗漏或囊壳破裂等现象，并应无异臭。因此硬胶囊要密封，置于温度不高于30℃环境或阴凉干燥处储存。

**2. 软胶囊（胶丸）的储存养护**　软胶囊和胶丸，因内含的是液体物质，储存时温度过高，胶囊或胶丸壳很容易软化，长时间储存还会出现粘连、变色或破裂现象。因此软胶囊（胶丸）应密封、避光储存，其存放环境温度不高于30℃，湿度应适宜，防止受潮、发霉、变质。

## （四）蜜丸的储存养护

蜜丸是用饮片细粉以炼蜜为黏合剂制成的丸剂。蜜丸是不容易长时间保存的剂型之一，储存环境湿度对蜜丸影响较大，环境湿度过高，蜜丸会出现吸湿软化、变形、发霉、虫蛀等；环境湿度过低，会出现干硬、硬结、变色、表面粗糙；因此蜜丸要注意包装完好，密封。应防潮、防霉变、防虫蛀。

### （五）水丸、水蜜丸和浓缩丸的储存养护

水丸系指饮片细粉以水（或根据制法用黄酒、醋、稀药汁、糖液、含5%以下炼蜜的水溶液等）为黏合剂制成的丸剂。水蜜丸系指饮片细粉以炼蜜和水为黏合剂制成的丸剂。浓缩丸系指饮片或部分饮片提取浓缩后，与适宜的辅料或其余饮片细粉，以水、炼蜜或炼蜜和水为黏合剂制成的丸剂。水丸、水蜜丸和浓缩丸因为丸径比较小，质地疏松，与空气接触面积较大，当环境湿度过高时易吸收空气中的水分，造成软化、粘连、变形，有时出现霉变、虫蛀；当环境湿度过低时又会出现干硬、变色、表面粗糙，有的出现破碎等。因此水丸、水蜜丸和浓缩丸要保持包装完好，应密封保存，注意储存环境的温湿度。

### （六）煎膏剂（膏滋）的储存养护

煎膏剂（膏滋）系指饮片用水煎煮，取煎煮液浓缩，加炼蜜或糖（或转化糖）制成的半流体制剂。煎膏剂储存时温度过高易发生发酵、膨胀；密封不严，表面容易结皮或出现硬块。因此煎膏剂应密封，置阴凉处储存。整件装量较多，包装较重，储存时堆垛不宜太高，要防止重压、跌落和撞击。

### （七）滴丸剂的储存养护

滴丸剂系指原料药物与适宜的基质加热熔融混匀，滴入不相混溶、互不作用的冷凝介质中制成的球形或类球形制剂。滴丸直径很小，如果包装密封不严，吸湿后容易粘连、溶化；干燥后有效成分挥发，颜色变浅、表面粗糙，易破碎。因此应密封，30℃以下保存。

### （八）颗粒剂和散剂的储存养护

散剂和颗粒剂都是固体制剂；颗粒剂又分为可溶颗粒（通称为颗粒）、混悬颗粒、泡腾颗粒、肠溶颗粒、缓释颗粒和控释颗粒等。散剂和颗粒剂都极易受潮结块、发霉。因此储存时要保持干燥，颗粒均匀，色泽一致，不出现吸潮、软化、结块、潮解等现象，通常要求密封，置干燥处储存，防止受潮。

### （九）口服液体制剂的储存养护

口服液体制剂包括口服溶液剂、口服混悬剂、口服乳剂、糖浆剂、合剂、酒剂和露剂。

口服溶液剂要保持溶液稳定，不能出现发霉、酸败、变色、异物、产生气体或其他变质现象。

口服混悬剂应分散均匀，放置后若有沉淀物，经振摇应当容易再分散。

乳剂可能会出现相分离的现象，但经振摇应当容易再分散。

糖浆剂储存期间要保持澄清，不能出现浑浊沉淀、杂质异物、变色变质、酸败发霉、产生气体、药液渗漏、瓶外有糖浆痕迹等现象，允许有少量摇之易散的沉淀。

合剂在储存期间要保持澄清，不得有发霉、酸败、异物、变色、产生气体或其他变质现象，允许有少量摇之易散的沉淀。

酒剂在储存期间如果封口不严，容易挥发减量并串味，因此应注意检查瓶口是否严格密封。

露剂系指含挥发性成分的饮片用水蒸气蒸馏法制成的芳香水剂，在储存期间露剂应注意其中的挥发性成分不能挥发散失，储存时要保持澄清，不得有异物、酸败等变质现象。

口服液体制剂要避光、密封，置干燥处储存，合剂、酒剂、露剂要置阴凉处，避光储存。口服液体制剂包装容器通常怕压、易碎；整件商品较重，堆垛应注意稳定牢固，不宜太高；要防止重压、跌落摔碎和撞击。

### （十）栓剂的储存养护

栓剂有直肠栓、阴道栓和尿道栓；栓剂储存中要保持原料药物与基质的均匀混合，外形要完整光滑，不变形。储存时栓剂由于基质的特性，易受温度、湿度的影响而发生熔化走油、软化变形等质量变异现象，甘油明胶基质栓引湿性强，吸潮后变不透明并有"出汗"现象，气候干燥时又易干化，因此栓剂应单支包装，严格密封，注意防热、防潮，一般应在30℃以下密闭储存和运输，防止因受热、受潮而变形、发霉、变质。要防止重压，并且储存时间不宜过长，以免腐败、酸败。

### （十一）软膏剂和乳膏剂的储存养护

软膏剂又分为溶液型软膏剂和混悬型软膏剂；乳膏剂系指原料药物溶解或分散于乳状液型基质中形成的均匀半固体制剂。储存软膏剂、乳膏剂要防止出现酸败、异臭、变色、变硬等变质现象。乳膏剂不能有油水分离及胀气现象。软膏剂通常避光密封储存。乳膏剂应避光密封置25℃以下储存，不得冷冻。在贮运中要防止重压，堆码不宜过高，以防软管受压发生变形或破裂。

### （十二）贴剂的储存养护

贴剂系指原料药与适宜的材料制成的供粘贴在皮肤上的一种薄片状制剂。仓库储存的贴剂外观要保持完整光洁，有黏性。通常密封储存，要防止包装破损造成贴剂中的黏合剂碳酸化。

### （十三）膏药的储存养护

膏药系指饮片、食用植物油与红丹（铅丹）或官粉（铅粉）炼制成膏料，摊涂于裱背材料上制成的供皮肤贴敷的外用制剂。前者称为黑膏药，后者称为白膏药。膏药在储存期间要保持膏体油润细腻、光亮、摊涂均匀、不融化、不渗漏、不干裂。储存时膏药容易受环境温湿度影响，温度高、湿度大，容易造成膏药融化、渗漏；温度低、湿度小，又容易使膏药变脆，易干裂、破碎。因此膏药要密闭，置阴凉处储存。

### （十四）外用液体制剂的储存养护

外用液体制剂包括：酊剂、洗剂、搽剂、涂剂等。

酊剂：系指将原料药物用规定浓度的乙醇提取或溶解而制成的澄清液体制剂。储存的酊剂应保持澄清，久置允许有少量摇之易散的沉淀。一般要遮光，密封，置阴凉处储存。

洗剂：系指含原料药物的溶液、乳状液或混悬液，供清洗无破损皮肤或腔道用的液体制剂。在储存时，乳状液洗剂若出现油相与水相分离，经振摇后应易重新形成乳状液；混悬液若出现沉淀物，经振摇应易分散，并具足够稳定性，以确保给药剂量的准确。洗剂应密闭储存，检查时应注意装洗剂的瓶盖是否拧紧，是否有裂缝，要防止撒漏。

搽剂：系指原料药物用乙醇、油或适宜的溶剂制成的液体制剂，供无破损皮肤揉擦用；有些搽剂含有易挥发性成分，储存时容易挥发减量，并串味；有些乳状液搽剂会出现油相与水相分离，经振摇后应能重新形成乳状液；混悬液若出现沉淀物，经振摇应易分散；搽剂通常需要避光、密封储存。

涂剂：系指含原料药物的水性或油性溶液、乳状液、混悬液，供临用前用消毒纱布或棉球等柔软物料蘸取涂于皮肤或口腔与喉部黏膜的液体制剂；储存的涂剂要保持溶液稳定，乳状液若出现油相与水相分离，经振摇后应能重新形成乳状液；混悬液若出现沉淀物，经振摇应易分散，并具足够稳定性。

酊剂、洗剂、搽剂和涂剂最小包装内包装瓶口容易撒漏，应注意检查封口是否紧密，不能有裂纹。整件商品一般包装较重，储存摆放应注意保持牢固稳定，防止跌落、重压和撞击，避免撒漏。

外用液体制剂整件包装通常比较重，储存摆放和装车运输时应注意严禁倒置，堆垛应注意稳定牢固，不宜太高；要防止重压、跌落摔碎和撞击。

 **知识链接** ......

### 气雾剂和喷雾剂的储存养护

喷雾剂系指原料药物或与适宜辅料填充于特制的装置中，使用时借助手动泵的压力、超声振动或其他方法将内容物呈雾状物释出，直接喷至腔道黏膜或皮肤等的制剂。气雾剂则是指原液、乳液、混悬液、膏状等药物与其相适应的抛射剂或是推进剂，共同灌装封于特定气雾阀、气雾罐中，使用的时候借助抛射剂的压力将内容物压迫出来，多以雾状喷出。

喷雾剂在储存期间容易出现药液变色、浑浊、雾化不均匀、泄漏、染菌等质量变异现象。因此应密封，置凉暗处储存，避免暴晒、受热、敲打、撞击，防止受潮。气雾剂的压力瓶内装有抛射剂，具有一定的内压，储存期间遇热、受撞击后易发生爆裂，造成损耗。因此，气雾剂应置凉暗处储存，并避免曝晒、受热、敲打、撞击，搬运时注意轻拿轻放。

## 三、重点养护的化学药制剂和中成药品种 ℮ 微课2

仓库养护人员在每个月重点养护的化学药制剂和中成药品种包括：近效期药品、有效期较短药品和质量不稳定的药品等。其中近效期药品在《医药经营 ERP 系统》中会出现报警。

### （一）有效期较短药品

通常把有效期在 18 个月以内的药品认为是有效期比较短的品种，常见的有效期比较短的化学药制剂和中成药品种如表 10-2 所示。

表 10-2　部分有效期比较短的化学药制剂和中成药品种

| 药品名称 | 有效期 | 药品名称 | 有效期 | 药品名称 | 有效期 |
|---|---|---|---|---|---|
| 氯霉素滴眼液 | 12 个月 | 硝酸甘油注射液 | 12 个月 | 胰酶片 | 12 个月 |
| 盐酸异丙肾上腺素气雾剂 | 12 个月 | 复方硫酸软骨素滴眼液 | 18 个月 | 三磷酸腺苷二钠片 | 18 个月 |
| 克霉唑溶液 | 18 个月 | 维铁缓释片 | 18 个月 | 多酶片 | 18 个月 |
| 壬苯醇醚阴道片 | 18 个月 | 胰激肽原酶肠溶片 | 18 个月 | 转移因子注射液 | 18 个月 |
| 地塞米松磷酸钠滴眼液 | 18 个月 | 胃蛋白酶片 | 18 个月 | 转移因子胶囊 | 18 个月 |
| 参鹿扶正片 | 18 个月 | 肤痒颗粒 | 18 个月 | 珍珠明目滴眼液 | 18 个月 |
| 跌打红药胶囊 | 18 个月 | 复方石韦咀嚼片 | 18 个月 | 月见草油胶丸 | 18 个月 |
| 比拜克胶囊 | 18 个月 | 珍菊降压片 | 18 个月 | 十滴水胶丸 | 18 个月 |
| 冠心苏合丸 | 18 个月 | 蛇胆川贝液 | 18 个月 | 稳心颗粒 | 18 个月 |

### （二）质量不稳定，需要采取特殊养护措施的品种

**1. 需要冷冻储存的化学药制剂**　主要是卡前列甲酯栓（遮光，密闭，低于 -5℃保存）。

**2. 需要冷藏储存的化学药制剂**　主要是：注射用尿激酶、醋酸奥曲肽注射液、酒石酸长春瑞滨注射液、卡莫司汀注射液、洛莫司汀胶囊、马来酸麦角新碱注射液、塞替派注射液、多西他赛注射液、司莫司汀胶囊、亚叶酸钙注射液、依托泊苷软胶囊、注射用苯磺顺阿曲库铵、注射用醋酸奥曲肽、注射用

硫酸长春碱、注射用硫酸长春新碱、注射用头孢硫脒、注射用胸腺法新、注射用盐酸阿糖胞苷、注射用异环磷酰胺、注射用硫酸长春地辛、注射用头孢哌酮钠、注射用凝血酶、注射用替考拉宁、鲑降钙素注射液等。

3. 需要专库储存的特殊管理药品　详见项目十二所述。

4. 储存中有效成分易发生挥发散失的化学药制剂和中成药品种

（1）化学药制剂中含有乙醇、挥发油、樟脑、薄荷脑、碘等挥发性成分，这些成分容易挥发散失，需要重点养护；品种主要有：各种化学药酊剂、樟脑水合氯醛酊、复方樟脑酊、樟脑苯酚溶液、樟脑薄荷柳酯乳膏、复方倍氯米松樟脑乳膏、复方樟脑乳膏、冻疮膏、薄荷喉片、薄荷桉油含片（Ⅱ）、复方熊胆薄荷含片、猪胆粉薄荷脑软膏、苯海拉明薄荷脑糖浆、复方薄荷脑软膏、碘酊、碘化钾片、聚维酮碘栓、聚维酮碘凝胶、聚维酮碘药膜、复方聚维酮碘搽剂、碘糖丸、碘酸钾片、碘化铵含片、西地碘含片、强力碘溶液等。

（2）中成药的组方中含有冰片、薄荷油等挥发油成分，这些成分容易挥发散失，需要重点养护，品种主要有：比拜克胶囊、牛黄上清软胶囊、妇必舒阴道泡腾片、复方珍珠散、麝香通心滴丸、速效救心丸、十香返生丸、苏合香丸、冠心苏合丸、麝香跌打风湿膏、西瓜霜润喉片、伤湿止痛膏、冰硼散、冰黄肤乐软膏、十滴水、正金油软膏、龙虎人丹、麝香舒活搽剂等。

5. 储存中药品剂型容易发生变形或损坏的品种

（1）易发生熔化的剂型　以香果脂、可可豆脂为基质制成的栓剂，当储存温度比较高时容易发生熔化变形。

（2）易发生共熔的药物　使两种或两种以上的固体粉末药物混合后，出现润湿或液化现象的混合物，称之为低共熔混合物。含有水合氯醛、樟脑或薄荷脑等成分的复方固体剂型，由于混合后熔点降低，当储存环境温度升高，达到其熔点时，会出现湿润、结块或液化，造成药物剂型发生破坏，因此储存时应注意控制储存温度。

（3）易发生冻结的剂型　乳膏剂、凝胶剂、软膏剂、乳剂、搽剂等，当储存环境温度降低时容易发生分层、硬化等变形，储存时应特别注意防冻。例如鱼肝油乳、松节油搽剂、氢氧化铝凝胶、联苯苄唑乳膏、黑豆馏油凝胶、丹皮酚软膏、创伤止痛乳膏等。

---

**即学即练 10-2**

答案解析

瑞格列那片（诺和龙）在其最小包装的外包装上标示 15～25℃ 干燥处保存，该药品应储存在哪一种类型的仓库？（　　）

A. 常温库　　　　B. 阴凉库　　　　C. 冷藏库　　　　D. 危险品库

---

**【生产销售假药，法律难容：法治课堂】**

2019 年 7 月，湖南省某市市场监管局根据群众举报，历经 3 个月的深挖细查，联合公安机关成功查办一起隐藏于城乡结合部从事制售假药的李某等人生产销售假药案，抓捕犯罪嫌疑人 3 人，捣毁假药生产窝点 1 个、假药销售网点 2 个，现场查扣中药切片机、粉碎机、制丸机等制假设备和成品、原料、包装材料以及"祖传秘方""包治百病"等非法宣传资料。通过熟人介绍销售至湖北、河北等 20 余个省市。经执法检验，涉案假药检出非法添加的醋酸泼尼松、吲哚美辛、马来酸氯苯那敏等化学药物成分，长期服用对人体会造成精神行为障碍或再生障碍性贫血等危害。检察机关对李某等 3 名犯罪嫌疑人以生产销售假药罪、非法经营罪提起公诉。

PPT

# 任务三 生物制品的储存养护

## 一、生物制品分类储存

大部分生物制品为注射剂（液体注射剂或注射用粉针剂），通常都要求储存在 2~8℃ 的专用冷藏库内。冷藏库内必须安装有温湿度自动监测和调控系统，冷藏库温度下限设置为 3℃，上限设置为 7℃，并能够自动报警，冷藏库入口要设置缓冲间，冷藏室内应防潮防尘，并保持室内干燥，相对湿度控制在 35%~65% 范围内。生物制品在冷藏库待验区完成验收后，按照类型进行分类储存，通常分为：疫苗及预防类生物制品（含抗毒素、抗血清和血液制品）、生物治疗药品、微生态活菌制剂和诊断试剂等类别。疫苗及预防类生物制品属于特殊管理药品，其储存养护见项目十二。表 10-3 列举出了部分生物制品的分类储存要求。

表 10-3 部分生物制品分类储存要求

| 生物制品名称 | 类别 | 剂型 | 用途 | 储存和运输条件 | 仓库类型 |
|---|---|---|---|---|---|
| 人粒细胞刺激因子注射液 | 基因工程药物 | 注射剂 | 粒细胞增加药 | 2~8℃ 避光保存和运输 | 冷藏库 - 治疗药品区 |
| 精蛋白人胰岛素注射液 | 基因工程药物 | 注射剂 | 糖尿病治疗 | 2~8℃ 避光保存和运输 | 冷藏库 - 治疗药品区 |
| 注射用人干扰素 α2b | 基因工程药物 | 粉针剂 | 提高机体免疫力 | 2~8℃ 避光保存和运输 | 冷藏库 - 治疗药品区 |
| 双歧杆菌乳杆菌三联活菌胶囊 | 微生态活菌制剂 | 胶囊 | 调节肠道菌群失调 | 2~8℃ 避光干燥处保存 | 冷藏库 - 活菌制剂区 |
| 双歧杆菌四联活菌片 | 微生态活菌制剂 | 片剂 | 调节肠道菌群失调 | 2~8℃ 避光干燥处保存 | 冷藏库 - 活菌制剂区 |
| 人类免疫缺陷病毒抗体诊断试剂盒（酶联免疫法） | 体外诊断试剂 | 试剂盒 | 检测人血清或血浆中的 HIV-1 和 HIV-2 抗体 | 2~8℃ 避光保存和运输 | 冷藏库 - 诊断试剂区 |

## 二、生物制品在库储存养护要求

整件包装的生物制品通常储存在冷藏库内，一般选择货台堆垛摆放。整件搬运、装卸和堆码摆放时应避免剧烈震动、重压、跌落和撞击，防止出现破碎、渗漏和污染其他药品。冷藏库内，中包装的生物制品通常使用货架储存，药品在上货台或货架摆放前应检查药品包装是否严格密封，包装箱是否干燥，有无破损、污染等，药品摆放应距离冷风出口 100cm 以上，同时注意通风；平时应注意检查包装是否出现结霜或有湿痕，储存时间比较长的生物制品应注意其包装上是否有霉菌滋生。

使用专用冰箱或冷藏箱储存生物制品，使用前必须经过当地极端气温验证，确保储存温度在 2~8℃ 之间，并且电源不会中断；储存的小包装生物制品，应将小包装放入干燥密封的专用密封盒或密封箱内，并放置干燥剂，平时应注意检查密封盒（箱）内是否有结霜或湿润，长时间储存应注意防霉。

微生态活菌制剂在储存时应注意避免储存温度和相对湿度的波动，应严格密封，防止片剂、颗粒剂和胶囊剂等吸潮后造成益生菌死亡。

生物制品液体注射剂通常装在安瓿内，因为装量较少，最小包装体积很小，因此在冷藏库或专用冷藏箱内摆放时，应注意不要遗落地面上，造成破损；生物制品注射用无菌粉末储存过程中应严格密封，避免粘瓶、吸潮、结块、溶化等，出入库及平时应注意检查包装是否严格密封，通常在使用前禁止打开最小包装，要严格做到避光保存和运输。

需要冷藏储存的药品类体外诊断试剂和医疗器械类体外诊断试剂应分库（分柜）储存，入库时应严格检查包装和标示，检查是否密封，对于少数需－18℃冷冻保存的体外诊断试剂，应储存在冷冻库内，未开封的小包装体外诊断试剂盒使用密封盒密封后，可以采用专用冷藏箱储存，但应注意防潮和避光。

注意，保温箱只能在验证的有效保温期内作为生物制品的运输工具，不可以储存生物制品。

**即学即练 10 － 3**

整件包装的生物制品在冷藏库内储存一般选择货台堆垛摆放，药品在货台上堆码摆放时，药品距离制冷机的冷风出口应保持在多远距离以上？（　　）

答案解析　　A. 30cm　　　B. 50cm　　　C. 100cm　　　D. 10cm

**【养护工作既是一种态度，更是一种责任：思政悟语】**

仓库药品养护员的工作默默无闻，每天工作辛苦又乏味，通常没有人监督，甚至没有人过问，然而养护员要为库存药品的质量负责，为患者的健康负责，因此药品养护员的工作更具有一种责任，是一种与人品息息相关且崇高的责任。

# ✏ 实践实训

## 实训十　化学药制剂和中成药常见变质现象认知

PPT

**【实训目的】**

掌握常用药品剂型的质量变异现象并正确识别。

**【实训场所】**

模拟药品仓库，包括常温库、阴凉库和冷藏库（箱）。

**【实训材料】**

储存货架；储存药品有蜜丸、散剂、颗粒剂、糖衣片、胶囊剂、栓剂、软膏剂、注射液、软胶囊、糖浆剂、煎膏剂、口服液、固体注射剂等剂型的化学药制剂和中成药若干小包装（其中要含有过期和已经变质的药品）。

**【实训内容】**

药品常见剂型变质现象观察，每组同学仔细观察以上剂型的变质现象，将变质现象填写在表10－4中。

表 10 - 4　常用药品剂型的质量变异现象汇总表

| 剂型 | 质量变异现象 |
| --- | --- |
| 蜜丸 | |
| 散剂 | |
| 颗粒剂 | |
| 糖衣片 | |
| 胶囊剂 | |
| 栓剂 | |
| 软膏剂 | |
| 注射液 | |
| 软胶囊 | |
| 糖浆剂 | |
| 煎膏剂 | |
| 口服液 | |
| 固体注射剂 | |

## 【实训过程】

### （一）实训分组

实训学生每 4 人一组，实训过程中每人各有分工，既独立操作、自评，也互相帮助，互评。每位同学独立完成实训报告并自评，组长带领小组组员进行互评，最后教师阅评。

### （二）实训前准备

值日生在实训指导教师指导下，分发各剂型药品实物和实训报告。

### （三）实训后整理

值日生在实训指导教师指导下，整理回收各剂型药品实物，整理并摆放好仓库货架，做好实训室卫生值日。实训同学自觉上交已经完成的实训报告。

# 实训十一　药品常见剂型的储存养护要求

PPT

## 【实训目的】

1. 掌握常用药品剂型的储存要求和储存养护要点，并能正确操作。
2. 掌握常用不同剂型的药品的正确分库操作。

## 【实训场所】

模拟药品仓库，包括常温库、阴凉库和冷藏库（柜）。

## 【实训材料】

储存货架；储存药品有蜜丸、散剂、颗粒剂、片剂、胶囊剂、栓剂、软膏剂、注射剂、软胶囊、口服液等剂型的化学药制剂和中成药若干小包装。

**【实训内容】**

**1. 常用剂型的储存养护调查**　将各小组合成两个大组，第一大组同学分别发给药品常用剂型的储存养护调查表 A（表 10 – 5），第二大组同学分别发给药品常用剂型的储存养护调查表 B（表 10 – 6），每组同学自己到药品仓库内寻找该剂型的药品，每种剂型调查 2 种药品，分别记录药品名称和储存养护要求。完成后两个大组交换调查任务。

表 10 – 5　药品常用剂型的储存养护调查表 A

| 剂型 | 药品名称 | 储存要求 | 剂型 | 药品名称 | 储存要求 |
|---|---|---|---|---|---|
| 蜜丸 | | | 乳膏剂 | | |
| 固体注射剂 | | | 颗粒剂 | | |
| 栓剂 | | | 膏（滋）剂 | | |
| 软胶囊 | | | 气雾剂 | | |
| 分散片 | | | 滴眼剂 | | |
| 酊剂 | | | 糖浆剂 | | |

表 10 – 6　药品常用剂型的储存养护调查表 B

| 剂型 | 药品名称 | 储存要求 | 剂型 | 药品名称 | 储存要求 |
|---|---|---|---|---|---|
| 水丸 | | | 软膏剂 | | |
| 液体注射剂 | | | 凝胶剂 | | |
| 散剂 | | | 洗剂 | | |
| 胶丸 | | | 滴丸剂 | | |
| 泡腾片 | | | 滴鼻剂 | | |
| 搽剂 | | | 合剂 | | |

**2. 药品分库操作**　准备若干要求不同储存温度的化学药制剂和中成药的最小包装，每组分配给化学药制剂 60 种和中成药 60 种，要求学生根据药品储存的温度进行分库，并摆放到各个模拟仓库的货架上，记录仓库的温湿度以及分到每个库储存的药品名称（表 10 –7）。

表 10 –7  药品分库记录表

年 月 日 时

| 库房类型 | 现时温度 | 相对湿度 | 储存的药品名称 |
|---|---|---|---|
| 常温库 | | | |
| 阴凉库 | | | |
| 冷藏库 | | | |

## 【实训过程】

### （一）实训分组

实训学生每 5 人一组，其中组长 1 名。

### （二）实训前准备

组长在实训指导教师指导下，领取实训用表格和药品包装盒。

### （三）实训后整理

组长在实训指导教师指导下，整理回收表格和药品包装盒，整理并摆放好仓库货架，做好实训室卫生值日。实训同学自觉上交已经完成的实训报告。

## 目标检测

答案解析

一、选择题

1. 酊剂一般不会出现以下的 （    ） 现象
   A. 浑浊
   B. 分层
   C. 沉淀
   D. 变色

2. 软膏剂一般应在 （    ）℃以下保存
   A. 30
   B. 25
   C. 20
   D. 10

3. 栓剂保管养护的最关键点是 （    ）
   A. 防热、防冻
   B. 防热、防潮
   C. 防潮、防冻
   D. 防热、防氧化

4. 散剂储存与养护的重点是 （    ）
   A. 防潮、防霉变
   B. 防潮、避光
   C. 防挥发
   D. 防冻、防潮

5. 以下须注意防冻、防裂、不可横卧倒置、扭动、挤压、碰撞瓶塞的是 （    ）
   A. 以水为溶剂的注射剂
   B. 软膏剂
   C. 注射用粉针
   D. 以油为溶剂的注射剂

6. 片剂在储存过程中必须 （    ）
   A. 防冻
   B. 防潮
   C. 防热
   D. 防氧化

7. 软胶囊剂会出现（　）现象

    A. 斑点

    B. 漏油

    C. 漏粉

    D. 脱壳

8. 酒剂的储存条件是（　）

    A. 密闭，通风，干燥处常温保存

    B. 密封，避光，防潮

    C. 密封，密闭，置阴凉干燥处

    D. 密封，置阴凉处避光储存

9. 保管不当可发生霉变、发酵、酸败及剂型破坏的是（　）

    A. 滴眼剂

    B. 滴耳剂

    C. 乳剂

    D. 合剂

10. 以下不需要重点养护的是（　）

    A. 疫苗

    B. 有效期较短药品

    C. 易发生冻结的药品

    D. 颗粒剂

11. 湿热会对胶囊剂产生的影响是（　）

    A. 干裂

    B. 黏软

    C. 漏液

    D. 裂片

12. 注射剂质量变异现象不包括（　）

    A. 析出结晶或沉淀

    B. 变色

    C. 脱片

    D. 潮解

13. 液体注射剂储存时错误的是（　）

    A. 宜低温下储存

    B. 冬季应注意防冻

    C. 贮运过程中切不可横卧倒置

    D. 在储存或搬运过程中，不可扭动、挤压或碰撞瓶塞

14. 洗剂在过低温度下或严寒气候时易发生（　）

    A. 冻结

    B. 分层

    C. 变色

    D. 以上都对

15. 糖浆剂应密封，避光保存在不超过（　）处

    A. 10℃

    B. 30℃

    C. 20℃

    D. 40℃

16. 栓剂在储存过程中，因（　）而腐败

    A. 温度

    B. 光线

    C. 空气

    D. 微生物繁殖

17. 生物制品需要储存的环境要求（　）

    A. 阴凉

    B. 冷藏

    C. 常温

    D. 防潮

18. 合剂在储存期间要保持澄清，允许有（　）

    A. 发霉

    B. 异物

    C. 变色

    D. 少量摇之易散的沉淀

19. 以下需要重点养护的是（　　）

　　A. 片剂　　　　　　　　　　　　　　B. 胶囊剂

　　C. 贴膏剂　　　　　　　　　　　　　D. 生物制品

20. 以下说法错误的是（　　）

　　A. 有效期 18 个月以内的中成药需要重点养护

　　B. 含有冰片、薄荷油等挥发性成分的中成药需要重点养护

　　C. 容易发生熔化的胶囊剂需要重点养护

　　D. 容易发生冻结分层的乳膏剂需要重点养护

二、判断题

1. 糖衣片储存中因密封不严出现局部变干，形成硬结。（　　）

2. 粉针剂如果密封不严，吸潮后会出现返潮、湿润或结块。（　　）

3. 药品分类储存时，需要依据药品的产地及生产企业分类。（　　）

4. 储存的酊剂应保持澄清，久置允许有少量摇之易散的沉淀。（　　）

5. 蜜丸在储存时应注意防潮、防霉变、防虫蛀。（　　）

书网融合……

　　知识回顾　　　　　　微课 1　　　　　　微课 2　　　　　　习题

# 项目十一    中药材和中药饮片的储存养护

## 学习引导

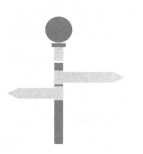

中药材和中药饮片因为来源、产地加工和包装等原因则更容易变质，发生的变异现象也更为严重，每年因为变质而造成的损失十分巨大，因此熟悉中药材和中药饮片的变质现象，掌握它们的储存和养护方法是非常重要的。

### 学习目标

1. **掌握** 中药材和中药饮片重点养护品种和现代养护技术。
2. **熟悉** 中药材及饮片的常见变质现象。
3. **了解** 中药材和中药饮片传统储存方法。

中药材因为直接来源于野生或种植（养殖）的药用动植物或矿物，很多都带有微生物、寄生虫卵或其他杂质，有些虽然经过产地的初步加工，但由于加工方法简单、包装粗糙，使得这些药材很容易出现生虫、发霉等变质现象；中药饮片由于进行了切制、炒制等加工，使得其暴露在空气中的表面积增大，造成其中的糖类、脂肪和蛋白质等营养物质直接与微生物和仓库害虫接触，也更容易产生发霉、虫蛀、氧化等变质，有的还容易吸引老鼠来啃食，因此做好中药材和中药饮片的储存和养护任务十分艰巨。

## 任务一    中药材和中药饮片的变质现象

PPT

>> **岗位情景模拟 11-1**

**情景描述** 某药品连锁企业仓库验收员张×在验收一批塑料袋包装的柏子仁时，发现该柏子仁颜色有些加深，呈棕色，略显棕红色，因此，做出"拒收"处理，拒收理由是该柏子仁已经发生变质。

**讨　论** 供货方业务员认为，验收员张某的拒收理由不符合事实，送到的柏子仁，没有出现虫蛀、发霉等变质现象，柏子仁颜色深说明含油量高，应认定为优质品，因此不同意退货，对此你怎么看？

答案解析

中药材和中药饮片在储存、运输过程中，由于管理不当，在外界条件和自身性质的相互作用下会逐渐发生物理或化学变化，药材及饮片均会出现发霉、虫蛀、变色、泛油、气味散失、潮解、风化、粘连等现象，直接影响中药材和中药饮片的质量和疗效，这种变化称为质量变异现象。这些变质现象的发生除了与中药材和中药饮片自身的性质有关外，还和外界环境相关，比如温度、湿度、空气、光照和储存时间等因素。 ⓔ 微课1

## 一、虫蛀

专门生长在药材仓库中的昆虫和螨虫（统称为仓虫）侵入中药材和中药饮片内部所引起的破坏作用，称为虫蛀。在药材和饮片储存过程中，虫蛀品种大约占40%。虫蛀的中药材和中药饮片性状特征破坏明显，造成中药材和中药饮片损耗较大，同时这些害虫的排泄物及蜕皮也会污染中药材和中药饮片，引起发酵，从而产生变色或变味，影响患者用药的安全和疗效。

在药材和饮片库中，一般每年5~9月份为仓虫繁殖盛期，蛀食根和根茎类药材的仓虫主要有大谷盗、药谷盗；蛀食果实和种子类药材的害虫主要有米象、谷象、干酪螨；蛀食芳香性药材的害虫主要有谷盗、日本标本虫、谷蛾、蟑螂、烟草甲虫、小因皮虫等。药材受蛀后，可发生蛀洞和蛀粉，有些害虫繁殖迅速，很快蔓延甚至可使药材和饮片全部报废。

## 二、霉变

又称发霉，中药材和中药饮片受潮后，在适宜的温度下引起霉菌的滋生和繁殖，造成中药材和中药饮片腐烂或表面布满菌丝的现象，称为霉变。例如，枸杞子、牛膝、黄精等容易发生霉变。在温度（20~35℃）、湿度（环境相对湿度75%以上或药材含水量超过15%）和足够的营养条件下，霉菌生长繁殖，分泌的酶溶蚀饮片组织，引起饮片腐烂变质，使中药材和中药饮片有效成分遭到破坏。

## 三、泛油

习称"走油"，是含挥发油、油脂、糖类的药材在受热或受潮时其表面返软、发黏、颜色变浑、呈现油状物质并发出油败气味的现象，称为泛油。一般动物类药材油败气味更强烈些，例如，海狗肾、海獭肝、青娘虫等；含油脂多的药材常因受热而使其内部油脂溢出表面而造成走油现象，例如，柏子仁、桃仁、蛤蟆油等；富含黏液质、糖类物质的药材，泛油后表面发黏，质地变软，内部颜色变深，但是不产生不愉快气味，例如，怀牛膝、枸杞子等。

## 四、变色

中药材和中药饮片的固有色泽发生了变化，称为变色，如由浅变深或由鲜变暗或转变为其他颜色。由于保管不善或储存日久，某些药材的颜色由浅变深，如泽泻、白芷、山药、天花粉等由白色变为灰色；有些药材由鲜艳变暗淡，如红花、菊花和金银花等。色泽是中药材和中药饮片品质的标志之一，如果发生霉变或泛油常常也会伴随药材或饮片颜色加深，因此，色泽的变化不仅改变中药材和中药饮片的外观，也预示着内在有效成分及质量的变化。

## 五、气味散失

中药材和中药饮片固有的气味在外界因素的影响下散失或贮藏日久气味变淡薄的现象，称为气味散失。含挥发油的药材，如肉桂、沉香等，由于受温度和空气等影响，也会逐渐失去油润而干枯，以致气味散失；豆蔻、砂仁粉碎后，气味会逐渐挥发散失；一些药材或饮片出现少许发霉或泛油后，都会伴随出现气味的减弱或原有气味消失等。中药材和中药饮片固有的气味，是由其所含的各种成分决定的，这些成分大多是治病的有效物质，如果气味散失或变淡，就会使药性受到影响，从而影响药效。

## 六、潮解

某些含结晶水或盐类成分的中药材和中药饮片，吸收潮湿空气中的水分，其表面慢慢湿润，甚至溶化成液体状态的现象，称为潮解，例如，芒硝等。一些饮片潮解后因为吸附有大量水分，会造成调剂时计量不准确；有些药材或饮片潮解后变软，形态被破坏，难以储存，且黏附包装、污染商品，使药用价值降低，例如，昆布、海藻、盐全蝎等。

## 七、风化

某些含结晶水的矿物药材，在干燥空气中逐渐失去结晶水变为粉末状，这种变异现象称为风化，如胆矾（$CuSO_4 \cdot 5H_2O$）、硼砂（$Na_2B_4O_7 \cdot 10H_2O$）、芒硝（$Na_2SO_4 \cdot 10H_2O$）等。一些饮片风化后也会造成调剂计量不准确。

## 八、后热与自燃

后热是指堆垛的药材因为药材本身的呼吸作用而使药材商品垛发热，同时引发不经霉腐过程的腐烂，如酸枣仁等。自燃是指富含油脂的药材或饮片，经过较长时间的层层堆叠，通风不良，堆积产生的热量可使局部温度增高，先焦化后烧灼的现象，例如海金沙等；有的药材因湿回潮，水分含量过高，垛中产生的热量扩散不出，使局部高热炭化而出现自燃，例如菊花、红花等。

### 即学即练 11-1

下面哪种药材不容易发生泛油变质现象？（　　）

A. 枸杞子　　　　B. 蛤蟆油　　　　C. 怀牛膝　　　　D. 黄连

答案解析

# 任务二　中药材的储存与养护

PPT

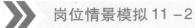
岗位情景模拟 11-2

**情景描述**　某药材仓库新到一批上年产的药材祁白芷，验收人员检查未发现有虫蛀，认为可以入库，而保管员检查后确认为本批祁白芷入库后很快就会生虫，需要经过辐照处理后才能入库。

**讨　论**　如果你是仓库主任，你会听谁的意见？

答案解析

中药材储存与养护是一项知识面广、技术性强的工作，既有传统经验，又有现代新技术。中药材资源丰富，品种多样，特性各异，中药材仓储条件必须符合《中国药典》（2020 年版，一部）和 GSP 的规定。中药材经营企业应该根据经营药材的特点，改变以往类似农副产品的存储方式，建设规范的中药材储存仓库，按照《中药材仓储管理规范》（中华人民共和国国内贸易行业标准，SB/T 11094 – 2014）要求，形成一套科学的中药材储存养护措施，使中药材仓储养护科学化、规范化、现代化。

## 一、中药材的储存

### （一）分库储存

根据《中药材仓储管理规范》，药材经营企业应设置有常温库、阴凉库、低温冷藏库和气调仓库。药材入库应根据《中国药典》（2020 年版，一部）中每种药材贮藏项下的要求，合理选择有温度调控设施的仓库，凡是药典中贮藏条件要求有"常温"或没有提出温度要求的（例如，通风干燥处等）都应当储存在常温库内，凡是在药典中贮藏条件要求有"阴凉"的药材，必须进入阴凉库储存；在高温高湿季节应将易生虫、易发霉和易泛油的药材转移入阴凉库或低温冷藏库，将动物类及贵细料药材储存在低温冷藏库内，储存在 30 天以上的易变质药材应采用气调储存等养护方法。

 **知识链接** ......

**阴凉库和低温冷藏库贮藏的中药材**

根据 2020 年版《中国药典》要求，需要在阴凉库内储存的中药材主要有：山银花、木瓜、甘松、当归、红花、金银花、玫瑰花、菊花、野菊花、藁本、翻白草、三七、山麦冬、川牛膝、广藿香、牛膝、乌梅、麦冬、茵陈、瓜蒌、瓜蒌子、瓜蒌皮、佛手、陈皮、香橼、前胡、紫花前胡、紫菀、火麻仁、柏子仁、月季花、干姜、千金子、川芎、化橘红、乌药、白术、白芷、盐附子、亚麻子、肉豆蔻、肉桂、防风、羌活、苦杏仁、郁李仁、荜茇、胡椒、枳壳、枳实、香附、重楼、桃仁、核桃仁、榧子、酸枣仁、橘红、三白草、土木香、山柰、千年健、千里光、川木香、广枣、小茴香、天山雪莲、巴豆、艾叶、石榴皮、檀香、丁香、八角茴香、满山红（叶）、母丁香、老鹳草、血竭、安息香、红大戟、红豆蔻、苍术、芦荟、两头尖、吴茱萸、牡丹皮、余甘子、辛夷、没药、青叶胆、青皮、青蒿、苘麻子、罗布麻叶、佩兰、乳香、油松节、细辛、荆芥、荆芥穗、荜澄茄、草豆蔻、草果、砂仁、香加皮、香薷、片姜黄、姜黄、桂枝、徐长卿、高良姜、益智、紫苏叶、黑种草子、水飞蓟、筋骨草、雷丸、矮地茶、蔓荆子、薄荷、水飞蓟、菊苣、阿魏、蜂蜡、蜂蜜、皂矾等。

蛤蚧、牛黄、西红花、枸杞子、冬虫夏草、海马、海龙、西洋参、红参、鹿茸、人参、降香、羚羊角、人工牛黄、苏合香、沉香、海獭肝、海狗肾、鹿筋、鹿鞭、鹿胎、黄狗肾等细料药材通常要求在阴凉库内密闭干燥储存；麝香通常装在瓷罐或玻璃瓶内，用蜡封口，置于阴凉库干燥处保存，禁止与薄荷等芳香类药物放在一起。

天然冰片（右旋龙脑）、艾片（左旋龙脑）、冰片（合成龙脑）应储存在阴凉危险品库内。

鲜活药材必须要储存在低温冷藏库的保鲜仓内。蜂胶通常储存在 –4℃ 以下的冷冻柜内。

特别注意，常温药材库内必须也要安装空调，温度控制在 10 ~ 30℃ 范围内，湿度控制在 35% ~ 75%，储存药材不能使用没有温度调节设施的仓库，更不能使用露天仓库或民居。

**（二）分类储存**

**1. 按照入药部位分类储存**

（1）根和根茎类　此类药材品种多、也较为常用，通常营养丰富，在适宜条件下，极易生虫、发霉，一般采用麻袋、编织袋等透气包装，货台堆垛存放，分库或分区储存，便于集中管理。

（2）果实种子类　此类药材通常采用密封包装，有麻袋装的，也有塑料编织袋封装的，此类药材容易生虫和发霉，有的品种容易泛油，需要经常检查或晾晒、通风，通常采用分区或分库存储。

（3）花叶和全草类　此类药材质地蓬松，储存中容易破碎，有的容易吸湿返潮，应注意防止发霉腐烂，通常使用麻袋装或纸箱装，分区或分库堆垛存放。

（4）茎木、藤木类、皮类　此类药材通常捆扎包装，大小多不规范，容易破碎，不方便堆码，储存时容易生虫、发霉，有的容易泛油，要根据大小采用货架或者货柜储存。

（5）胶类、树脂类和提取加工类　此类药材通常采用塑料袋、铁盒或塑料箱等密封包装，有的较沉重，不容易生虫和发霉，但温度高容易融化和粘连，通常分区储存在阴凉库。

（6）菌藻类　药用真菌和药用藻类，此类药材通常采用纸箱、麻袋或编织袋装，菌类药材易发霉生虫，藻类药材容易潮解，通常分区储存，注意防潮。

（7）动物类　有些品种价值较高，采用桶装、纸箱装或编织袋装。有的怕压易碎；此类药材多容易泛油，有的易生虫、发霉和腐烂，采用分库或分区储存，用货架或货台摆放，保持低温、阴凉、通风干燥。

（8）矿物类　此类药材通常很沉重，通常采用编织袋或木箱包装，此类药材不会生虫发霉，但有一些容易潮解或风化，通常分区储存，货台堆垛摆放，应注意密封。

（9）特殊管理类　即毒剧药材和麻醉药材（罂粟壳）以及危险品药材，通常根据有关规定采取专库储存，库内设置阴凉或低温储藏间（见项目十二）。

（10）贵细料药　比较贵重珍稀的药材，采用专柜、专库、专账、专人负责保管。一般用固定的塑料盒、密封箱（柜）等密闭后，储存在干燥、低温或阴凉、不易受潮受热的地方，注意防盗。

**2. 按照容易发生的变质现象分类储存**

（1）易生虫药材　此类药材根据发生虫蛀的容易程度又分为：最易生虫的药材、较易生虫的药材和一般易生虫的药材。

①最易生虫的药材　常见的有：独活、白芷（香白芷）、防风、川乌、草乌、前胡、南沙参、黄芪、当归、党参、板蓝根、佛手、川芎、藁本、泽泻、藕节、枸杞子、川楝子、全瓜蒌、瓜蒌皮、猪牙皂、金樱子、芡实、薏苡仁、莲子、莲子心、蛤蚧、蕲蛇、白花蛇、刺猬皮、蛤士蟆、蜈蚣、虻虫、乌梢蛇、鹿胎、冬虫夏草等。

②较易生虫的药材　常见的有：甘草、桔梗、天花粉、防己、明党参、仙茅、北沙参、狼毒（白狼毒）、白蔹、莪术（文术）、郁金、山药、三七、白附子、川贝、平贝、浙贝、天南星、半夏、鸡血藤、肉苁蓉、海风藤、青风藤、锁阳、桑白皮、款冬花、菊花、野菊花、金银花、预知子、香橼、槐角、橘红、陈皮、山楂、锦灯笼、无花果、麦芽、枳实、枳壳、浮小麦、槟榔、荔枝核、梭罗子、酸枣仁、皂角子、皂荚、土鳖虫、紫河车等。

③一般易生虫的药材　常见的有：甘遂、金果榄、巴戟天、北柴胡（硬柴胡、山柴胡）、何首乌、地榆、红芽大戟、乌药（台乌药）、葛根、太子参、赤芍、银柴胡、续断、苦参、千年健、胡黄连（胡连）、大黄、白芍（芍药）、山豆根、光慈姑、节菖蒲、射干、三棱、升麻等。

对易生虫的药材，可在库内设专区储存，在储存过程中除了要勤检查以外，还必须从杜绝害虫来源、控制其传播途径、消除繁殖条件等方面着手，有效地保证其不受虫害。储存这类药材，如党参、款冬花、薏苡仁、乌梢蛇等，首先要选择低温、阴凉和干燥的库房，严格控制库内温度、药材含水量和环境湿度。库内地面潮湿的，应加强通风，并可在地面上或墙根铺放生石灰、木炭等吸湿剂，或采用除湿机降潮；货台离地面应达到40cm以上，在下面最好铺上木板或瓷砖等以便隔离防潮。

（2）易发霉药材　此类药材也根据发生霉变的容易程度分为：最易发霉的药材、较易发霉的药材和一般易发霉的药材。

①最易发霉药材　常见的有：牛膝（包括怀牛膝、川牛膝）、天冬、玉竹、黄精、柏子仁、胡桃仁、龙眼肉、使君子仁、橘络、橘白、金银花、洋金花、厚朴花等。

②较易发霉药材　常见的有：麦冬、百部、白术、薤白、紫菀、秦艽、黑顺片、黄附片、白附片、芦根、郁李仁、苦杏仁、桃仁、五味子、马齿苋、大蓟、小蓟、豨莶草、鹅不食草、车前草、扁蓄、蒲公英、桑叶、大青叶等。

③一般易发霉药材　常见的有：知母、苍术、木香、川木香、商陆、山奈、夜交藤、黄芩、远志、白茅根、白芨、火麻仁、黑芝麻、巴豆、千金子、蕤仁、天仙子、榧子、白果、女贞子、母丁香、桑葚、橘核、栀子、青皮等。

高温高湿容易引起此类药材发霉，一般采取低温或阴凉、分区或分库储存，库房应保持通风干燥，严防潮湿，药材包装必须使用透气材料，平时注意晾晒倒垛。

（3）易泛油药材　此类药材品种通常也根据发生泛油的容易程度分为：极易泛油的药材和易泛油的药材。

①极易泛油药材　常见的有：怀牛膝、当归、党参、玉竹、黄精、麦冬、天冬、柏子仁、胡桃仁、火麻仁、榧子、桑葚、杏仁、桃仁、郁李仁、千金子、枸杞子、巴豆、蛤蚧、刺猬皮、鹿筋、鹿尾、蛤蟆油、海狗肾等。

②易泛油药材　常见的有：前胡、独活、太子参、紫菀、川芎、白术、肉苁蓉、苍术、橘核、酸枣仁、大枫子、砂仁、预知子、地龙、土鳖虫、青娘虫、红娘虫、蕲蛇、金钱白花蛇、乌蛇、紫河车、蜈蚣等。

药材泛油主要是由高温氧化引起，易泛油药材应保持干燥，注意通风，集中储存在低温、冷藏或阴凉库中。

（4）易变色及散失气味药材　部分花、叶、全草及果实种子类药材，易失去原有的色泽和气味，这些药材分为：易变色药材和易气味散失药材。

①易变色药材　常见的有：桔梗、黄芩、木香、人参、菊花、红花、玳玳花、月季花、玫瑰花、洋金花、闹羊花、款冬花、扁豆花、槐花、槐米、莲子心、通草、麻黄、陈皮、白芍等。

②易气味散失药材　常见的有：荆芥、薄荷、藿香、佩兰、紫苏、细辛、吴茱萸、八角茴香、小茴香、丁香、檀香、沉香、香薷、肉桂、厚朴等。

易变色及易散失气味药材要采用集中单独储存，储存场所要干燥阴凉，严格控制库内温、湿度，储存时间不宜过长，并要做到先进先出，要防止与其他有特殊气味的药材串味。

（5）易融化药材　含胶脂、树脂、腊质等成分的药材，由于熔点较低，在受热的条件下易发生变软以至变成浓厚黏稠的融流状态。易融化的药材主要有：蜂蜡、阿胶、鹿角胶、龟板胶、乳香、没药、阿魏、儿茶、枫香脂、苏合香脂等。

此类药材受热后容易粘连变形或融化。应集中单独储存，选择能经常保持干燥阴凉的库房，并将药材包装密封。

（6）易潮解、风化药材

①易潮解的药材    主要有：芒硝、皂矾（$FeSO_4 \cdot 7H_2O$）、硼砂、胆矾、硇砂（主含氯化铵）、秋石（主含氯化钠）、大青盐及表面附有盐分和盐腌制品，如昆布、海藻、盐全蝎、盐附子等。

②既易潮解又易风化的药材    主要有：芒硝、皂矾、白矾、胆矾、硼砂。

这类药材通常分区储存，应选择阴凉、避风和避光的库房或分区储存，药材包装应密封防潮。

（7）易燃性药材    有些药材属于易燃品，例如：硫黄、火硝、雄黄、松香、干漆、樟脑、冰片、海金沙等，它们所含成分决定了它们的燃点很低，在一定条件下当达到燃点温度时极易燃烧。其中冰片、樟脑、火硝、硫黄被列为危险品。

药材中的危险品应储存在专用危险品库内，其他易燃药材应专柜存放，保持低温和密封，隔离氧气，远离火源。

## 二、中药材的养护

### （一）药材仓虫的防治

药材仓虫的防治应当贯彻"以防为主、综合防治"的养护方针；坚持"安全、经济、有效"的防治原则；强调防早、防少、防好、治早、治少、治好的策略；日常应加强中药材入库、出库和储存期间的虫情检查，发现问题，及时处理，彻底消灭虫源，控制传播途径，以达到安全存放的目的。

**1. 药材仓虫的预防**

（1）入库检查    首先检查包装外表有无虫迹，再通过敲打震动，看看有无蛀粉、虫粪、虫尸及活虫落下，然后拆包、取样检查（对易受虫蛀药材和名贵药材要求逐件检查，件数较多的药材，检查量不应少于10%）。倒包检查时要先查包口内外及药材表层有无仓虫活动及被蛀痕迹。根据各种中药材不同情况分别采取摇晃、掰开、折断、打碎等方法，仔细观察药材内部是否潜伏着仓虫。

（2）储存期间检查    检查时应逐垛进行。根据蛾类害虫喜在垛的上层和外表活动危害药材的特点，检查时，注意检查垛表面有无虫丝和幼虫，或用竹条敲打货垛观察有无飞蛾。甲虫类多喜黑暗，躲在药材垛下层或背光处隐匿，危害药材一般自下层而达上层。检查时用力敲打药材垛下层或背光面下角，观察有无蛀粉及害虫落下。一般来说，每年3~4月间，气温上升到15℃以上时，要对药材进行一次全面的春防检查，查后分类排队，作为全年防治计划的基础。温度在20℃以上的季节，每10天检查一次。易受虫蛀的药材，应每周检查一次。检查一定要认真、细致、全面，不留死角。同时，还要特别注意对仓房内温度和湿度、器材设备，周围环境等进行全面细致的检查。

（3）切断仓虫传播途径

①做好入库检查和库内检查。发现仓虫及时清除，各个货垛之间的作业道应注意及时清除仓虫的成虫、蛹和虫卵，采用灯光诱集捕杀或喷洒杀虫剂等方法，杜绝仓虫近距离传播。

②远距离传播可以依靠检疫防治处理。检疫防治是按照国家颁布的国内外检疫法令或条例，对输出或输入的药材及其包装物品等，进行严格的检查和检验，如发现检疫对象的种类，要予以就地消灭，或把药材集中在指定的地点及时消灭害虫。

（4）恶化仓虫生活环境

①清洁卫生　中药材仓虫最喜栖息于缝隙、黑暗和潮湿的地方，如货垛下。长期不扫，堆满尘埃杂药，往往就是仓虫栖息与繁殖的场所。为此要经常搞好仓库内外清洁卫生，按时清扫库房，保持地面、墙壁、货台和货架清洁。药材包装材料和器材、工具，使用前后也应清扫干净。

②环境消毒　是通过向库房和环境喷洒药物防治害虫的方法。每年春天气温上升到15℃以上时，趁越冬害虫刚一露头呼吸的时候，对库房内走道、垛下、墙壁、仓顶等，以及包装器材、用具、缝隙及角落彻底喷洒杀虫药物（溴氰菊酯等）；然后每30天左右定期消毒，消灭遗漏的害虫。当秋季气温降至15℃时，在库房周围喷布防虫线，以阻止或消灭到仓外或返仓内越冬的害虫。

**2. 物理方法杀虫**

（1）辐照杀虫　即让X射线、γ射线等电磁射线照射，适用于中药材辐照的电离辐射有：$^{60}$Co等放射性核素产生的γ射线，电子加速器产生的能量低于5MeV的X射线，电子加速器产生的能量低于10MeV的电子束。杀虫时可采用静态辐照、动态辐照（包括动态步进辐照及产品流动辐照）等辐照方式，其中钴源辐照杀虫应用最为广泛。

药材仓库使用辐照杀虫，其辐照装置必须符合《放射性同位素与射线装置安全和防护条例》（2019年修订）的要求，并经验收、许可登记，且获得《辐射安全许可证》才能进行中药材的辐照杀虫与灭菌。根据原国家食品药品监督管理总局发布的《中药辐照灭菌技术指导原则》（2015年）要求，辐照时尽可能采用低剂量，中药最大总体平均辐照剂量原则上不超过10kGy；紫菀、锦灯笼、乳香、天竺黄、补骨脂等药材、饮片、药粉以及含有前述一种以上或多种原料的中药半成品原粉建议辐照剂量不超过3kGy；龙胆、秦艽药材、饮片、药粉及含有龙胆、秦艽的半成品原粉不得辐照。

药材仓储实践证明用$^{60}$Co－γ射线辐照杀虫的药材，当辐照强度达到一定值以上剂量时，随着辐照剂量的升高，仓虫死亡时间迅速缩短；同时仓虫被$^{60}$Co－γ射线辐照后既不是立即死亡也不是同时死亡，而需要经过一段时间后才陆续死亡。为了使药材仓虫受到更均匀的γ射线辐照，要求被照射的药材要包装整齐，大小均匀，便于传送（图11-1）。

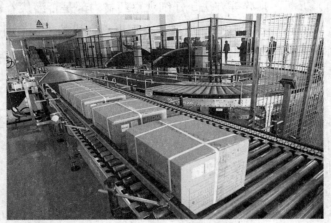

**图11-1　药材辐照现场**

按照相关规定，每次辐照药材后应进行辐照产品记录，记录包括：辐照产品名称、批号、堆积方式、辐照日期、辐照目的、吸收剂量率、辐照时间、总体平均剂量及保证剂量均匀分布的措施等。

（2）高低温杀虫　药材仓库仓虫爆发和仓库温度升高有直接关系，通常情况下仓库温度在15℃以下，很少发生大规模虫蛀现象，在冷藏状况下（8℃以下）极少出现仓虫。

①低温杀虫　药材害虫一般在 -4 ~ 8℃时，即进入冬眠状态，温度低于 -4℃，经过一定时间，可以使害虫致死。因此，易生虫药材都可采用低温冷冻杀虫。常用的降低温度的方法如下。

人工降温：利用制冷设备产生冷气，使易生虫药材处于低温条件下，害虫不易发生，安全度过夏季。如采用低温冷库、冷藏库（箱）、冰柜、阴凉库等。

自然低温：易生虫药材在温度 -10 ~ -15℃以下，连续冷冻 2 ~ 3 天，并趁冷入库，进行塑膜覆盖密闭，可使中药材保持较长时间的低温无虫。严冬季节将仓库门窗全部打开，让冷空气在仓内对流，使仓内降温，并结合搬动药材堆垛，能冻死大部分仓虫。

②高温杀虫　中药材仓虫对高温抵抗力较差，环境温度为 40 ~ 45℃时，仓虫停止繁殖；45 ~ 48℃绝大多数仓虫处于昏迷状态；48 ~ 52℃除个别种群外，一般仓虫都会死亡。因此利用高温防治仓虫，也能达到良好的效果。高温防治仓虫的通常做法如下。

曝晒：适用于不怕变色，不易融化和不易破裂的中药材。一般做法是先晒干、晒烫场地，然后将中药材薄摊在水泥场地上，在烈日下曝晒 6 小时以上，当温度达到 45 ~ 50℃时，可将仓虫及虫卵杀死。在曝晒中要勤翻动，晒后将虫尸及杂质筛除，并待余热散尽，再装包。但枸杞等含糖较多的药材因晒后容易重新吸潮，必须趁热装箱，压实，封严。为防止仓虫逃逸，可在其周围喷洒溴氰菊酯，做防虫线，以便杀死向四周逃逸的仓虫。

烘干：通常是将中药材摊放在烘房（箱）内的货架上或平台上加热烘烤，将温度保持在 45℃左右，这样经过 5 ~ 6 小时，仓虫便死亡。在饮片加工厂，通常采用自动传送式烘干机进行。

热蒸：适用已加工制熟的中药材。一般是将易被仓虫危害的中药材，放入蒸锅或蒸笼内，待水开后经过 15 ~ 20 分钟能使仓虫致死，然后将蒸过的中药材晾晒干燥（此时应注意防止再度感染），最后装包。适用热蒸的中药材有郁金、天麻、何首乌、肉苁蓉、锁阳等。

（3）密封杀虫　特别是果实类和种子类的药材，由于自身的呼吸作用在密封条件下，逐渐消耗掉密封环境中的氧气，增加了二氧化碳的含量，除了可以防治仓虫危害外，还有避光、避湿等作用，能保持中药材品质。传统的密封方法，多用坛、缸、瓶、桶、箱等容器，加木炭、生石灰、氯化钙等吸潮剂，用绵纸糊封。近年来改用气密性良好的塑料密封箱（袋）将药材按件密封，如能抽氧充氮效果更好。为了保证密封法良好的效果，密封前中药材应干燥，作杀虫灭菌处理。

（4）驱避仓虫　驱避法又叫对抗同贮法，是中药材传统的养护方法，主要利用一些有特殊气味的、能起驱虫作用的中药材（或药物）和易生虫的中药材共存，借以达到防止中药材虫害的目的。常用的有以下几种。

①樟脑驱虫　将樟脑用纸或无纺布袋装，每袋 10 ~ 15g，放在箱内药材中，然后密封。用此法保管鹿茸、蜈蚣等动物类药材，效果显著。

②山苍子驱虫　山苍子即中药材毕澄茄，它所含的芳香油，可驱虫、防霉；将山苍子芳香油放入密封的药材中，有良好的驱避效果。

③花椒驱虫　将新鲜花椒用纱布包成许多小包或直接撒在腥味的蛇类以及土鳖虫、蜈蚣等动物类药材上。此外，吴茱萸、补骨脂等中药材，也适用于一些动物昆虫类药材驱虫，方法同前。

④白酒驱虫　利用挥发的乙醇蒸汽可杀死仓虫。具体方法是取带盖密封桶（纸板桶）一个、白酒一瓶，启开瓶盖，置于桶的底部，再将药材堆放在桶内，最后密封桶盖。此法保管瓜蒌、枸杞、龙眼肉、蛤蟆油等均有良好的效果。

此外，还有使用大蒜驱虫的。泽泻与丹皮共存，陈皮与良姜同放，都有驱虫效果。

**【传统技艺需要传承：素质教育】**

在新技术日新月异的现代社会，有些人对传统经验不屑一顾，然而正是这些传统经验的积累，才使我们更聪明、更有智慧，因此，我们说传承也是一种美德。

（5）吸潮抑虫　害虫的发生、生长和繁殖均需要一定的水分，吸潮将药材和空气中的水分减少，使害虫不能适应。在密封的条件下，使用生石灰、氯化钙等吸潮剂，或用空气去湿机吸潮，能有效地防治仓虫。

（6）气调防虫　在常温库和阴凉库储存30天以上的中药材，应采用气调养护措施。所谓气调养护是指将药材置于一个严格密封条件下，人为地改变密封环境内的空气成分，造成低浓度氧气和高浓度二氧化碳的环境，从而使仓虫窒息死亡或受到抑制，保证药材质量稳定。其具体操作方法如下。

①密封　是气调法的基础，目前多采用密封箱（柜）或使用复合聚乙烯塑料膜制作罩帐（袋），将药材放入密封柜内，或用罩帐密封药材货垛。在平房库或楼房库储存条件下，采用货垛密封；在立体库则采用托盘或气调箱（袋）密封。

②降氧　目前主要采用充氮、充二氧化碳等方法降氧。充氮前用真空泵抽出密封垛内部分空气，并严格检查补漏后，用制氮机或用钢瓶充入氮气；充二氧化碳降氧，一般采用钢瓶装液化二氧化碳气体，方法同上。有效气体指标是：在 $25 \sim 28℃$、相对湿度 $35\% \sim 75\%$ 条件下，"充 $N_2$ 降 $O_2$ 法"后密封体内的 $O_2$ 含量30天内维持 $2\%$ 以下；"充 $CO_2$ 降 $O_2$ 法"要求充进的 $CO_2$ 含量在 $35\%$ 以上，90天后不低于 $5\%$，药材水分变化 $\pm 5\%$。

③管理　每 $3 \sim 7$ 天用奥氏分析仪检测垛内 $O_2$ 和 $CO_2$ 浓度指标，如发现漏气，要立即补漏。此外还要测温、测湿、测水分，了解密封垛内温、湿度及药材含水量的变化，以便及时揭帐，预防中药材结露或发霉。气调法防治仓虫，具有无残毒、无污染、操作容易、费用低等优点。

（7）微波防治　将易生虫药材经过纸箱（或纸盒）包装后放在微波电磁场作用中（频率每秒近50亿次），药材由于自身加热而使部分水分蒸发而达到干燥的目的，仓虫则体内蛋白质遇热凝固，使其迅速死亡。对不同药材及仓虫，选择多大的微波发生器、使用的波长、微波照射时间等都需要进行多次验证；这样才能达到既能杀死仓虫，又不影响药材质量的目的。

**（二）药材霉变的防治**

药材霉变防治要立足于防。治只能处理轻度霉变，而且某些霉菌毒素不易除去。在选择防霉方法时既要达到防霉目的，又要保证药物成分不受影响。预防药材发霉的方法很多，用防治害虫的多数方法，也能同样起到防止霉腐的作用。

**1. 药材霉变检查**

（1）严格入库验收　在易发霉药材入库时，除了进行一般的验收项目检查以外，应着重检查药材含水量和色泽气味变化等。对水分含量超过《中国药典》（2020年版，一部）要求的药材，必须要进行干燥处理，达到规定标准后才能入库。大批量到货验收，应全面检查中药材的包装是否通风透气，特别注意在透气的麻袋或编织袋内套有一层不透气的塑料袋情况，一旦发现，应马上更换全部包装。验收中发现药材体温高，色泽气味淡薄而散发霉腐气味的，说明正处在霉变过程之中，要拒收。做好入库验收检查，可以避免交叉感染和潜在的霉变。

（2）做好在库检查　药材发霉和环境湿度升高有直接关系，要防止发霉必须做好经常性的在库检查工作。检查时，对货垛上、中、下三个部位抽样，背光面和卧底潮湿处要拆包开箱检视，既要检查环境的温湿度，也要检查包装内的温湿度、药材含水量、气味及颜色等，外观、内部变化及是否有霉菌附着。根据在库检查情况部署养护期内的防霉措施。其中包括：药品倒垛、通风散潮、挑拣晾晒、机械干燥、密封保管等。

**2. 干燥**　药材发霉与含水量关系极为密切，要防止发霉关键是控制好入库药材的含水量和药材库内的环境湿度，湿度控制在项目八中已经叙述，入库药材含水量的控制主要是药材的干燥处理，药材的干燥方法除了晾晒、阴干法以外，许多企业还采用机械烘干法，常用的有以下两种。

（1）真空干燥　烘干箱内胆采用密闭的不锈钢或碳钢搪玻璃（工业搪瓷）制成，并与真空泵连接。夹套输入蒸汽或热水，对内胆加温，使胆内温度升高，真空状态下水的沸点降低，药材中的水分气化，水气不断通过抽气管被抽走，最终达到均匀干燥的目的。

（2）隧道式烘干　是将药材产品放置在烘干车的烘盘上，烘干车沿着隧道通道向前移动进行干燥，进料和出料在隧道两端进行，排湿、温度可调。在隧道体的上下分段设置有多个加热器。在每一个料车的前侧固定有挡风板，将相邻料车隔开。热风垂直穿过药材产品层，并多次换向。热风的温度可以分段控制。一般采用逆流操作或逆－并流操作方式。隧道式烘干机是连续式烘干设备，可持续不间断地烘干，提高产品生产效率。烘箱分段式加热，多段独立温度控制，箱内温度均匀。输送速度变频调速，调节自如，运行平稳，生产效率高。适用于含水量低、受热后化学成分不易被破坏的药材产品干燥。干燥机的热源有蒸汽锅炉、电源热风炉（或燃煤、燃油、燃气）、红外线、远红外线、微波等多种方式（图11－2）。

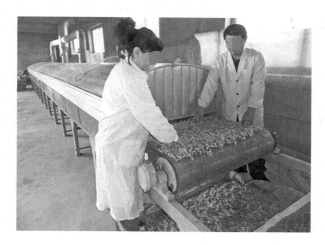

图 11－2　药材隧道式干燥机

**3. 灭菌**　容易发霉的药材，入库前要采取灭菌措施，常用灭菌方法有以下几种。

（1）辐照灭菌　$^{60}Co$ 等放射性核素产生的 γ 射线及其他电磁射线照射药材，在同一剂量照射下，不仅能够杀死仓虫，同时也有很好的杀菌效果。照射前药材必须干燥，照射后要密封，防止再被霉菌孢子感染，平时要注意包装内药材的含水量变化。

（2）气调杀菌　密封条件下，无论是充 $N_2$ 降 $O_2$ 还是充 $CO_2$ 降 $O_2$，当 $O_2$ 含量降低到一定程度，都能有效地抑制霉菌的生长。采用"充 $N_2$ 降 $O_2$ 法"和"充 $CO_2$ 降 $O_2$ 法"防霉抑菌的有效气体指标是：在密封容积内，$O_2$ 含量在 2% 以下，或者 $CO_2$ 含量在 50% 以上，都能有效防止药材霉变。进行气调养护的整包装药材，入库时要保持密封状态。

（3）环氧乙烷灭菌　环氧乙烷是一种广谱灭菌剂，可在常温下杀灭各种微生物，包括细菌芽孢、结核杆菌、细菌、病毒、真菌等，用于杀灭中药材霉菌，防治药材发霉腐烂比较有效（详见本项目任务三）。

**4. 加强仓储管理**

（1）选择阴凉干燥通风的库房　堆垛储存的药材，货垛下垫的高度要达到35cm以上；若库内地面潮湿的应加高到40cm以上，并应加强通风。储存药材的库房必须具备通风、密闭、降温、防潮、隔热等设备，创造有利于保管的温、湿度环境，以便根据外界情况，分别采用通风降温、吸潮、密封等办法，来控制和调节库内的温度和湿度，使其达到符合要求的条件。

（2）保持仓库内外的清洁卫生　在药材入库前应将货台、货柜和货架及用品彻底打扫干净，必要时加以消毒；每日工作完毕，亦应整理清洁。特别在夏季和梅雨时节，清洁卫生工作更要抓紧。这样就可以尽量减少霉菌繁殖和传播污染的机会。

（3）注意药材包装的密封性　干燥后灭菌的药材，要严格保持密封状态，防止药材因受潮而引起的发霉。

（4）降低药材包装内温度　打包结实紧密的药材，经过一段时间储存后，要对药材进行松包敞晾、通风晾晒、翻堆倒垛，使其及时散热，防止药材后热腐烂。

## （三）药材泛油的防治

**1. 杀灭引起泛油的生物酶**　凡是能杀死霉菌的养护方法，都能杀死细胞内引起泛油的生物酶，例如热蒸法、烘干法、辐照法、环氧乙烷灭菌法等，使用这些方法作用的时间因药材的品种、质地和药材大小而定。

**2. 控制储存条件**　易泛油药材应存放于阴凉库。库房应保持干燥、通风，堆垛避免重压，避开日光照射。

**3. 控制水分**　使药材始终保持干燥状态又不失油性，酶的活性就低。因此入库时应测定安全水分，储存中应考查吸湿率变化，必要时采取吸潮、晾晒等措施。

**4. 控制空气的影响**　应尽量减少与空气接触，采取密封降氧法。如气调降氧、自然降氧等。

## （四）药材变色和气味散失的防治

**1. 缩短储存时间**　容易变色和气味散失的药材储存期不宜过长，储存时要防止受潮，防止堆垛积热不散，出库时认真执行"先进先出"的原则。

**2. 严格控制储存条件**　这两类药材应存放于阴凉库，库内要保持干燥、避光。药材含水量应符合储存要求。

**3. 晾晒法**　选晴天、湿度低的气象条件，将其摊晾在阴凉通风处。如红花、白芍、天麻、金银花等，含挥发油的药材不宜晾晒，应采用阴干法。

**4. 密封法**　容易气味散失的药材要减少与空气和日光的接触，包装要密封，延缓气味散失速度。

**5. 防止泛油**　很多药材是因为泛油引起变色和气味散失，易泛油药材要严格控制，防止因泛油而变色走味。

**6. 气调法**　容易变色和气味散失的药材采用充 $N_2$ 降 $O_2$ 法或自然降 $O_2$ 都能减缓其变色和气味散失。

**7. 控制霉变**　可采用辐照法或环氧乙烷灭菌法控制药材发霉，避免因为发霉造成药材变色和气味散失。

（五）药材风化、潮解的防治

**1. 控制储存温度**　高温高湿容易引起易潮解的药材吸水，高温干燥可引起易风化的药材脱水，因此这两类药材储存时都应当放置在阴凉库内。

**2. 密封法**　储存时注意库内要适度干燥，相对湿度不低于35%，避光，避免过多通风，商品要使用密封的塑料袋包装。

【发扬工匠精神：思政专栏】

药材和饮片的养护工作基本上都是检查、倒垛、晾晒和装包等操作，每天返往重复，枯燥乏味，而且又脏又累，然而养护工作重在预防。养护人要提前预知有哪些药材需要通风晾晒；有哪些药材需要提前倒垛降温，以防止变色发霉；有哪些药材需要再次烘干防止生虫，等等；诸如此类，养护人日常琐碎工作中蕴含着智慧，他们对待工作，充满了工匠精神"干一行、爱一行、专一行、精一行"。

## 三、重点养护的中药材品种

药材仓库养护人员每个月除了要对储存期较长的药材品种、专库储存的毒性药材品种和麻醉药材（罂粟壳）进行重点养护外，还要根据季节、仓库内的温湿度以及药材含水量，选择易发生变质的药材进行重点养护。

### （一）重点养护的贵细料药材品种

包括：天然牛黄、冬虫夏草、番红花、麝香、熊胆粉、水獭肝、蛤蚧、蛤蟆油、鹿茸等。

### （二）高温高湿季节重点养护品种

当仓库内平均温度超过25℃，平均相对湿度大于70%，要对易生虫、易发霉、易泛油、易变色和易气味散失的药材进行重点养护。

**即学即练 11-2**

容易生虫的中药材锦灯笼，在采用辐照处理时，辐照剂量应不超过多少？（　）

A. 10kGy　　　　B. 6kGy　　　　C. 3kGy　　　　D. 不得辐照

# 任务三　中药饮片的储存与养护

PPT

　**岗位情景模拟 11-3**

案　　例　2019年3月由浙江省药品监管局组织的飞行检查中发现宁波某药品连锁配送中心饮片库中储存的泽泻和枳壳饮片出现虫蛀，但并未禁止出库，检查购进验收记录，发现购进时验收合格；遂责令停止销售该饮片，进行整改，并按照销售劣药的违法行为进行处罚。

讨　　论　仓库管理人员认为这两种饮片应当是来货时就已经有仓虫了，只是因为温度低，仓虫没有活动，到了3月份气温高了以后才出现了虫蛀，因此，责任不完全在仓库。你认为他的辩解理由成立吗？对其处罚合理吗？

答案解析

中药饮片品种繁多，加工炮制方法不同，制成的饮片形态也各不相同，有些饮片除了本身成分外，还含有不同的炮制辅料，这些都给饮片的储存带来了很多困难。饮片在验收入库时必须干燥，将饮片的水分严格控制在 7%～13% 之间，且须根据饮片及所加辅料的性质，选用适当的容器储存。

饮片库房应保持通风、干燥，避免日光的直接照射，阴凉库库房温度控制在 20℃ 以下，常温库控制在 10～30℃，相对湿度控制在 35%～75% 之间。

## 一、中药饮片的储存

### （一）分库储存

储存环境的温度和湿度对中药饮片质量的影响是明显的，与中药材要求相同，药品经营企业在储存中药饮片时应按照《中国药典》（2020 年版，一部）的要求建立常温库和阴凉库。库内安装温湿度监测和调控设施。在《中国药典》（2020 年版，一部）中要求阴凉储存的中药材（见本项目任务一），由这些药材加工形成的切制饮片和炮制饮片也需要在阴凉库（温度不超过 20℃，相对湿度 35%～75%）内储存。没有规定阴凉储存的中药饮片可以储存在常温库（温度 10～30℃，相对湿度 35%～75%）内。部分需要储存在阴凉库内的中药饮片有：丁香、八角茴香、千年健片、川木香片、煅川木香、巴豆霜、麸炒苍术、制吴茱萸、牡丹皮、醋没药、醋青皮、荜澄茄、草豆蔻、高良姜片、羚羊角粉、羚羊角镑片、酒制蜂胶、当归片、酒当归、三七粉、酒制川牛膝、酒制牛膝、蜜炙前胡片、蜜炙紫菀、生火麻仁、炒火麻仁、柏子仁、炮姜、白术片、麸炒白术片、冬虫夏草、麸煨肉豆蔻、肉桂、生苦杏仁、燀苦杏仁、炒苦杏仁、麸炒枳壳、生枳壳、麸炒枳实、醋香附、重楼片、生桃仁、燀桃仁、炒桃仁、燀山桃仁、炒山桃仁、核桃仁、酸枣仁、橘红、西洋参片、红参片、鹿茸片、鹿茸粉、白豆蔻、酒蛤蚧等。

### （二）分类储存

**1. 根据饮片的主要成分和炮制方法分类储存**

（1）切制饮片（生饮片）　根据主要成分性质分类储存。

①含淀粉多的饮片，如白芷、山药、葛根等，应贮于通风干燥处，以防虫蛀。

②含挥发油多的饮片，如藿香、当归、川芎、荆芥等，在阴凉库贮藏时应注意密封，防止走失香气或泛油。

③含糖分及黏液质较多的饮片，如肉苁蓉、山药、天冬、党参等，应贮于通风干燥处。

④某些矿物类饮片，如硼砂、芒硝等，在干燥空气中容易失去结晶水而风化，故应贮于密封容器中，并置于阴凉处储存。

（2）炮制饮片　根据炮制方法及所加辅料不同分类储存。

①种子类药材，因炒制后增加了香气，如紫苏子、莱菔子、薏苡仁、扁豆等，若包装不坚固则易受虫害及鼠咬，故应密闭贮藏。

②加酒炮制的当归、大黄，加醋炮制的香附、甘遂等饮片均应贮于阴凉库的密闭容器中。

③盐炙的知母、车前子、巴戟天等饮片，很容易吸收空气中的湿气而受潮，若温度过高盐分就会从表面析出，故应贮于密闭容器内，置通风干燥处储存。

④蜜炙的款冬花、枇杷叶等饮片，易被污染、虫蛀、霉变或鼠咬，通常密闭贮于牛皮纸袋或塑料袋内，并置干燥处储存。

⑤蒸煮类饮片常含有较多水分，如熟地、酒黄精等，蒸煮后易受毛霉侵染，饮片表面附着霉菌菌丝

体，宜密闭储存，置干燥通风处。

⑥曲类饮片多以淀粉为黏和剂经发酵后制成，气清香，易虫蛀、霉变、泛油以及鼠咬。霜类饮片易泛油。这两类加工饮片宜密闭储存在阴凉库的干燥处，不宜久储。

⑦胶类饮片含有丰富的蛋白质，湿度高时容易发霉，温度高时易融化，通常密封后储存在阴凉库的干燥容器中，在夏季天气湿热时可采取密封防潮或吸潮法。

（3）贵重及毒性饮片的分类储存

①少数贵重饮片，如人参片、西洋参片、熊胆粉、番红花、冬虫夏草等，应与一般饮片分开储存，专人管理，并注意防虫、防霉，置阴凉库中，在通风、干燥处储存。细贵药品中的麝香，应用瓶装密闭储存在阴凉库内，以防香气走失；牛黄宜瓶装后储存在阴凉库内，在霉季时放入干燥剂，以防受潮霉变。

②毒性饮片，包括生甘遂、生川乌、生草乌、生附子、闹羊花等 28 种，要专库或专柜存放，实行双人双锁管理（见项目十二）。

③易燃的硫黄、火硝等饮片，必须按照危险品管理要求，储存在危险品库中。注意密封和控制库内温湿度。

**2. 根据中药饮片的质量变异现象分类储存**　根据库存饮片经常发生的质量变异现象，将质量变异现象基本相同、养护方法相同的归为一类，集中储存，便于集中检查和养护。

（1）容易生虫的中药饮片　由易生虫药材加工成的中药饮片也容易发生虫蛀现象，这类饮片通常为肉质根、地下茎、果实、种子和昆虫等加工而成，富含淀粉、糖、脂肪和蛋白质，在温湿度适宜时很容易生虫，例如泽泻片、全瓜蒌、枳壳等。此类饮片通常采用透气的牛皮纸袋包装，储存在温度比较低的阴凉库或冷藏库内。

（2）容易发霉腐烂的中药饮片　这类饮片通常是由富含黏液质或多糖等容易发霉的中药材加工而成，软绵不易干燥，储存时温度升高即发生霉变，例如牛膝、玉竹、百部等。此类饮片最怕受潮，应避免堆积，完全干燥后密封储存在阴凉库内。

（3）容易泛油的中药饮片　这类饮片通常是由富含油脂、挥发油或黏液质等容易泛油的药材加工成的饮片，储存时通风不畅、温度升高即发生泛油，例如柏子仁、土鳖虫、当归等。此类饮片应储存在温度较低的阴凉库，保持通风干燥。

（4）容易变色的饮片　通常为花类饮片，受潮后容易氧化变色。常用的有月季花、玫瑰花、款冬花、金银花、红花、菊花、旋复花、麻黄、佛手等。此类饮片应保持通风干燥，避免堆积、重压引起破碎。

（5）容易失去气味的饮片　这类饮片通常是含挥发油的全草类和叶类饮片，常用的有藿香、香薷、紫苏、薄荷、佩兰、荆芥、细辛、肉桂、花椒、吴茱萸、八角茴香、丁香、厚朴、独活、当归、木香、川芎等。此类饮片许多容易泛油，应储存在阴凉库内。

（6）易融化的饮片　这类饮片通常是由植物树脂提取加工的饮片，如芦荟、阿魏、安息香、乳香、没药、苏合香等，应储存在温度较低的阴凉库，保持通风干燥。

（7）易潮解的饮片　这类饮片通常是含有结晶水的矿物类饮片或经过盐制的饮片，如芒硝、盐附子、盐全蝎、昆布等。此类饮片应采用密封包装，夏季湿度较高时应储存在阴凉库。

（8）易风化的饮片　这类也是含有结晶水的矿物类饮片，但其中结晶水容易失去，如白矾、绿矾、芒硝、胆矾等。此类饮片必须采用密封包装。

（9）易升华的饮片　这类饮片通常是由萜类成分构成的结晶，易挥发，常温下可直接升华为气体，如樟脑、薄荷脑、冰片等。应密封，储存在阴凉库内。

## 二、中药饮片的养护

中药饮片除按药典要求进行储存外，要避免阳光直射到库内的货架上，特别是小包装塑料袋的饮片，如受热使水分蒸发在袋内，会引起发霉、腐烂等质量变异。饮片是中药饮片厂生产的正规药品，包装标示有生产日期和生产批号，出库时要采取"先产先出"的原则；目前，中药饮片经常采用的养护方法有以下几种。

### （一）清洁卫生养护法

清洁卫生是饮片养护的基础，在饮片生产加工、包装、抽样检验及称量等各个环节一定要注意卫生，仓库及其周围环境也要保持清洁，按照 GMP 要求，每完成一道工序及时进行消毒灭菌。

### （二）防潮、除湿养护法

饮片发霉和仓库环境及饮片包装内的相对湿度升高密切相关，饮片入库前必须要检查包装内饮片的含水量是否符合《中国药典》（2020 年版，一部）规定的要求，只有水分含量达标的饮片才允许入库，饮片的包装器材必须能够保证饮片在储存过程中保持干燥，对于储存过程中容易散潮的饮片要使用透气的牛皮纸袋包装。　ｅ微课 2

利用通风、吸湿等方法来改变库房的湿度，抑制真菌和害虫活动，防止饮片生虫和发霉。通风是利用空气自然风或机械产生的风，把库房内潮湿的空气置换出来，达到除湿目的。吸湿是利用自然吸湿物或除湿机来降低库内空气湿度，以保持仓库凉爽干燥的环境。传统常用的吸湿物有生石灰、木炭、草木灰等，现在多采用氯化钙、活性炭、硅胶、钙镁吸湿剂等干燥剂除湿。

### （三）干燥养护法

《中药饮片质量标准通则（试行）》规定：一般的饮片含水量宜控制在 7% ~ 13%；蜜炙品类含水分不得超过 15%；酒炙、醋炙及盐炙品类等含水分不得超过 13%；烫制醋淬制品含水量不超过 10%。在饮片入库储存前水分含量是必须检查的项目之一，对于水分含量超过标准的饮片必须进行干燥处理。

常用的干燥方法有曝晒、摊晾、机械烘干、微波干燥法及远红外加热干燥法等。其中曝晒是利用太阳热能和紫外线杀灭害虫，此法适用于不含油脂且不怕晒的饮片。机械烘干法适合大多数饮片（见本项目任务二）。尤其是饮片入库前或雨季前后均可采用此方法。摊晾法则适用于芳香性叶类、花类、果皮类药材等。对于颗粒较小的粉末状饮片，可采用远红外加热干燥或微波干燥。

**1. 远红外加热干燥法**　采用远红外发生器产生的红外线，照射中药饮片表面使其温度升高，达到干燥的目的。应注意凡不易吸收远红外线的药材或太厚（大于 10mm）的饮片，均不宜采用远红外辐射干燥。

**2. 微波干燥法**　通过电磁微波发生器产生微波，形成感应加热和介质加热，中药饮片中的水和脂肪均可不同程度地吸收微波能量，并将其转化为热量，杀死其中的仓虫、霉菌等。

### （四）$^{60}$Co - γ 射线辐射杀虫灭菌技术

γ 射线辐射杀虫灭菌养护的特点：效率高，效果显著；不破坏饮片外形；不会有残留放射性和感生放射性，已经广泛用于中药材和中药饮片的养护（见本项目任务二）。

### （五）气调养护法

目前，多数企业在采用该项技术，它具有绿色环保、无污染的优点，不仅适合于企业大规模规范化管理还适合于农户小范围零星分散储存。常温下，采用密封库、密封箱或专用复合膜构建任意大小的密闭空间，通过气调剂简单的电化学反应与物理吸附的方式，降低密闭储存环境中的氧浓度，提高二氧化碳浓度以及平衡相对湿度，营造出一个虫（卵）、霉无法生存的密闭环境，同时抑制中药饮片氧化变色，保持饮片水分稳定不散失，最终实现饮片在储存过程中品质保持不变。

### （六）对抗同储养护法

系指用两种或两种以上的中药饮片同储或采用一些有特殊气味的物品与中药饮片同储而起到相互克制，抑制虫蛀、霉变、泛油的一种养护方法（见本项目任务二）。此法仅适用于少数中药饮片养护。例如：牡丹皮分别与泽泻、山药、白术、天花粉、冬虫夏草等同贮，花椒分别与蕲蛇、白花蛇、蛤蚧、海马等同贮，大蒜分别与薏苡仁、土鳖虫、蕲蛇、白花蛇等同贮，胶类药物与滑石粉或米糠同贮，三七与樟脑同贮，荜澄茄、丁香与人参、党参、三七等同贮，西红花与冬虫夏草同贮于低温干燥的地方，均可达到防虫蛀、霉变或泛油的目的。另外，对于易虫蛀、霉变、泛油的饮片，可采用喷洒少量95%乙醇或高度白酒，密封储存，达到对抗同储的目的。

### （七）密封养护法

系通过将饮片储于瓶、箱等可密封的容器内而与外界隔离，以尽量减少外界因素对其影响。该法常与吸湿法相结合，效果更好。普遍使用密封性能更高的新材料，如塑料薄膜帐（袋）真空密封，或用密封库等密封储存。

### （八）冷藏养护法

系指采用低温方法储存中药饮片，从而有效防止不宜烘、晾的中药饮片发生虫蛀、发霉、变色等变质现象。常用的方法有安装空调，使用冰箱，建冷库、阴凉库等。贵重中药饮片多采用冷藏法，例如蛤蟆油、冬虫夏草、三七粉等。

### （九）环氧乙烷灭菌法

系利用环氧乙烷产生的有毒气体与仓虫和霉菌接触，从而杀灭真菌和害虫的方法。一般中药饮片，特别是不能采取高温灭菌的饮片可选用此法。使用环氧乙烷灭菌，必须在专用的密闭灭菌柜中进行（图11-3），药材包装应打开，便于环氧乙烷气体进入，使用纯环氧乙烷气体浓度是1000mg/L左右。灭菌时间和柜内温度有关，例如，37℃时灭菌时间为24小时（暴气3小时），柜内相对湿度以60%为最佳，灭菌后排气，排气时间应大于20小时。灭菌后的中药饮片应严格密封，经检查后入库。

### 【安全提示：素质教育】

灭菌所用环氧乙烷系有毒气体，易燃易爆，操作现场应采取防火防爆措施，不得有明火作业及电火花发生。吸入过多环氧乙烷气体，可引起头痛、呕吐等中毒症状，严重者可致肺水肿等，灭菌前操作人员必须穿戴好防护服，要仔细检查灭菌柜的密封性能是否良好，工作环境中应有良好的通风，严格按照安全操作规程进行操作，避免泄露。

（十）无菌包装技术

首先将中药饮片灭菌，然后装入一个真菌无法生长的容器内，避免再次污染。在常温条件下，不需任何防腐剂或冷冻设施，在规定的时间内不会发生霉变。

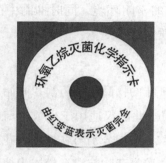

a.灭菌指示卡

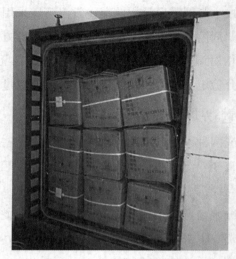

b.灭菌仓

图 11-3　环氧乙烷灭菌柜

## 三、重点养护的中药饮片品种

仓库养护人员每个月除了要对储存期较长的饮片品种、专库储存的毒性饮片品种进行重点养护外，以下几种类型中药饮片也需要重点养护

**1. 贵重饮片**　包括人参片、西洋参片、麝香、熊胆粉、西红花、冬虫夏草、牛黄等。

**2. 蒸煮类饮片**　包括熟地、炙黄精、炙山萸肉、制首乌、制玉竹、郁金、莪术等。

**3. 曲类饮片和霜类饮片**　曲类饮片包括六神曲、建神曲、半夏曲、法制半夏曲、保宁半夏曲、沉香曲等；霜类饮片包括：巴豆霜、杏仁霜、千金子霜、鹿角霜等。

**4. 高温高湿季节重点养护品种**　当常温仓库内平均温度超过25℃，平均相对湿度大于70%，要对易生虫、易发霉、易泛油和易潮解的中药饮片进行重点养护。

【饮片养护人员职业素养要求：素质教育】

1. 爱岗敬业。饮片养护非常辛苦，又脏又累，养护人员要能吃苦耐劳，勤勤恳恳，任劳任怨。

2. 诚实守信。饮片关乎患者生命安全，养护人员要忠于职守，有较强的责任心。

3. 干净整洁、讲究个人卫生。饮片是煎煮后直接服用的药品，养护工作必须要重视个人及环境卫生，不能污染饮片。

4. 有积极乐观、健康向上的精神状态。每天不厌其烦的重复劳动，相互之间要有团队协作意识。

5. 有独立工作能力，具备较强的中药养护专业知识，必要时能够独立思考和判断，果断采取养护措施。

**即学即练 11 −3**

中药饮片库使用环氧乙烷灭菌柜对中药饮片进行灭菌时，当气体浓度是 1000mg/L，柜内相对湿度 60%，灭菌温度为 37℃时，灭菌时间应达到小时？（　　）

答案解析　A. 4 小时　　　　B. 8 小时　　　　C. 12 小时　　　　D. 24 小时

# 实践实训

## 实训十二　库存中药材和饮片的变质现象检查

PPT

【实训目的】

1. 掌握仓库药材和饮片变质现象的检查方法。

2. 熟悉中药材和饮片的包装标示。

3. 了解药材和饮片在库检查工作过程。

【实训场所】

药材实训库和饮片实训库。

【实训材料】

库存药材包装、库存饮片包装、白瓷盘（大号）、铁筛（孔径 4mm）、抽样器、放大镜、合格药材标本、合格饮片标本、《不合格药品报告、确认表》等。

【实训内容】

（一）药材和饮片的包装标示检查

**1. 药材包装和标示检查**　在药材仓库内，根据划分的区域，分别检查每个货台上摆放的药材包装袋或包装箱，首先查看包装是否有破损、被污染，是否有撒漏等，然后再检查包装上缝制或粘贴的标签，查看标签是否损坏或脱落，标签上的品名（使用中药正名正字）、规格、含量、产地、采收年月等标识内容是否清晰，有无缺项，是否粘贴或悬挂有质量合格证。

**2. 饮片的包装和标示检查**　在饮片仓库内，根据划分的区域，分别检查每个货架上摆放的饮片包装袋，首先查看包装是否有破损、被污染，是否有撒漏等，然后再依次检查包装袋粘贴的标签，查看标签是否损坏或脱落，标签上是否印有饮片名称、装量规格、生产许可证号、炮制规范（质量标准）、生产企业、生产批号、药材产地、生产日期等标示，标签字体是否清晰，是否缺项，是否贴有合格证或印有合格标志。

（二）药材和饮片的变质性状检查

**1. 药材和饮片虫蛀的检查**

（1）仓间环境检查　检视仓间环境和货垛表面，药材库的货台下、包装袋表面和下面有无蛾类成虫在飞；在饮片货柜内壁和底部有无蛾子或小甲虫俯卧。

（2）药材检查　根和根茎类、皮类、藤木类、菌核类药材要采取剖开、折断、打碎及摇晃等方式检查，同时检查药材表面、货垛或包装袋底部有无虫便、蜕皮等。

（3）饮片检查　将包装袋内饮片倒入到大白瓷盘中，用手轻轻拨动，仔细观察饮片横切面，看是否有虫眼或虫体，白瓷盘底部是否有虫体蠕动，是否有虫便和蜕皮，果实种子类饮片要掰开检查，花类饮片要检查花萼、花蕊处，昆虫等动物类饮片要注意检查腹部、尾部和肌肉残留处。

未发现有虫蛀特征的将饮片倒入铁筛中，晃动铁筛，在筛下的粉末中再仔细观察，发现有虫蛀应及时填写《不合格药品报告、确认表》。

**2. 药材和饮片霉变的检查**

（1）储存条件检查　用手伸进药材或饮片包装袋内部，摸其表面，是否有潮湿感；内部温度是否升高；用手掰开药材或饮片是否发脆。用塑料袋装的药材或饮片表面是否有水珠等，检查通风条件，检查温湿度的监测设备，查看空调是否正常运转制冷。

（2）霉变检查　打开药材编织袋包装后，是否有霉味；用取样器取出包装内部药材，查看表面并折断，看是否有霉菌菌丝，重点检查全瓜蒌、枳壳、佛手等药材。

打开饮片的包装袋，将饮片倒入白瓷盘，仔细观察表面是否有霉菌附着，是否有霉味。细小的果实和种子要使用放大镜仔细查看。

检查中发现霉变的药材或饮片，及时做上标记并填写《不合格药品报告、确认表》。

**3. 药材和饮片泛油检查**　根据极易泛油和易泛油的品种类型，检查药材和饮片，动物类和植物油脂类的药材表面是否有油样物质，是否发黏，掰开后内部颜色是否变深，是否有油哈气味；含挥发油类的药材和饮片表面是否发黏，内部颜色是否变深；富含黏液质的药材和饮片质地是否变软，是否表面发黏等。对于枸杞子、麦冬、柏子仁等要倒入白瓷盘内仔细检查。泛油常伴随颜色加深，检查时要与药材和饮片的合格标本进行比对，检查中发现泛油的药材或饮片，随时填写《不合格药品报告、确认表》。

**4. 变色和气味散失药材的检查**　根据易变色和易气味散失的品种类型，检查相应的药材和饮片，检查方法同上。为了能正确判断合格药材或饮片的色泽和气味，检查过程中要与合格标本进行比对。检查中发现变色和气味散失的药材或饮片，随时填写《不合格药品报告、确认表》。

**5. 潮解和风化药材的检查**　根据易潮解和易风化的品种类型，对照标本检查药材和饮片，饮片应倒入到白瓷盘内仔细观察，发现潮解和风化的药材和饮片，随时填写《不合格药品报告、确认表》。

以上检查完成后，登录《医药经营ERP系统》GSP管理模块，在不合格药品管理界面，填写"不合格药品报损审批表"，然后在药品质量检查界面，根据检查和养护的品种进行记录，对每次检查都出现严重变质的药材和饮片建立"药品质量养护档案"。

【实训过程】

分组实训，每组3人，每组负责一排饮片货架的检查，每人应有明确分工。检查过程应仔细认真，要轻拿轻放，检查过程中严禁损坏饮片包装袋和标签；过筛后应重新装回原来的包装袋，检查后要摆放规范整齐。

【心灵寄语：思政专栏】

炎炎夏天，饮片养护工作非常辛苦。作为中药的守护人，看似平凡的岗位，却也是一个别样的人生舞台；若不是百炼成钢，谁能饱经风霜；若不是咬紧牙关，谁能一路向前。

PPT

## 实训十三　中药材和饮片含水量测定

【实训目的】

1. 熟悉干燥法测定水分的原理。

2. 学会用甲苯法测定中药饮片水分的操作方法。

3. 熟悉相关仪器的使用。

【实训场所】

中药检验实训室。

【实训材料】

仪器：恒温干燥箱、水分测定仪（包括 500ml 短颈圆底烧瓶、水分测定管、直行冷凝管、外管长 40cm）、电热套、分析天平、干燥器、称量瓶。

试剂：甲苯、亚甲蓝（AR）、铜丝。

实训材料：生黄芪饮片 50g，甘草药材 50g。

【实训内容】

（一）干燥法测定中药材和中药饮片含水量

本法适用于不含或少含挥发性成分的中药饮片和中药材。测定时取饮片（或打碎的药材）样品 2～5g 平铺于干燥至恒重的扁形称量瓶中，厚度不超过 5mm，疏松的样品不超过 10mm，精密称定；打开瓶盖，在 100～105℃ 恒温干燥箱中干燥 5 小时，将瓶盖盖好，移至干燥器中，冷却 30 分钟，精密称定；再在上述温度下干燥 1 小时，冷却，称重；至连续两次称重的差异不超过 5mg 为止。根据减失的重量计算出饮片样品的含水量：

$$饮片样品含水量 = \frac{烘干前重量 - 烘干后重量}{烘干前重量} \times 100\%$$

（二）甲苯法测定中药饮片水分

本法适用于含有挥发性成分的中药饮片。采用如图 11-4 所示仪器测定，其中：A 为 500ml 的短颈圆底烧瓶，B 为水分测定管，C 为直形冷凝管，外管长 40cm，使用前全部仪器应清洁，并至烘箱中烘干，然后按照图 11-4 所示方法连接。

测定时，取破碎的饮片样品适量（相当于含水量 1～4ml），精密称重，置 A 瓶中，加入甲苯约 200ml，必要时加入洁净的沸石或玻璃珠数粒，将仪器各部分连接，自冷凝管顶部加入甲苯，至充满 B 管的狭细部分。将 A 瓶置于电热套中缓缓加热，待甲苯开始沸腾时调节温度，使每秒钟馏出 2 滴，待水分完全馏出，即测定管刻度部分的水量不再增加时，将冷凝管内部先用甲苯冲洗，再用蘸满甲苯的长刷将管壁上附着的甲苯推下，继续蒸馏 5 分钟，放冷至室温，拆卸装置；如有水粘附在 B 管的管壁上，可用蘸甲苯的铜丝推下，放置，使水分与甲苯完全分离（可加亚甲蓝粉末少许，使水染成蓝色，以便于分离观察），检读水量，并计算出饮片样品的含水量。

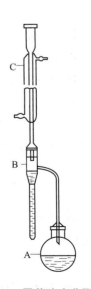

图 11-4　甲苯法水分测定仪

$$饮片样品含水量 = \frac{B 管内水的毫升数}{饮片样品重量} \times 100\%$$

【实训过程】

（一）实训分组

实训学生每 2 人一组，实训过程中 2 人应有分工，但更应相互协作。

（二）实训前准备

应对试验中所用仪器、器皿进行彻底的清洁、干燥，防止吸附水分引起误差。控制蒸馏速度，避免蒸汽大量产生无法得到充分冷凝造成结果偏低。蒸馏结束后，应充分冷却至室温并注意将所有的水珠收集到水分测定仪读数管内，避免引起误差。

（三）实训后整理

应做以下处理：仪器应复原，清洗玻璃仪器，洁净实训场所。检验报告书应附"检验原始记录"。

## 目标检测

答案解析

一、选择题

1. 下列除哪项之外，均属于药材的变质现象（　　）
   A. 破碎
   B. 发霉
   C. 风化
   D. 潮解

2. 在中药饮片贮藏中，水分一般宜控制在（　　）
   A. 7%
   B. 2% ~ 8%
   C. 7% ~ 13%
   D. 10% ~ 15%

3. 冬虫夏草储存时喷洒少量 95% 药用乙醇密封后，置冷藏柜内，这种养护方法属于（　　）
   A. 除湿养护法
   B. 密封养护法
   C. 对抗同贮法
   D. 低温冷藏法

4. 采用辐照杀虫时，下面哪种饮片的辐照剂量不超过 3kGY（　　）
   A. 秦艽
   B. 紫菀
   C. 川乌
   D. 甘草

5. 来自昆虫的药材，储存过程中易出现（　　）的变异现象
   A. 风化
   B. 泛油
   C. 潮解
   D. 酸败

6. 下列哪种饮片与泽泻同储，可有效防止泽泻生虫（　　）
   A. 牡丹皮
   B. 瓜蒌皮
   C. 青皮
   D. 地骨皮

7. 下列哪种药材不允许使用辐照法杀虫灭菌（　　）
   A. 紫菀
   B. 天竺黄
   C. 补骨脂
   D. 龙胆

8. 在气调养护中，采用"充 $CO_2$ 降 $O_2$ 法"，要达到抑制霉菌生长的目的，充入的 $CO_2$ 含量必须达到（　　）

 A. 50% 以上

 B. 2% 以下

 C. 40% 以下

 D. 4% 以上

9. 下列哪种药材不易泛油（　　）

 A. 怀牛膝

 B. 当归

 C. 党参

 D. 丹参

10. 哪种中药饮片在储存过程中容易发生变色（　　）

 A. 桔梗

 B. 天花粉

 C. 龙胆

 D. 熟地

11. 采用远红外加热干燥中药饮片，要求饮片的厚度不宜超过（　　）mm

 A. 5

 B. 10

 C. 15

 D. 20

12. 下列哪种中药材容易发生升华现象，需要严格密封储存（　　）

 A. 乳香

 B. 儿茶

 C. 冰片

 D. 血竭

13. 在专用的密闭灭菌柜中使用环氧乙烷灭菌，要求纯环氧乙烷气体浓度是（　　）

 A. 500mg/L

 B. 1000mg/L

 C. 1500mg/L

 D. 600mg/L

14. 下列哪种中药饮片不容易生虫子（　　）

 A. 白芷

 B. 泽泻

 C. 瓜蒌皮

 D. 砂仁

15. 中药饮片仓库中土鳖虫因为储存不当，表面出现油样物质，手摸发黏，内部颜色变深，并产生强烈油哈气味，这种现象称为（　　）

 A. 潮解

 B. 虫蛀

 C. 泛油

 D. 霉变

16. 在饮片仓库中，以下哪种饮片因为容易发生后热，出现腐烂现象而不宜采用塑料袋封装（　　）

 A. 青黛

 B. 生酸枣仁

 C. 车前子

 D. 没药

17. 采用低温杀虫时，中药仓虫的最低致死温度是（　　）

 A. 0℃

 B. -4℃

 C. 2℃

 D. -8℃

18. 中药饮片入库时，对于烫制醋淬的饮片，含水量要求不超过（　　）

 A. 7%

 B. 10%

 C. 13%

 D. 15%

19. 下列哪种养护方法不适合防止蛤蟆油出现泛油（　　）

 A. 气调降氧

 B. 通风、干燥

 C. 环氧乙烷灭菌

 D. 日光下晾晒

20. 当常温仓库内平均温度超过25℃，平均相对湿度大于（　　），要对易生虫、易发霉、易泛油和易潮解的中药材进行重点养护

    A. 60%

    B. 70%

    C. 75%

    D. 80%

二、判断题

1. 胆矾储存过程中表面变白是因为被潮解。（　）

2. 含挥发油的药材，如肉桂、沉香等长时间在常温下储存不会出现气味散失现象。（　）

3. 动物类药材发生泛油后，通常不产生难闻气味。（　）

4. 辐照可减少药材泛油现象的发生。（　）

5. 环氧乙烷灭菌法只能防止药材发霉不能防止药材泛油。（　）

书网融合……

知识回顾　　　　微课1　　　　微课2　　　　习题

# 项目十二　特殊管理药品储存养护

## 学习引导

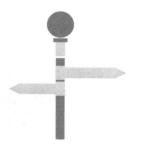

对于疫苗、麻醉药品、精神药品、医疗用毒性药品和放射性药品的储存、运输和养护问题，本项目介绍这些特殊管理药品的储存养护。

 **学习目标**

1. **掌握**　疫苗、麻醉药品、医疗用毒性药品等各类特殊管理药品收货验收入库和复核出库运输的一般要求。

2. **熟悉**　麻醉药品、医疗用毒性药品等各类特殊管理药品储存养护方法。

3. **了解**　麻醉药品、精神药品、医药用毒性药品和放射性药品等特殊管理药品的品种目录。

## 任务一　疫苗的储存养护

PPT

▶▶ **岗位情景模拟 12 - 1**

　　**情景描述**　2010 年＊＊省发生一起高温疫苗事件。有媒体报导当地数十名儿童接种疫苗后发生严重健康损害，同时曝光＊＊省疾控中心违规在常温环境下为疫苗贴标签，暗示高温疫苗与儿童健康损害存在因果关系。

　　**讨　　论**　＊＊调查组确认，高温疫苗经检验质量合格，查实的 10 名涉事儿童中只有一人确认属于疫苗异常反应，其余患儿的健康损害与疫苗没有因果关系，该事件实为巧合。对此事件你有什么看法？

答案解析

　　疫苗是指为预防、控制疾病的发生、流行，用于人体免疫接种的预防性生物制品。根据传统和习惯，疫苗分为减毒活疫苗、灭活疫苗、抗毒素、类毒素、亚单位疫苗（含多肽疫苗）、载体疫苗、核酸疫苗等。其中，在纳入国家免疫规划疫苗的最小外包装的显著位置，要标明"免费"字样以及"免疫规划"专用标识。

## 一、疫苗流通渠道

按照《疫苗法》等相关规定，疫苗由药品生产企业（疫苗上市许可持有人）生产后，只能由各省疾控中心采购，疫苗生产企业要按照采购合同约定，向疾控中心或者其指定的接种单位（乡、镇、街道卫生服务中心等有资质的医疗机构）配送疫苗；疾控中心要按照规定向接种单位供应疫苗，疾控中心以外的单位和个人不得向接种单位供应疫苗，接种单位不得接收该疫苗，也不准从其他渠道采购疫苗。禁止任何企业和个人经营疫苗，有储存配送条件的药品经营企业可以接受疾控中心的委托，代为储存和配送疫苗。

## 二、储存和配送疫苗的冷链设施设备要求

疫苗生产企业、省疾控中心、疫苗配送企业、疫苗仓储企业要配备普通冷库、低温冷库、冷藏车和自动温度监测器材或设备等，储存疫苗的单位要有两个独立的冷库（其中一个备用）；地市级、县级疾控中心要配备普通冷库、冷藏车或疫苗运输车、低温冰箱、普通冰箱、冷藏箱（包）、冰排和温度监测器材或设备等；接种单位要配备普通冰箱、冷藏箱（包）、冰排和温度监测器材或设备等。

对疾控中心、接种单位储存疫苗的冷库要求与药品经营企业冷藏库相同（见项目五任务五），接种单位配备的冰箱要选用具备医疗器械注册证的医用冰箱。冷藏车、冰箱、冷藏箱（包）在储存、运输疫苗前要达到相应的温度要求（2~8℃）。自动温度监测设备，温度测量精度要求在±0.5℃范围内；冰箱监测用温度计，温度测量精度要求在±1℃范围内。疫苗在储存、运输全过程中应当处于规定的温度环境，冷链储存、运输要符合要求，并定时监测、记录温度。

冷藏车要具有独立制冷制热系统、自动温度监控记录功能，可采用全球卫星定位技术实现实时温度监测及数据传输。对于即将投入使用的冷藏车，须设限高线，提示疫苗堆码高度低于出风口下缘，侧部底部具备导风槽，明确装车要求、货品摆放位置及注意事项（见项目六任务四）。

## 三、疫苗配送 ⓔ 微课

### （一）疫苗的拣货、复核和拼箱装车

疫苗配送单位要指定熟悉冷链仓储和配送的专门人员负责疫苗的拣货、复核、拼箱、装车工作，操作过程与冷藏药品出库操作相同（见项目六任务四），复核过程中如果最小包装外包装没有明显变形、撒漏、污损及标示不清等情况，通常情况下不允许打开最小包装检查；使用专用冷藏箱（保温箱）运送疫苗的，冷藏箱（保温箱）必须提前预冷至规定温度，然后在冷藏库内装载密封好启运。冷藏车装载疫苗，要符合冷链药品冷藏车内码放要求，启运时要做好交接工作，检查疫苗及其温度监测记录、运输设备与环境温度，做好记录，并双方签字确认。

办理疫苗交接时，配送单位还要向承运人提供疫苗随货同行单、签收单以及加盖上市许可持有人印章的《生物制品批签发合格证》复印件或者电子文件；交接进口疫苗的，还要提供加盖上市许可持有人印章的《进口药品通关单》复印件或者电子文件。

### （二）疫苗运输

疫苗配送单位发运前要制定疫苗发运操作程序，内容包括发运前通知、发运方式、线路、联系人、

异常情况处理方案等。

出行前，承运人应对车辆进行仔细检查，确保设施设备正常；配送单位要填写"疫苗运输温度记录表"（表12-1）。表中应包括：疫苗运输工具、疫苗冷藏方式、疫苗名称、生产企业、规格、批号、有效期、数量、用途、启运时间、启运时疫苗的储存温度和环境温度、配送单位、配送人签名；到达接收单位后，还要填写疫苗到达时间、到达时的疫苗储存温度和环境温度、启运至到达行驶里程等。运输时间超过6小时的，配送人须记录途中温度。途中温度记录时间间隔不超过6小时。

表12-1　疫苗运输温度记录表

出/入库日期：_____年_____月_____日　　出/入库单号：_____

疫苗运输工具：（1）冷藏车　　（2）疫苗运输车　　（3）其他_____

疫苗冷藏方式：（1）冷藏车　　（2）车载冷藏箱　　（3）其他_____

运输疫苗情况：

| 疫苗名称 | 生产企业 | 规格 | 批号 | 有效期 | 数量（支） | 疫苗类别 |
|---|---|---|---|---|---|---|
|  |  |  |  |  |  |  |
|  |  |  |  |  |  |  |
|  |  |  |  |  |  |  |
|  |  |  |  |  |  |  |
|  |  |  |  |  |  |  |
|  |  |  |  |  |  |  |
|  |  |  |  |  |  |  |

运输温度记录：

| 项目 | 日期/时间 | 疫苗储存温度 | 环境温度 |
|---|---|---|---|
| 启运 | 年　月　日　时　分 | ℃ | ℃ |
| 途中 | 年　月　日　时　分<br>年　月　日　时　分<br>年　月　日　时　分 | ℃<br>℃<br>℃ | ℃<br>℃<br>℃ |
| 到达 | 年　月　日　时　分 | ℃ | ℃ |

启运至到达行驶里程数：_____千米

送疫苗单位：_____　送疫苗人签名：_____

收疫苗单位：_____　收疫苗人签名：_____

填写说明：①本表供疫苗配送企业、疾病预防控制机构、接种单位疫苗运输时填写；②出入库单号为单位编码＋年月日＋2位流水号；③运输超过6小时需记录途中温度，间隔不超过6小时；④疫苗类别：一类疫苗/二类疫苗。

运输过程中，承运人要经常查看显示仪监测的冷藏车（箱）温度数据，如出现温度异常情况，及时报告并处置。承运人运输途中不得无故开启冷藏车门和冷藏（保温）箱。对于冷链运输时间长、需要配送至偏远地区的疫苗，配送单位要根据疫苗的稳定性选用合适规格的温度控制标签。疫苗配送单位要对疫苗运输过程进行温度监测，要求与冷藏药品运输相同（见项目六任务四）。

配送单位要评估疫苗储存、运输过程中出入库、装卸等常规操作产生的温度偏差对疫苗质量的影响及可接收的条件。符合接收条件的，接收单位要接收疫苗。在特殊情况下，如停电、储存运输设备发生故障，造成温度异常的，须填写"疫苗储存和运输温度异常情况记录表"（表12-2），配送单位要及时启动重大偏差或次要偏差处理流程，评估其对产品质量的潜在影响，并将评估报告提交给相应单位。经评估对产品质量没有影响的，可继续使用。经评估对产品质量产生不良影响的，要在当地卫生健康主管部门和药监部门的监督下销毁。

表 12−2　疫苗储存和运输温度异常情况记录表

单位：_____　　地点：_____

储存/运输设备名称：_____　　记录人：_____

一、疫苗情况

| 疫苗名称 | 生产企业 | 规格 | 批号 | 有效期 | 数量/支 | 疫苗类别 |
|---|---|---|---|---|---|---|
| | | | | | | |
| | | | | | | |
| | | | | | | |
| | | | | | | |
| | | | | | | |
| | | | | | | |

二、温度异常情况

| 发现日期/时间 | 最高温度 | 最低温度 | 累计超温时间 | 环境温度 | 备注 |
|---|---|---|---|---|---|
| | ℃ | ℃ | | ℃ | |

三、处置情况

| 过程描述： |
|---|
| 处置措施： |
| 处理结果： |

填写说明：①本表供疫苗生产企业、疫苗配送企业、疫苗仓储企业、疾病预防控制机构、接种单位发生温度异常时填写；②疫苗类别：一类疫苗/二类疫苗；③文字描述处置情况的过程、处置措施、处理结果。

## 📖 知识链接

### 生物制品批签发制度

生物制品批签发，是指国家药品监督管理局对获得上市许可的疫苗类制品、血液制品、用于血源筛查的体外诊断试剂以及国家药品监督管理局规定的其他生物制品，在每批产品上市销售前或者进口时，经指定的批签发机构进行审核、检验，对符合要求的发给批签发证明的活动。未通过批签发的产品，不得上市销售或者进口。依法经国家药品监督管理局批准免予批签发的产品除外。新的《生物制品批签发管理办法》已经在 2020 年 12 月 11 日以国家市场监督管理总局第 33 号令形式公布，自 2021 年 3 月 1 日起施行。

## 四、疫苗验收

疫苗接收单位必须指定专人负责疫苗等预防接种用生物制品的验收工作。验收实行"人盯人"管理，"一人负责验收"，"一人负责审核"，落实"双人双签字"要求。

疫苗收货验收过程与冷藏药品验收相同，要查验并核实疫苗运输设备，选择收货区（接种单位接收疫苗，应将冷藏箱或保温箱运至疫苗储存专用冰箱前）。

验收时要索取并审核随货同行单，核对采购或分配计划，索取、检查并核实本次运输过程的《疫苗运输温度记录表》和本次《疫苗运输在途温度监测记录》。疫苗运输温度异常的还要索取或填写《疫苗储存和运输温度异常情况表》。

如果温度记录数据无法当场导出，应暂将疫苗移入冷库待验区并做好明显标识，待取得运输全程温度监测数据并确认符合规定后再将疫苗移入合格品区。温度数据应保存至疫苗有效期满后不少于2年备查。

①对于资料齐全、符合冷链运输温度要求的疫苗，方可接收入库。

②对资料不全、符合冷链运输温度要求的疫苗，接收单位可暂存该疫苗。待补充资料，符合要求后办理接收入库手续。

③对不能提供本次运输过程的疫苗运输温度记录或不符合冷链运输温度要求的疫苗，拒绝接收。

验收时要索取加盖上市许可持有人印章的《生物制品批签发合格证》复印件或者电子文件；交接进口疫苗的，还要索取加盖上市许可持有人印章的《进口药品通关单》复印件或者电子文件。审核并检查批签发合格证所标疫苗名称、规格、生产企业、产品批号等是否与到货疫苗包装标示相符合。

使用专用冷藏车运输的整件疫苗，卸货时运输包装必须完好无损，不得有拆封迹象；使用冷藏箱或保温箱运输中包装或小包装疫苗，包装外要有密封防护，到货时必须未被拆封，包装无破损、无变形、无污渍或水痕。

整件疫苗的验收抽样与化学药制剂要求相同，要仔细检查到货疫苗的最小包装外包装，最小包装外包装不能有破损变形、污渍、水痕，标识要清晰、完整，没有超过有效期。储存、运输和包装都正常的疫苗，一般在使用前不允许打开最小包装外包装。

验收人要现场核对并填写《预防接种用生物制品验收表》（表12-3），重点核实疫苗名称、生产企业、规格、批号、有效期、数量和在途温度；核实后，验收人要扫描包装上的电子追溯信息码，上传至全国疫苗电子追溯协同平台；建立真实、准确、完整的接收、购进、验收、储存、养护、配送、供应记录。

表12-3 预防接种用生物制品验收表

单位：　　　　　　验收日期：　　　　　　验收人：　　　　　　审核人：

| 验收项目 | 验收内容 | 验收情况 | | |
|---|---|---|---|---|
| | | 是 | 否 | 备注 |
| 资料 | 是否提供"生物制品批签发合格证" | | | |
| | 是否提供"进口疫苗通关单"（验收进口疫苗时须填写） | | | |
| | "疫苗运输温度记录表"是否填写完整 | | | |
| | 是否有"在途运输温度记录" | | | |
| | 运输温度异常是否填写"疫苗储存温度异常情况记录表" | | | |
| | 以上资料是否索取 | | | |
| 疫苗运输 | 运输企业、车辆和运输人是否符合要求 | | | |
| | "疫苗运输温度记录表"填写是否完整、正确 | | | |
| | "疫苗运动温度记录表"温度记录是否和"在途温度记录"一致 | | | |
| | 发现超过有效期、来源不明疫苗等生物制品是否扣留并报告 | | | |

续表

| 验收项目 | 验收内容 | 验收情况 | | |
|---|---|---|---|---|
| | | 是 | 否 | 备注 |
| 疫苗信息 | 疫苗外包装是否完好、识别 | | | |
| | 疫苗等生物制品运输温度是否符合 | | | |
| | 疫苗数量是否与采购或分配计划数一致 | | | |
| | 疫苗品种是否与采购或分配计划相符 | | | |
| | 疫苗生产企业是否与采购或分配计划相符 | | | |
| | 疫苗规格是否与采购或分配计划相符 | | | |
| | 疫苗批号是否与采购或分配计划相符 | | | |
| | 疫苗效期是否过有效期 | | | |
| | 疫苗供货前是否提供电子监管码，是否能扫码入库 | | | |
| | 其他： | | | |
| 验收结果 | 入库□ 暂存□ 拒收□ 扣留□ | | | |

对验收合格的疫苗，要按照规定的温度要求储存，按疫苗品种、批号分类码放；并按照有效期或进货先后顺序供应、分发和使用疫苗。

疾控中心、接种单位在接受或者购进疫苗时索取的各种证明文件和记录要保存至疫苗有效期满后不少于五年备查。

验收时如果发现超过有效期、来源不明疫苗等生物制品，必须暂扣原地，按报废疫苗（或生物制品）处理。接种单位必须在 1 小时内报告辖区县级疾控中心。各级疾控中心发现或接到报废疫苗报告，必须如实报告上级卫生健康部门。

## 五、疫苗储存与养护

疫苗储存单位要按照《疫苗储存和运输管理规范（2017 年版）》的要求，对疫苗储存温度进行监测。疫苗储存温度自动记录间隔不得超过 15 分钟，自动温度监测数据可读取存档。

（1）采用自动温度监测器材或设备对冷库进行温度监测，须每天上午和下午至少各进行一次人工温度记录，间隔不少于 6 小时，并填写"冷链设备温度记录表"

（2）采用温度计对冰箱（包括普通冰箱、低温冰箱）进行温度监测，须每天上午和下午各进行一次温度记录，间隔不少于 6 小时，并填写"冷链设备温度记录表"。温度计应分别放置在普通冰箱冷藏室及冷冻室的中间位置，低温冰箱的中间位置。每次应测量冰箱内存放疫苗的各室温度，冰箱冷藏室温度要控制在 2~8℃，冷冻室温度要控制在 ≤ -15℃。可以使用自动温度监测器材或设备对冰箱进行温度监测记录。

（3）可采用温度计对冷藏箱（包）进行温度监测；可以使用具有外部显示温度功能的冷藏箱（包）。

疫苗储存过程中的温度记录可以为纸质或可识读的电子格式，温度记录要求保存至超过疫苗有效期 2 年备查。

疫苗储存单位要定期对储存的疫苗进行检查、养护并记录。对超过有效期或储存温度不符合要求的疫苗，要采取标识管理、隔离存放、暂停发货、逐级上报等措施。疾控中心和接种单位也要定期对储存的疫苗进行检查并记录，对包装标示无法识别、超过有效期、不符合储存温度要求的疫苗，要定期逐级上报，其中免疫规划疫苗上报至省级疾控中心，非免疫规划疫苗上报至县级疾控中心。

接种单位需报废的疫苗，应在当地药监部门、卫健委、生态环境部门的监督下，要统一回收至县级疾控中心统一销毁。疾控中心、接种单位如实记录销毁、回收情况，销毁记录保存5年以上。疫苗的收货、验收、在库检查等记录应保存至超过疫苗有效期2年备查。

疾控中心、疫苗储存单位和接种单位要建立疫苗质量定期检查制度，对存在包装无法识别、储存温度不符合要求、超过有效期等问题的疫苗，采取隔离存放、设置警示标志等措施，并按照药监部门、卫健委、生态环境部门的规定处置。疾病预防控制中心、接种单位应如实记录处置情况，处置记录应保存至疫苗有效期满后不得少于五年备查。

**即学即练 12 - 1**

储存疫苗的仓库，温度自动检测系统每隔1分钟，显示屏要更新一次测点温度，每隔多少分钟要自动记录一次测点温度？（　　）

答案解析

A. 5 分钟　　　　　B. 15 分钟　　　　　C. 20 分钟　　　　　D. 30 分钟

PPT

# 任务二　麻醉药品和精神药品的储存养护

## 一、麻醉药品和精神药品的概念和品种目录

### （一）麻醉药品的概念和品种目录

**1. 麻醉药品的概念**　麻醉药品是指连续使用后易产生生理或心理依赖性、能成瘾癖的药品。

**2. 麻醉药品目录**　我国《麻醉药品品种目录》（2013年版）共121个品种，其中国内生产及使用的品种及包括的制剂、提取物、提取物粉共有27个品种，分别是：可卡因、罂粟浓缩物、罂粟果提取物、罂粟果提取物粉、二氢埃托啡、地芬诺酯、芬太尼、氢可酮、氢吗啡酮、美沙酮、吗啡、吗啡阿托品注射液、阿片、复方樟脑酊、阿桔片、羟考酮、哌替啶、瑞芬太尼、舒芬太尼、蒂巴因、可待因、右丙氧芬、双氢可待因、乙基吗啡、福尔可定、布桂嗪和罂粟壳。

上述品种也包括其可能存在的盐和单方制剂（除非另有规定）以及其可能存在的化学异构体及酯、醚（除非另有规定），其中罂粟壳只能用于中药饮片和中成药的生产以及医疗配方使用。

### （二）精神药品的概念和分类

**1. 精神药品的概念**　是指直接作用于中枢神经系统，使之兴奋或抑制，连续使用可产生依赖性的药品。

**2. 精神药品的分类**　依据精神药品使人体产生的依赖性和危害人体健康的程度，精神药品分为第一类精神药品和第二类精神药品；我国《精神药品品种目录》（2013年版）共有149个品种，其中第一类精神药品有68个品种，第二类精神药品有81个品种。

**3. 第一类精神药品品种目录**　目前，我国生产及使用的第一类精神药品有8个品种，分别是：哌醋甲酯、司可巴比妥、丁丙诺啡、γ-羟丁酸、氯胺酮、马吲哚、三唑仑、羟考酮（≥5mg）（2019）。

**4. 第二类精神药品品种目录**　目前，我国生产及使用的第二类精神药品有32个品种，分别是：异

戊巴比妥、格鲁米特、喷他佐辛、戊巴比妥、阿普唑仑、巴比妥、氯氮䓬、氯硝西泮、地西泮、艾司唑仑、氟西泮、劳拉西泮、甲丙氨酯、咪达唑仑、硝西泮、奥沙西泮、匹莫林、苯巴比妥、唑吡坦、丁丙诺啡透皮贴剂、布托啡诺及其注射剂、咖啡因、安钠咖、地佐辛及其注射剂、麦角胺咖啡因片、氨酚氢可酮片、曲马多、扎来普隆、佐匹克隆、羟考酮（≤5mg）（2019）、瑞马唑仑（2020）、含可待因复方口服液体制剂等。

上述品种包括其可能存在的盐和单方制剂，也包括其可能存在的化学异构体及酯、醚（除非另有规定）。

## 二、麻醉药品和精神药品的储存与养护

### （一）麻醉药品和第一类精神药品储存养护要求

药品经营企业禁止经营麻醉药品原料药和第一类精神药品原料药。

**1. 设置麻醉药品专库** 储存麻醉药品制剂和第一类精神药品制剂的药品批发企业要设置麻醉药品专库，严格执行专库储存管理规定，将麻醉药品制剂和第一类精神药品制剂储存在符合要求的麻醉药品专库内。专库的设置要求是：①采用无窗建筑形式，整体为钢筋混凝土结构，具有抗撞击能力，入口采用专用钢制防盗门，实行双人双锁管理；②根据储存品种要求，专库内设置有常温储存间和阴凉储存间，具有相应的防火设施；③具有监控设施和报警装置，报警装置应当与当地公安机关报警系统联网。

麻醉药品制剂和第一类精神药品制剂的使用单位要设立专库或专柜储存麻醉药品和第一类精神药品。专库要设有防盗设施并安装报警装置；专柜要使用保险柜。专库和专柜都要实行双人双锁管理。

**2. 采购管理要求** 药品批发企业经批准，取得《麻醉药品和第一类精神药品经营许可证》后，可以经营麻醉药品制剂和第一类精神药品制剂，但不允许销售给药品零售企业，只能销售给有使用资质的医疗机构。

全国性药品批发企业经国家药品监管部门批准应当从定点生产企业购进麻醉药品制剂和第一类精神药品制剂；区域性药品批发企业可以从全国性药品批发企业购进麻醉药品制剂和第一类精神药品制剂，经所在地省级药品监管部门批准，也可以从定点生产企业购进麻醉药品制剂和第一类精神药品制剂。全国性药品批发企业和区域性药品批发企业向医疗机构销售麻醉药品制剂和第一类精神药品制剂，应当将药品送至医疗机构，医疗机构不得自行提货。购买特殊管理药品付款方式应采用银行转账。

**3. 收货** 麻醉药品和第一类精神药品经营企业要同时配备 2 名专职收货员，麻醉药品制剂和第一类精神药品制剂到货时，收货员要向承运单位索取《麻醉药品、第一类精神药品运输证明》副本，并在收货后 1 个月内交还，运输证明有效期为 1 年（不跨年度）。铁路运输要使用集装箱或铁路行李车；公路、水路运输的，要有专人押运。承运人要在 2 名专职收货人员指引下，直接将麻醉药品制剂和第一类精神药品制剂卸货到麻醉药品专库，在专库内的待验区待验。

**4. 验收** 麻醉药品制剂和第一类精神药品制剂入库必须双人验收，货到即验，必须在专库内由双人进行开箱验收，并逐件清点验收至最小药品包装。验收记录双人签字（图 12-1），包括：药品通用名称、剂型、规格、批准文号、产品批号、生产日期、有效期至、生产企业、供货单位、到货数量、到货日期、验收合格数量、验收结果、验收人员签字等，记录内容应真实、准确、完整、可追溯；同时登录符合 GSP 要求的《医药经营 ERP 系统》填写验收记录；每日每批药品均做到账物相符。同时扫描并上传药品追溯信息码，满足药品追溯的要求。

×××××医药公司　　　**特殊管理药品验收单**　　　编号：

货　　主：　　　　　　　业务类型：采购　　　　　货品类别：特殊管理药品
供货单位：　　　　　　　货品 ID：　　　　　　　　WMS 单号：
ERP 单号：　　　　　　　货主商品：　　　　　　　打印序号：
预报单号：　　　　　　　采购原因：

| 药品通用名称 | 规格 | 剂型 | 单位 | 到货数量 | 批准文号 | 产品批号 | 生产日期 | 生产企业 | 到货日期 |
|---|---|---|---|---|---|---|---|---|---|
|  |  |  |  |  |  |  |  |  |  |

| 供货单位 | 有效期至 | 药品包装状况 | 验收数量 | 合格数量 | 验收结论 | 验收员意见 |
|---|---|---|---|---|---|---|
|  |  |  |  |  |  |  |

储存条件：　　　　　　　　　　储存库房：

收货员1：　　　　　　收货员2：　　　　　验收员1：　　　　　验收员2：
收货作业时间：　　　　　　　验收作业时间：　　　　　　　采购员：

图 12－1　特殊管理药品验收单（绿色）

**5. 储存养护**

（1）专库储存　在专库内，麻醉药品制剂和第一类精神药品制剂同样遵守"分区分类、货位编号"的原则，按照药品包装标示的储存要求，分别储存在符合温湿度要求的常温储存间和阴凉储存间（柜）内。日常要对专库内的温湿度进行连续监测和调控，并采取相应的避光、遮光等养护措施，对麻醉药品制剂和第一类精神药品制剂实行重点养护（至少每个月检查和养护一次）。

（2）专人专账管理　经营麻醉药品制剂和第一类精神药品制剂的全国性药品批发企业和区域性药品批发企业以及使用单位都要配备专人负责该类药品的储存管理，并建立储存麻醉药品制剂和第一类精神药品制剂的专用账册。专用账册分为纸质版和电子版，纸质版的保存期限应当自药品有效期期满之日起不少于 5 年，电子版则永久保存。

**6. 出库**　麻醉药品制剂和第一类精神药品制剂的出库必须遵守双人复核，复核内容应完整，出库四原则：出库时要有专人对购货单位、药品的通用名称、剂型、规格、数量、批号、有效期至、生产企业、出库日期、质量状况等进行核查，并填写记录。将复核结果录入《医药经营 ERP 系统》，自动生成出库复核记录。做到账、物、卡相符，发货人、两名复核人共同在单据上签名。专用账册保管期至药品有效期满之日起不少于 5 年。

麻醉药品制剂和第一类精神药品制剂应由双人同时包装，独立装箱；单独打印随货同行单（送货单），并加盖药品出库专用章。麻醉药品制剂和精神药品制剂出库时必须凭《特殊管理药品出库清单》（图 12－2）才能允许出库放行。

麻醉药品和第一类精神药品都是列入国家电子监管《入网药品目录》的药品，要在出库时扫描并上传药品追溯信息码，将出库信息上传至全国药品监管信息平台。

**7. 不合格药品的处理**　对因破损、变质、过期而不能销售的麻醉药品制剂和第一类精神药品制剂品种，应当清点登记造册，单独妥善保管，并及时向企业（单位）所在地县级以上药品监督管理部门申请销毁。药品销毁应有记录并由监销人员签字，存档备查，企业或使用单位不得擅自处理。

## ×××××××医药有限公司【特殊管理药品】出货清单/复核单

客户：　　　　　　　　　截单批次：　　　　　　出货清单号：
地址：　　　　　联系电话：　　　　　联系人：　　　发票单号：
集货区域：　　　　　　　　　　　　货主流水号：
货主：　　　　　　　　　　　　　　货主单号：

| 药品ID | 药品名称 | 生产厂家 | 规格/剂型 | 批号 | 生产日期 | 有效期至 | 质量状态 | 数量/包装 |
|--------|----------|----------|-----------|------|----------|----------|----------|-----------|
|  |  |  |  |  |  |  |  |  |
|  |  |  |  |  |  |  |  |  |
|  |  |  |  |  |  |  |  |  |
|  |  |  |  |  |  |  |  |  |
|  |  |  |  |  |  |  |  |  |
|  |  |  |  |  |  |  |  |  |
|  |  |  |  |  |  |  |  |  |
|  |  |  |  |  |  |  |  |  |
|  |  |  |  |  |  |  |  |  |

拣货：×××　　　　复核：×××　　　　送货：×××　××　　制单：×××
拣货时间：　　　　复核时间：　　　　送货时间：　　　　收货：

图 12 – 2　特殊管理药品出库清单

### （二）第二类精神药品的储存要求

1. 第二类精神药品经营企业应当在药品库房中设立独立的专库或专区（柜）储存第二类精神药品，并满足温湿度等储存条件要求。

2. 第二类精神药品的入库、出库，必须核查数量，做到准确无误。

3. 储存第二类精神药品要建立专用账册，实行专人管理。专用账册的保存期限应当自药品有效期期满之日起不少于 5 年。

4. 第二类精神药品也要单独包装装箱，不得与其他药品混合拼箱。

5. 对因破损、变质、过期而不能销售的第二类精神药品品种，应清点登记造册，单独妥善保管，并及时向所在地县级以上药品监督管理部门申请销毁。企业或使用单位不得擅自销毁。

---

**即学即练 12 – 2**

中药"罂粟壳"应储存在哪种药品专库？（　）

A. 麻醉药品库　　　　　　　　　　B. 第二类精神药品库

答案解析　　C. 医疗用毒性药品库　　　　　　D. 中药饮片库

---

## 任务三　医疗用毒性药品的储存与养护

PPT

医疗用毒性药品因其毒性剧烈使用不当会致人中毒或死亡，为此《药品管理法》将医疗用毒性药品列为实行特殊管理的药品，对其生产、加工、收购、经营、配方使用等方面实行特殊监管。

## 一、医疗用毒性药品的概念、品种和分类

### （一）医疗用毒性药品概念

医疗用毒性药品是指毒性剧烈，治疗剂量与中毒剂量相近，使用不当会致人中毒或死亡的药品，简称毒性药品。

### （二）医疗用毒性药品的品种与分类

**1. 毒性中药材或中药饮片**　共 27 种，包括：砒石（红砒、白砒）、砒霜、水银、生马钱子、生川乌、生草乌、生白附子、生附子、生半夏、生南星、生巴豆、斑蝥、青娘虫、红娘虫、生甘遂、生狼毒、生藤黄、生千金子、生天仙子、闹羊花、雪上一枝蒿、白降丹、蟾酥、洋金花、红粉、轻粉、雄黄。

**2. 毒性化学药品**　毒性化学药品种（原料药、不包含制剂）共 13 种，包括：去乙酰毛花苷丙、阿托品、洋地黄毒苷、氢溴酸后马托品、三氧化二砷、毛果芸香碱、升汞、水杨酸毒扁豆碱、氢溴酸东莨菪碱、亚砷酸钾、士的宁、亚砷酸注射液、A 型肉毒素及其制剂。

## 二、医疗毒性药品的储存与养护

医疗用毒性药品的储存管理要求与麻醉药品的储存要求相近。收购、经营、加工、使用毒性药品的单位必须建立健全保管、验收、领发、核对等制度，严防收假、发错，严禁与其他药品混杂。

### （一）设置专库

储存医疗用毒性药品必须要设置专库或专柜，其建筑结构要求与储存麻醉药品的专库条件相同。专库和专柜必须设置双锁，并由专人保管，做到双人双锁管理，专账记录。专库有相应的安全防盗设施设备，安全监控和报警系统与公安部门联网。

### （二）验收入库

医疗用毒性药品到货后，收货人员应检查运输工具是否符合要求，专用包装是否完整密封，是否有专人押运。在收货员指引下直接将医疗用毒性药品卸货到毒性药品专库（注：毒性药品专库实行双人双锁）的待验区待验。

医疗用毒性药品为双人验收、双人签字，建立专用验收账册。验收人员应在专用验收台上使用专用工具进行检查，查看外包装是否有毒性药品的特殊标识，查验检验报告和合格证，检查包装、标示，打开最小包装检查药品外观性状及说明书。清点数量时，应清点到最小包装，验收记录应为双人签全名；并按规定使用特殊药品验收单。验收过程应同时登录《医药经营 ERP 系统》核对并输入验收信息，扫描并上传药品追溯信息码，满足药品质量追溯的要求。

### （三）储存与养护

储存毒性药品应根据药品的质量特性进行分类储存，并定期进行养护，做好养护记录。毒性药品库应根据储存品种进行分库或分区，医疗用毒性中药材、毒性中药饮片、毒性化学原料药和毒性化学药制剂应分库储存。在库内应设置阴凉储存间（柜）和常温储存间。应对专库内的温湿度实行连续监测和调控，并采取密封、避光等措施。

毒性药品专库或专柜（仓）不得混存其他药品，不宜同时用药的（违反十八反，十九畏）毒性中药饮片不能存放在同一仓位，如生川乌、生草乌、生附子不能与生半夏同时存放在同一仓位。

毒性中药材中矿物类药材除了雄黄和水银外都易吸潮，应做好密封，注意防潮；水银容易挥发，散落后不易收起，应储存在阴凉处、严格密封；轻粉和白降丹颜色容易变暗，红粉易变深，也要阴凉、密封保存；洋地黄毒苷遇光变质，故应避光、密闭保管；毒性药材中易泛油的品种有：生千金子、生巴豆、红娘虫、青娘虫、斑蝥、天仙子等，这些药材应阴凉储存；洋金花和闹羊花易变色，应储存在阴凉干燥处。轻粉、红粉和白降丹应避光，密闭保管。

### （四）出库复核、包装及运输

医疗用毒性药品出库、复核、包装和运输等过程与麻醉药品要求相同，不合格毒性药品的处理也与麻醉药品相同。毒性药品出库时也必须凭《特殊管理药品出库清单》才能允许出库放行。

**即学即练 12 - 3**

下列哪种中药材不属于毒性中药材？（　　）

A. 生白附子　　　　B. 生半夏　　　　C. 生马钱子　　　　D. 生大戟

答案解析

## 任务四　其他特殊管理药品的储存养护

PPT

特殊管理药品除了前文介绍的疫苗、麻醉药品、精神药品、医疗用毒性药品外，还包括放射性药品、药品类易制毒化药品、蛋白同化制剂、肽类激素等。

### 一、放射性药品的储存养护

#### （一）放射性药品的概念和类型

放射性药品通常是指用于临床诊断或治疗的放射性核素制剂或者其标记药物。包括裂变制品、加速器制品、推照制品、放射性同位素及其配套药盒、放射免疫分析药盒等。

《中国药典》（2020 年版，二部）收载的 30 种放射性药品全都是由 11 种放射性核素制备的。可按核素的不同分为 11 类：$^{153}$钐、$^{133}$氙、$^{131}$碘、$^{67}$镓、$^{18}$氟、$^{32}$磷、$^{99m}$锝、$^{51}$铬、$^{201}$铊、$^{89}$锶、$^{125}$碘。常用的放射性药品有来昔决南钐［$^{153}$Sm］注射液、氙［$^{133}$Xe］注射液、枸橼酸镓［$^{67}$Ga］注射液、氟［$^{18}$F］脱氧葡糖注射液等。

#### （二）放射性药品的储存养护要求

放射性药品应储存于专库（柜）内，放置在与放射剂量相适应的防护装置内，专人负责保管，专账记录。放射性药品原料药应放在铅罐内，置于贮源室的贮源柜内密闭保存，容器表面辐射水平应符合规定；应按不同品种分类放置在通风橱贮源槽内，并作明显标示。储存放射性药品的铅罐应避免拖拉或撞击。

仓库收到放射性药品时，应认真核对药品名称、生产批号、生产企业、生产日期、有效期至、批准文号、放射性药品特殊标示、放射性浓度、总体积、总强度、容器号、溶液的酸碱度及其他物理性状。

应检查液体放射性药品容器有无破损、渗漏。储存放射性药品的容器是否贴好标签。出库验发时必须做好使用登记，要有专人对品种、数量进行复查，剩余的放射性药品应在当天放回库房并核对数量，做好登记；出现丢失时应及时追查去向，并向安保部门报告。过期失效而不可供药用的放射性药品，不得随便处理。应单独存放，由专业处理机构进行处理，防止发生放射性污染。

## 二、药品类易制毒化学品的储存养护

### （一）药品类易制毒化学品的概念和类型

易制毒化学品，是指国家规定管制的可用于制造麻醉药品和精神药品的前体、原料和化学配剂等物质，流入非法渠道又可用于制造毒品。药品类易制毒化学品，是指《易制毒化学品管理条例》中所确定的麦角酸、麻黄碱等物质。

易制毒化学品分为三类。第一类是可以用于制毒的主要原料，如麦角酸、麦角胺、麦角新碱、麻黄素类物质（麻黄素、伪麻黄素、消旋麻黄素、去甲基麻黄素、甲基麻黄素、麻黄浸膏、麻黄浸膏粉等）；第二类、第三类为可以用于制毒的化学配剂。药品类易制毒化学品属于第一类易制毒化学品。

### （二）药品类易制毒化学品储存养护要求

药品类易制毒化学品安全管理要求与麻醉药品和第一类精神药品基本相同。

1. 药品经营企业及相关单位要按照规定配备相应仓储安全管理设施，制定相应的安全管理制度。储存药品的专库（柜）要设有防盗设施，专柜要使用保险柜；储存场所要设置电子监控设施，安装报警装置并与公安机关联网。

2. 药品经营企业及相关单位要按照规定建立专用账册，专用账册保存期限应当自药品类易制毒化学品有效期期满之日起不少于2年。

3. 存放易制毒化学品的专库（柜）、专区实行双人双锁管理。药品类易制毒化学品入库必须双人验收，出库必须双人复核，做到账物相符。

4. 药品类易制毒化学品要进行重点养护。药品仓库结合日常的验收入库、在库保管、出库验发等环节，随时进行养护工作，如按照规定监测与调节库房温湿度、点清数量、验看药品包装标识、查看有效期、检查外观质量状况等，以充分保证质量。

5. 药品入库验收和出库验发时，要登录《医药经营 ERP 系统》核对并输入验收信息，扫描并上传药品追溯信息码，满足药品追溯的要求。

6. 发货必须严格执行出库复核制度，认真核对实物与药品销售出库单是否相符，并确保将药品类易制毒化学品送达购买方《药品生产许可证》或者《药品经营许可证》所载明的地址，或者医疗机构的药库。在核查、发货、送货过程中发现可疑情况的，必须立即停止销售，并向所在地药品监督管理部门和公安机关报告。

7. 仓库发生药品类易制毒化学品被盗、被抢、丢失或者其他流入非法渠道情形的，必须立即报告当地公安机关和县级以上地方药品监管部门。

### 三、蛋白同化制剂和肽类激素的储存养护

#### （一）蛋白同化制剂概念和类型

蛋白同化制剂是合成代谢类药物，具有促进蛋白质合成和减少氨基酸分解的作用，可促进肌肉增生，提高动作力度和增强男性的性特征。

常用蛋白同化制剂包括甲睾酮、克仑特罗、达那唑、雄烯二醇、双氢睾酮、己烯雌醇、美雄诺龙、美睾酮、诺龙司坦唑醇、睾酮等。

#### （二）肽类激素的概念和类型

肽类激素主要由丘脑下部及脑垂体等分泌器官产生，由氨基酸通过肽键连接而成，可通过刺激肾上腺皮质生长、红细胞生成等实现促进人体的生长、发育，大量摄入会降低自身内分泌水平，损害身体健康，还可能引起心血管疾病、糖尿病等。滥用肽类激素也会形成较强的心理依赖。

肽类激素常用药品有：注射用促皮质素、重组人促红素注射液、注射用绒促性素、重组人生长激素注射液、低精蛋白锌胰岛素注射液等。

药品零售企业禁止经营蛋白同化制剂和肽类激素，胰岛素制剂除外。

#### （三）蛋白同化制剂和肽类激素的储存养护

蛋白同化制剂通常需要阴凉储存，肽类激素则需要冷藏储存。收货、验收、出库复核及装车发货肽类激素都需要在符合温度要求的冷链环境下进行（见项目五任务五、项目六任务四）。蛋白同化制剂、肽类激素应专库或专柜存放，实行专人和专账管理，有专门的验收、检查、保管、销售和出入库登记制度和记录。肽类激素药品通常需要专用冷藏柜储存。对蛋白同化制剂和肽类激素药品要进行重点养护。

蛋白同化制剂、肽类激素的验收、检查、储存、销售和出入库登记记录应当保存至超过药品有效期2年，不得少于5年。

### 【必须坚决杜绝特殊管理药品流入非法渠道：法治教育】

特殊药品除了具有药品一般的属性外，流入非法渠道将会导致药物滥用，对公众身心健康和生命安全以及社会稳定带来严重危害。国家相关监管部门多年来一直坚持"严格监管、检查到位、重点跟踪、确保安全"的原则，突出重点品种、重点环节和重点人员的查处；每年要对疫苗、麻醉药品、精神药品、医疗用毒性药品和药品类易制毒化学品的生产和流通开展全覆盖检查，重点检查药品储存、流通渠道以及购买方资质审核等情况，督促相关单位落实第一责任人的责任，严格特殊药品生产、购销、发货、储运及从业人员等环节的管理，持续完善安全管理制度，严防特殊药品流入非法渠道。《药品管理法》的修订和《疫苗法》的发布，也表明监管部门对此类犯罪所采取的"最严厉处罚"措施，要对监管中发现的违法违规行为依法查处，对涉嫌犯罪的，依法追究相关人员的法律责任。

**即学即练 12 - 4**

下列哪类药品仓库储存中要求实行双人双锁管理？（    ）

答案解析    A. 肽类激素    B. 蛋白同化制剂    C. 药品类易制毒化学品    D. 放射性药品

答案解析

一、选择题

1. 下列药品属于特殊管理药品的是（　　）

    A. 维生素 C 片　　　　　　　　　　　B. 逍遥丸

    C. 吗啡注射剂　　　　　　　　　　　　D. 白芍

2. 氯胺酮也称 K 粉，属于以下哪类药品（　　）

    A. 麻醉药品　　　　　　　　　　　　　B. 一类精神药品

    C. 二类精神药品　　　　　　　　　　　D. 医疗用毒性药品

3. 地西泮属于（　　）类精神药品

    A. 第一　　　　　　　　　　　　　　　B. 第二

    C. 兴奋　　　　　　　　　　　　　　　D. 镇静

4. 下列属于放射性药品的是（　　）

    A. 冰硼散　　　　　　　　　　　　　　B. $^{131}$I

    C. 阿司匹林栓　　　　　　　　　　　　D. 异烟肼

5. 下列不属于医疗用毒性中药材品种的是（　　）

    A. 青娘虫　　　　　　　　　　　　　　B. 生藤黄

    C. 雄黄　　　　　　　　　　　　　　　D. 麻黄

6. 下列不属于医疗用毒性化学药品种的是（　　）

    A. 去乙酰毛花苷丙　　　　　　　　　　B. 阿托品

    C. 洋地黄毒苷　　　　　　　　　　　　D. 左乙拉西坦

7. 根据《易制毒化学品管理条例》，易制毒化学品主要分为（　　）类

    A. 一　　　　　　　　　　　　　　　　B. 二

    C. 三　　　　　　　　　　　　　　　　D. 四

8. 麻黄素类物质（麻黄素、伪麻黄素、消旋麻黄素、去甲麻黄素、甲基麻黄素、麻黄浸膏、麻黄浸膏粉等）属于（　　）

    A. 麻醉药品　　　　　　　　　　　　　B. 一类精神药品

    C. 二类精神药品　　　　　　　　　　　D. 易制毒化学品

9. 经营第二类精神药品的企业应当在药品库房中设立独立的专库或者专柜储存第二类精神药品，并建立专用账册，实行专人管理。专用账册的保存期限应当自药品有效期期满之日起不少于（　　）年

    A. 2　　　　　　　　　　　　　　　　B. 3

    C. 4　　　　　　　　　　　　　　　　D. 5

10. 下列不属于第二类精神药品的是（　　）

    A. 盐酸曲马多胶囊　　　　　　　　　　B. 巴比妥注射液

C. 普鲁卡因注射液　　　　　　　　　　D. 艾司唑仑片

11. 疫苗运输过程中，配送单位要填写"疫苗运输温度记录表"，超过（　　）小时，要填写途中温度

    A. 半小时　　　　　　　　　　　　　　B. 2 小时

    C. 6 小时　　　　　　　　　　　　　　D. 8 小时

12. 疫苗接种单位可以接收下列哪个单位配送的疫苗（　　）

    A. 疫苗生产企业　　　　　　　　　　　B. 疫苗经营企业

    C. 疫苗销售代表　　　　　　　　　　　D. 上级疾控中心

13. 市区街道卫生服务中心在疫苗接种中出现的过期疫苗，需要怎样处理（　　）

    A. 在本单位就地销毁　　　　　　　　　B. 区疾控中心统一回收后销毁

    C. 退回疫苗生产企业　　　　　　　　　D. 由医药代表给予换新

14. 药品批发企业经过申请后，允许经营下列哪种药品（　　）

    A. 麻醉药品原料药　　　　　　　　　　B. 疫苗

    C. 蛋白同化制剂　　　　　　　　　　　D. 第一类精神药品原料药

15. 下列哪种药品入库时不要求"双人验收"（　　）

    A. 医疗用毒性药品　　　　　　　　　　B. 药品类易制毒化学品

    C. 麻醉药品　　　　　　　　　　　　　D. 放射性药品

16. 特殊药品验收时，验收员对下列哪种药品不索取由药品生产企业出具并加盖供货单位质量专用章的随批检验报告（　　）

    A. 破伤风人免疫球蛋白注射液　　　　　B. 毛果芸香碱原料药

    C. 盐酸哌醋甲酯缓释片　　　　　　　　D. 盐酸克仑特罗片

17. 药品类易制毒化学品的专用账册保存期限应当自药品有效期期满之日起不少于（　　）

    A. 1 年　　　　　　　　　　　　　　　B. 2 年

    C. 3 年　　　　　　　　　　　　　　　D. 5 年

18. 疫苗接种单位每天上午和下午都要检查储存疫苗的医用冰箱温度，冰箱冷藏室温度要控制在 2 ~ 8℃，冷冻室温度要控制在（　　）

    A. ≤ -25℃　　　　　　　　　　　　　B. ≤ -15℃

    C. ≤ -10℃　　　　　　　　　　　　　D. ≤0℃

19. 疫苗接收单位在疫苗收货验收中提取的《疫苗运输在途温度监测记录》，应保存至疫苗有效期满后不少于（　　）备查

    A. 1 年　　　　　　　　　　　　　　　B. 2 年

    C. 3 年　　　　　　　　　　　　　　　D. 5 年

20. 下列哪种药品应储存在毒性药品专库（　　）

    A. 亚砷酸注射液　　　　　　　　　　　B. 复方盐酸地芬诺酯片

    C. 福尔可定溶液　　　　　　　　　　　D. 盐酸丁丙诺啡舌下片

二、判断题

1. 药品经营企业禁止经营第一类精神药品原料药。（　　）

2. 药品经营企业禁止经营甲类疫苗，但可以经营乙类疫苗。（　　）

3. 丁丙诺啡制剂属于第二类精神药品。（　　）

4. 疫苗接种单位配备的冰箱可以选用家庭用普通冰箱。（　　）

5. 疫苗验收实行"人盯人"管理，即"一人负责验收""一人负责审核"，由"审核人签字"负责。
（　　）

书网融合……

知识回顾

微课

习题

## 项目十三　非药品类医药商品的储存养护

### 学习引导

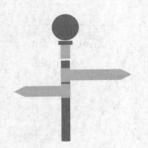

前面我们介绍了各类药品的储存与养护，除了药品以外仓库中还有一些非药品，这些非药品类医药商品在仓库中储存时有些也容易变质，也需要进行养护，本项目我们就给大家简要介绍一下这些非药品类医药商品的储存与养护。

### 学习目标

1. **掌握**　医疗器械、消毒剂和卫生用品的储存养护方法。
2. **熟悉**　非药品类医药商品的储存养护要求。
3. **了解**　非药品类医药商品的常见变质情况。

在医药商品储存与养护工作中，相当一部分工作是非药品类医药商品的储存养护。非药品类医药商品通常包括医疗器械、保健食品、医药类化妆品、预包装食品、消毒剂、卫生用品和卫生杀虫剂等。

## 任务一　医疗器械的储存养护　微课

PPT

### 岗位情景模拟 13−1

**情景描述**　浙江＊＊中医院从当地一家医药商品经营企业购买了一台贝克曼库尔特五分类血球计数仪，安装后主机工作正常，但分析结果不能传到电脑上，屏幕提示 Check DMS Status，关机后重启故障依旧。经维修人员拆开电脑机箱，取下 PVI 总线上的数据接收板，发现板背面积满灰尘，遂将机内灰尘彻底清除，装机后重试，恢复正常。

**讨　论**　1. 医疗器械仓库必须具备哪些储存条件？

2. 医疗器械应该如何保管养护？

答案解析

医疗器械常见的变质现象主要是包装破损、污染、氧化分解、变质、超过有效期以及布满灰尘影响使用等。在仓储养护工作中，医疗器械应按照说明书或者包装标示的储存要求专库、专柜分类储存保管，也应当按照其质量特性进行合理保养与维护。

## 一、医疗器械仓库的设置

仓库设置要求：医疗器械储存作业区、辅助作业区必须与办公生活区分开一定距离或者有隔离措施，在库房储存医疗器械，必须按质量状态采取控制措施，实行分区管理，包括待验区、合格品区、不合格品区、发货区等，并有明显区分（同样实行色标管理，设置待验区为黄色、合格品区和发货区为绿色、不合格品区为红色），退货产品应当单独存放。常温库和阴凉库的条件和设施设备要求与药品仓库要求相同。库房对有特殊温湿度储存要求的医疗器械，应当配备有效调控及监测温湿度的设备或仪器。

经营需要冷藏、冷冻储存的医疗器械，企业必须配备以下设施设备。

1. 与其经营规模和经营品种相适应的独立冷库，有出入冷库的缓冲区域或有隔离设施。

2. 用于冷库温度监测、显示、记录、调控、报警的设备。

3. 能确保制冷设备正常运转的设施（如备用发电机组或者双回路供电系统、备用制冷机组）。

4. 企业应当根据相应的运输规模和运输环境要求配备冷藏车、保温车，或者冷藏箱、保温箱等设备。冷藏车具有显示温度、自动调控温度、报警、存储和读取温度监测数据的功能。冷藏箱、保温箱具有良好的保温、防护性能，配置温度自动监测设备，可采集、显示并记录运输过程中的温度监测数据。

5. 对有特殊温度要求的医疗器械，应当配备符合其储存要求的设施设备。

6. 经营含有放射性的医用核素设备，应当配备储存放射性源的专用仓库。

## 二、医疗器械的储存养护

医疗器械收货、验收、入库以及拣货、复核、包装（拼箱）、出库发货和运输等过程都与药品要求相似（见项目五和项目六）。

### （一）收货验收

与药品验收相同，收货人员在接收医疗器械时，也要核实运输方式及产品是否符合要求，并对照相关采购记录和随货同行单与到货的医疗器械进行核对。交货和收货双方应当对交运情况当场签字确认。对不符合要求的医疗器械应当立即报告质量负责人并拒收。对符合收货要求的医疗器械，应当按品种特性要求放于相应待验区域，或者设置状态标示，并通知验收人员进行验收。需要冷藏、冷冻的医疗器械应当在冷库内待验。

医疗器械验收时，验收人员应当对医疗器械的外观、包装、标签以及合格证明文件等进行检查、核对，并做好验收记录；对需要冷藏、冷冻的医疗器械进行验收时，应当对其运输方式及运输过程的温度记录、运输时间、到货温度等质量控制状况进行重点检查并记录，不符合温度要求的应当拒收。

购买后需要重新组装的医疗器械，验收时应分别检查各个配件是否齐全、各配件是否符合相关标准、配件之间能否正常连接安装，必要时应进行安装试验并对安装完成后的产品性能进行检测。

对无菌医疗器械的验收应严格检查其包装容器和封口，无菌医疗器械的包装容器和材质必须符合国家相关要求，容器封口必须牢固；无菌医疗器械的最小包装必须严格密封，真空包装或包装容器内充有保护性气体的应检查其是否漏气；无菌医疗器械验收，通常不允许打开最小包装，发现包装破损、变形或被污染应拒收并报告质量部。

需要冷藏、冷冻的医疗器械（例如，需冷藏的体外诊断试剂）应当在冷库内进行收货和验收。

（二）入库储存

验收合格的医疗器械应当放置合格区；验收不合格的放置在不合格区，注明不合格事项并做好记录，按照有关规定采取退货、销毁等处置措施。放置合格区的医疗器械产品要根据其质量特性进行合理储存，并符合以下要求。

1. 按说明书或包装标示的储存要求储存医疗器械；

2. 储存医疗器械应当按照要求采取避光、通风、防潮、防虫、防鼠、防火等措施；

3. 搬运和堆码医疗器械应当严格按照包装标示要求规范操作，堆码高度符合包装图示要求，避免损坏医疗器械包装；

4. 医疗器械储存要专库或专区分类存放，医疗器械与非医疗器械应当分开存放，需要冷藏储存的体外诊断试剂要使用专用冷藏库储存，并保持其密封；

5. 无菌医疗器械应与其他医疗器械分库或分柜储存，无菌医疗器械储存库（柜）应保持干燥洁净、无污染。

其他要求与药品储存要求相一致。

第三方医药物流企业储存医疗器械，必须将自营与受托的医疗器械产品分开存放或按照本企业风险管理的要求存放，依据医疗器械产品的质量特性由计算机信息管理系统进行管理，合理储存。

（三）在库检查与盘点

仓库管理人员要根据库房条件、外部环境、医疗器械有效期要求等对医疗器械进行定期检查，建立库存产品检查记录。内容包括：

1. 检查并改善储存与作业流程，储存合理、标示清晰，发现问题及时调整优化储存作业流程。

2. 检查并改善储存条件、防护措施、卫生环境。

3. 每天上、下午不少于2次对库房温湿度进行监测记录，包括：日期、时间、标准值、实时测量值、超标措施和采取措施后测量值、记录人员签字等。

4. 对库存医疗器械的外观、包装、有效期等质量状况进行检查并记录；对无菌医疗器械应严格检查其密封性，发现包装破损或超过有效期即按照不合格医疗器械处理。

5. 对冷库温度自动记录报警装置进行检查、保养，发现异常情况应当及时通知质量管理人员并采取相应的措施。

6. 效期检查：要对库存医疗器械产品的有效期进行跟踪和控制，采取近效期预警、催销及超过有效期锁定等措施；超过有效期的医疗器械，应禁止销售，放置在不合格品区，按照有关规定采取销毁等处置措施，并保存相关记录和附有原始资料等。

7. 定期盘点：根据库存记录，对医疗器械进行定期盘点，做到货物与账目相符。库存记录内容包括：入库时间、医疗器械的名称、规格（型号）、单位、注册证号或备案凭证编号、生产批号或者序列号、生产企业名称、有效期（或者失效期）、库存数量、实际盘点数量、库存地点（货位）、产品质量状态等。

检查中，对由于异常原因可能出现问题的医疗器械、易变质医疗器械、已发现质量问题的医疗器械的相邻批号医疗器械、储存时间较长的医疗器械等，应进行抽样送检。

对储存和陈列中出现的产品质量问题，应及时报质管部确认和处理，将有问题的产品放入不合格区存放，待查明原因后，作退货或销毁处理，处理结果应有记录。

### （四）体外诊断试剂的储存养护

体外诊断试剂大部分需要在 2~8℃间低温冷藏保存，少数品种需 -18℃以下冷冻保存，也有部分品种常温保存即可。批发企业储存体外诊断试剂要设置符合各种体外诊断试剂说明书中储存要求的仓库，其面积应与经营规模相适应，但不得少于 60 平方米，且库区环境整洁，无污染源；体外诊断试剂储存作业区应与经营、办公等其他区域有效隔离；库房内墙、顶和地面应光洁、平整，门窗结构严密。需要冷藏或冷冻储存的要设置储存体外诊断试剂的专用冷藏或冷冻间，其容积应与经营规模相适应，但不得小于 20m³，其要求与储存冷链药品相同（见项目三任务四）。住宅用房不得用作体外诊断试剂的储存仓库。

在正常的情况下，体外诊断试剂验收检查通常不允许打开最小包装外包装。

---

**即学即练 13 -1**

答案解析

有关新型冠状病毒 N - 蛋白检测试剂盒（酶联免疫法）储存正确的方法是？（　　）

A. 储存在原料药冷冻库　　　　　　B. 储存在体外诊断试剂冷藏库

C. 储存在化学药制剂阴凉库　　　　D. 储存在医疗器械常温库

---

## 任务二　保健食品和预包装食品的储存养护

PPT

### 一、保健食品和预包装食品常见变质现象和影响因素

经营的保健食品通常呈现各种口服药品的剂型，例如：口服液、片剂、胶囊剂、膏（滋）剂、颗粒剂、粉剂、软胶囊、胶丸、茶剂等；也有些呈现食品形态，例如：饼干、酒精饮料、果汁饮料、功能性饮料、乳饮料、食醋等。保健食品具有自己特有的标识，天蓝色图案，下有保健食品字样，俗称"蓝帽子标志"。

预包装食品包括预先定量包装以及预先定量制作在包装材料和容器中，并且在一定量限范围内具有统一的质量或体积标识的食品。

### （一）保健食品和预包装食品变质的原因

保健食品和预包装食品变质的原因比较复杂，主要有以下三方面。

**1. 微生物污染**　环境中无处不存在微生物，食品在生产、加工、运输、储存、销售过程中，极易被微生物污染。只要温度适合，微生物就生长繁殖，分解食品中的营养素，食品中的蛋白质被分解成分子量极小的物质，最终分解成肽类、有机酸。此时物质会发生氨臭味及酸味，食品也失去了原有的坚韧性及弹性。

**2. 酶的作用**　动物性食品中存在多种酶，在酶的作用下，食品的营养素被分解成多种低级产物，产生异味。

**3. 氧化反应**　油脂分子中有不饱和化学键，这种键很不稳定，很容易被空气中 $O_2$ 氧化，产生一系列的化学反应，氧化后的油脂有怪味并伴有颜色改变。

### （二）保健食品和预包装食品常见变质现象

**1. 霉变**　由于制法不当，包装储存不宜等，受到霉菌污染的食品在温暖潮湿的环境下通常会发霉

变质。

**2. 裂片、松片** 普通片剂保健食品因为吸潮、久储等而发生裂片、龟裂、松片等异常状态。

**3. 皱皮、干裂** 软胶囊保健食品等由于久贮、包装不严，温度过高，使水分散失而出现皱皮、干瘪。

**4. 凝聚或沉淀** 口服液等液态类保健食品和预包装乳制品，储存时包装密封不严，被微生物污染，易产生絮状凝聚或沉淀；当发生浑浊、絮状凝聚、沉淀或者分层时则不能食用。

**5. 软化、粘连和破裂** 胶丸和软胶囊保健食品，由于存储环境温湿度较高而发生互相粘连、软化或粘瓶现象，也会因为空气湿度过低导致胶囊壳破裂出现漏油等现象，含片等由于高温、高湿环境储存等造成融化粘连。

**6. 潮解结块** 蛋白粉、奶粉等会出现受潮而结块。

**7. 变色变味** 遇光、热、空气或吸潮等环境因素影响，食品中的某些成分易发生氧化分解而变色变味，例如，富含蛋白质的食品中的蛋白质极易分解，产生腐臭味。

**8. 漏气** 真空包装食品发生漏气、胀气现象等。

## 二、保健食品和预包装食品的储存养护

经营保健食品和预包装食品时，既要考虑储存的费用成本，又要防止发生变质和报损。应根据保健食品和预包装食品的性能及要求，将保健食品和预包装食品分别储存于常温库、阴凉库或冷藏库的货架上，严禁直接在地面堆码存放，保证保健食品和预包装食品的质量。实际工作中保健食品和预包装食品在仓库中要分区储存，不能混垛；通常按照每种保健食品和预包装食品的中、小包装上标示的【贮藏】要求进行储存，目前，我国大多数保健食品和预包装食品都要求阴凉保存，保质期通常为24个月；有些含乳制品要求冷藏保存，保质期为1~6个月。保健食品和预包装食品仓库在人员、设施设备、仓储环境和温湿度、分区及色标管理、堆垛操作等要求都与药品的要求相同，在出入库管理与在库检查方面要求也与药品相同。

**即学即练13-2**

药品批发企业仓库中储存的蛋白粉容易发生以下哪种变质现象？（　）

答案解析　A. 发霉　　　B. 生虫　　　C. 潮解结块　　　D. 风化

# 任务三　其他医药商品的储存养护

PPT

## 一、医药类化妆品的储存养护

医药类化妆品从入库到出库妥善保管是其质量的保证。如果保存不好，很容易发生变质。因此，医药类化妆品的保管要注意防污染、防晒、防热、防冻、防潮和合理摆放。

**（一）医药类化妆品常见变质现象**

**1. 变色** 营养类和医药类洗发护发类化妆品原有的颜色较淡，大多是白、蛋黄、粉红或湖蓝色，

如果其表面颜色由原色变深或间隔有深色斑点，即是变质的标志，多是由于某些细菌产生色素，使化妆品变黄、发褐或发黑。

**2. 产气和怪味** 是由于一些细菌发酵，使医药类化妆品中的有机物分解产酸、产气，使化妆品液、膏体膨胀，并酸败产生怪味。

**3. 膏霜稀薄** 医药类化妆品一般含有蛋白质和脂肪类物质，微生物往往会产生各种各样的酶类，酶作用会使化妆品中的蛋白质和脂肪分解，破坏其乳化性，使膏体变得稀薄。

**4. 产生霉斑** 医药类化妆品被一些曲霉菌等污染，在潮湿环境下，黄曲霉、毛霉和青霉菌繁殖产生黄色、黑色或绿色斑点，导致化妆品变质。

**5. 浑浊不清** 液体医药类化妆品中的微生物繁殖生长，会使液膏体变得浑浊不清，有时会出现絮状或丝状等悬浮物。

**6. 油水分离** 医药类化妆品膏体曾被冻结冰或受到高频震荡，或因微生物感染膏体被氧化产生较多的水，乳化状态被破坏，出现油水分离现象。

（二）医药类化妆品储存养护

**1. 防污染** 医药类化妆品在储存过程中如果环境不清洁，容易使细菌繁殖影响储存或者造成化妆品的污染，提高化妆品含菌量，因此，要做好储存库内的清洁卫生工作。

**2. 防晒** 强烈的紫外线具有一定的穿透力易使油脂、香料产生氧化现象和破坏色素，所以医药类化妆品应避光保存。

**3. 防热** 医药类化妆品应储存于阴凉库或常温库，温度过高会使乳化体遭到破坏，造成脂水分离；粉膏类出现干缩，变质失效。

**4. 防冻** 温度过低会使某些化妆品中的水分结冰，乳化体遭到破坏，融化后质感变粗变散，失去效用，对皮肤产生刺激。

**5. 防潮** 潮湿环境是微生物繁殖的温床。环境过于潮湿使化妆品中的细菌加快繁殖，发生变质。也有的医药类化妆品包装瓶或盒盖是铁制的，受潮后容易生锈，腐蚀瓶内膏霜，使之变质。因此医药类化妆品通常密封，放在通风干燥处储存。

**6. 合理摆放** 医药类化妆品储存摆放时注意轻拿轻放，尤其保持中小包装的密封，防止被灰尘或其他脏物污染，防止香味散失。挤压型或按压型包装的化妆品，摆放要稳定，有条理，防止因挤压而造成包装损伤，使化妆品氧化或污染。

**7. 遵循近效期先出原则** 医药类化妆品的有效期一般为 1~2 年，一定要遵循近效期先出原则，不宜长期存放，以免失效。

## 二、卫生用品的储存养护

对卫生用品，收货时严格检查运输工具，卫生用品必须采用密闭车厢，禁止敞篷运输，必须封装完整，要有严格密封的运输包装；收货时要核实企业的《产品备案凭证》《卫生许可证》《生产许可证》等相关证件，记录证件批准文号、有效期，并将复印件备案保存。

卫生用品质量验收，应检查每箱产品是否具有检验合格证，卫生用品销售包装标签通常标示有产品名称、生产企业卫生许可证号、生产日期、生产批号和有效期、储存条件、生产企业名称和地址等，一次性卫生用品最小销售包装标签除标注以上内容外还标注有规格或包装含量；卫生湿巾要符合《卫生湿巾卫生要求》（WS 575－2017），其销售包装上要标注杀菌有效成分及其含量、使用方法、使用范围和注意事项。

验收时应检查运输包装、中包装和销售包装是否密封完好，发现销售包装破损、被污染、标示不清等现象，视为不合格；对于中包装和销售包装密封严密的卫生用品，验收时原则上不允许打开最小包装，必须要打开最小包装检查的，检查后的样品不再回装到原包装内；一次性卫生用品不允许打开最小销售包装。验收完成要填写验收记录，包括卫生用品到货的时间、生产或经营企业名称、产品名称、规格、数量、生产批号、灭菌批号、出厂日期、有效期、生产企业卫生许可证号、验收意见和验收人签名等，并保留原始进货凭证，以备出现产品质量问题时追溯。

入库的卫生用品在运输包装完整的情况下，设专库储存，库内清洁干燥并定期进行空气消毒，卫生用品应按品种、规格、批号和有效期排列储存，应分别摆放在距地面30cm以上的货架上，整齐码列。一次性卫生用品与其他卫生用品应分区或分库储存。

在仓库内禁止打开卫生用品运输包装，打开运输包装后的中包装应存入无菌专柜。非使用时，严禁打开最小包装，最小包装破损后产品被污染，即为不合格，移入不合格品区（库）。卫生用品不得以最小包装出库。在库检查和出库复核时应仔细检查包装是否破损失效、产品是否洁净、有无霉变，标示是否清楚。

 **知识链接**

#### 一次性使用卫生用品的包装、运输与储存要求

《一次性使用卫生用品卫生标准》（GB 15979－2002）第十一条规定：

包装、运输与储存要求

1. 执行卫生用品运输或储存的单位或个人，应严格按照生产者提供的运输与储存要求进行运输或储存。

2. 直接与产品接触的包装材料必须无毒、无害、清洁，产品的所有包装材料必须具有足够的密封性和牢固性以达到保证产品在正常的运输与储存条件下不受污染的目的。

### 三、消毒剂的储存养护

消毒剂整件包装到货验收时应检查整件包装内是否有合格证，应检查最小销售包装内是否含有说明书，应检查标签有无脱落、标识是否清晰、有无缺项；包装有无变形、破损、有无撒漏和被污染；粉剂有无潮解结块，液体制剂有无沉淀，片剂有无破碎或变色等。入库储存时，要防止其发生变质和失效，应根据消毒剂的性能及要求，将其分别整齐存放于常温库、阴凉库或冷藏库，并保证消毒剂的质量。一般情况下，消毒剂通常放置于阴凉通风处，避光、防潮、密封保存。

#### （一）各类消毒剂的储存和运输要求

**1. 胍类和酚类消毒剂**　阴凉干燥避光处保存，包装应严密，防止潮湿，堆垛要垫离地面10cm以上，垛高不超过12箱，与墙面距离保持20cm以上。运输时要密闭，装运容器要求防腐，装卸要轻拿轻放，严禁抛掷。运输时应防晒、防雨、防潮。

**2. 含溴消毒剂（二溴海因、溴氯海因）**　储存于阴凉、通风干燥处，遮光、密封；应防止日晒、雨淋、受潮，禁止与酸或碱、易氧化的有机物和易还原物共储共运。

**3. 含碘消毒剂**（碘酊、聚乙烯吡咯烷酮碘、聚醇醚碘、聚维酮碘）　密封，避光，置于阴凉通风处保存；宜储存在室温下阴凉避光处；按液体包装要求常规运输。

**4. 季铵盐类消毒剂**　例如，苯扎氯铵溶液、苯扎溴铵溶液等要避光、密闭、干燥保存，不得与有毒、有害、有异味、易挥发、易腐蚀的物品同处储存。运输产品时应避免日晒、雨淋。不得与有毒、有害、有异味或影响产品质量的物品混装运输。

**5. 过氧化物类消毒剂**　应储存于通风、避光和阴凉的库房中，不得与其他化学品混存。如：易燃或可燃物、强还原剂、铜、铁、铁盐、锌、活性金属粉末、毛发、油脂类。应使用危险品运输车辆运输。在运输过程中应防止日光照射或受热，不能与易燃品和还原剂混运。

（二）常用消毒剂的储存与运输

**1. 乙醇消毒剂**　包装应密封，防晒、防潮；防高温储存，严禁与易燃易爆的物品混储。装卸摆放应避免倒置。运输时应有防晒、防雨淋等措施；不得与有毒、有害、易燃易爆或影响产品质量的物品混装运输。

**2. 次氯酸钙消毒剂**　产品应严格密封，储存在阴凉、干燥且通风良好的清洁地方；运输时应有防晒、防雨淋等措施；装卸应避免跌落。

**3. 二氧化氯消毒剂**　储存于避光、阴凉、干燥、通风处，切勿与酸类、有机物、易燃物及其他强还原剂接触或共同储存。在运输时应轻装轻卸，不得倒置、防止重压、剧烈碰撞和包装破损，避免日晒、雨淋、受潮，不得与影响产品质量的物品混装运输。

**4. 戊二醛消毒剂**　应密封、避光储存在阴凉、干燥、通风处。不得露天存放，不得与其他有毒物品混储。运输中不得倒置，防压、防撞、防挤、防止暴晒、防雨淋，车辆应经常保持干燥。

**5. 次氯酸钠消毒液**　储存在阴暗干燥处和通风良好的清洁室内。运输时应有防晒、防雨淋等措施；装卸应避免倒置。

**6. 过氧乙酸**　储存时应采用塑料容器，专库储存，专人保管，禁止与还原剂、有机物、可燃物、酸碱和无机氧化剂等混合或接触。必须储存于低温、避光的阴凉处，并采取通风换气措施，防止挥发出的蒸气大量集聚形成爆炸性混合物。同时，由于其在储存中易分解，应当注意有效期。储存过氧乙酸的容器应当留有不少于5%的空隙，防止液体蒸发膨胀造成容器爆裂。过氧乙酸腐蚀性较强，不可直接用手接触；严禁使用铁器或铝器等金属容器盛装存放，远离可燃性物质。

**7. 高锰酸钾**　属于强氧化剂，遇硫酸、铵盐或过氧化氢能发生爆炸，遇甘油、乙醇能引起自燃，与有机物、还原剂、易燃物，如硫、磷等接触或混合时有引起燃烧爆炸的危险；应储存于阴凉、通风的库房，远离火种、热源；库温不超过32℃，相对湿度不超过80%。高锰酸钾包装必须密封，并且应与还原剂、活性金属粉末等分开存放，切忌混储；搬运时要轻装轻卸，防止包装及容器损坏。

**8. 福尔马林**（35%～40%的甲醛水溶液）　应密闭，置阴凉干燥处；放置过久或温度降至9℃以下时，易凝成白色多聚甲醛沉淀，易溶于水。

**9. 煤酚皂溶液**　置阴凉处，密封保存。

**10. 84消毒液**（次氯酸钠为主）　避光，常温下储存一年。

**11. 洁尔灭溶液**（苯扎氯铵溶液）　遮光，密闭保存。

**12. 新洁尔灭**（苯扎溴铵溶液）　遮光，密封保存。

## 四、抗（抑）菌剂储存养护

抗（抑）菌剂到货验收时与药品相同，应索取随货同行单和随批检验报告书，并核查是否盖章等。验收时如果一次性到货较多，也可采用随机抽样法进行采样检查；整件包装应检查是否有合格证，应检查最小销售包装内是否含有说明书，检查标签有无脱落、标识是否清晰、有无缺项；包装有无变形、破损、撒漏和被污染等。洗剂，应检查性状色泽、澄清度、结晶析出、异物、浑浊、沉淀和渗漏等；膏剂，除了检查性状色泽外，还应检查异嗅、异物、酸败、分层、霉变和漏药；凝胶剂，应检查沉淀、结块、均匀度、软硬度等；栓剂，应检查性状、霉变、酸败、干裂、软化、变形、走油和出汗。

抗（抑）菌剂的储存养护应根据其剂型采取相应的措施：洗剂应密闭阴凉储存，应注意洗剂的瓶盖是否拧紧，是否有裂缝，要防止撒漏；整件包装通常比较重，储存摆放和装车运输时应注意严禁倒置，堆垛应注意稳定牢固，不宜太高；要防止重压、跌落摔碎和撞击。膏剂通常避光密封储存，乳膏剂应避光密封置25℃以下储存，不得冷冻，在贮运中要防止重压，堆码不宜过高，以防软管受压发生变形或破裂。凝胶剂应严格密封，注意防热、防冻，一般应在30℃以下密闭储存和运输，要防止重压，并且储存时间不宜过长，以免腐败、酸败。

## 五、卫生杀虫剂储存养护

卫生杀虫剂使用的剂型主要有：粉剂、可湿性粉剂、胶悬剂、喷射剂、油剂、酊剂、水性乳剂、乳油、气雾剂、盘式蚊香、电热蚊香片（液）、毒饵、粘捕剂、杀虫涂料驱避剂等。

仓库中卫生杀虫剂应专库或专区（应与内服药品、保健食品、预包装食品等之间设置有效隔离措施）储存，验收时应注意仔细检查整件包装是否有雨淋、水浸或污渍；采用瓶装、纸盒装、耐压容器罐装及玻璃瓶装的最小销售包装必须要检查其密封性和标示特征。

卫生杀虫剂的储存养护根据不同的剂型有不同的要求。主要应注意防潮（受潮后有的水解失效，有的毒性增加）、防虫、防污染，长时间高温储存容易分解失效，要保持密封状态；按照摆放原则，置于阴凉干燥处保存。同时，要按照近效期原则出库和色标管理标准，设置明显的标示等。

**即学即练 13-3**

下列哪种卫生用品需要标注杀菌有效成分及其含量？（　）

答案解析
A. 卫生湿巾　　　B. 纸尿裤　　　C. 卫生巾　　　D. 卫生护垫

【励志物语：思政专栏】

### 让工匠精神绽放在每一个岗位上

非药品类医药商品的储存与养护，类型品种较多，要求不一，工作量大且不均衡，有时还有一定的危险性，这就要求从事相关工作的人员要有吃苦耐劳精神，能脚踏实地、严谨细致地完成每一项任务；有高度的责任感，认真贯彻执行有关医药商品储存与养护管理工作的每一项工作内容，忠于职守，具有敬业精神。学会充分地利用现代技术手段，开展针对性的储存养护工作，预防为主，防治结合，及时发现和杜绝各类事故的发生。

答案解析

# 目标检测

一、选择题

1. 无菌医疗器械与非无菌医疗器械在储存时应 （　　）

  A. 混合存放         B. 并列存放

  C. 上下存放         D. 分库或分柜存放

2. 仓库内医疗器械摆放应与仓库地面、墙、屋顶、散热器之间有相应的间距或隔离措施，其中与地面间距不少于 （　　）

  A. 20 厘米         B. 10 厘米

  C. 30 厘米         D. 40 厘米

3. 下列 （　　） 商品要求产品的所有包装材料必须具有足够的密封性和牢固性，包装破损后产品被污染，即为不合格

  A. 诊断用医疗器械       B. 消毒剂

  C. 一次性使用卫生用品     D. 卫生杀虫剂

4. 医疗器械储存库内产品应摆放有明显分类标志、状态标识和货位卡，实行统一的色标管理，其中待验医疗器械库（区）为 （　　）

  A. 红色          B. 绿色

  C. 黄色          D. 蓝色

5. 下列 （　　） 消毒液储存时容器应当留有不少于 5% 的空隙

  A. 氯酸钙         B. 过氧乙酸

  C. 锰酸钾         D. 酚皂溶液

6. 目前我国大多数保健食品都要求在 （　　） 保存，保质期通常为 24 个月

  A. 冷库          B. 阴凉库

  C. 常温库         D. 地下室

7. 从事直接接触 （　　） 的员工和现场管理人员不得患有传染病、隐性传染病、精神病，以及有可能污染产品的疾病

  A. 卫生用品         B. 消毒剂

  C. 卫生杀虫剂        D. 保健食品

8. 保健食品和预包装食品储存时应 （　　）

  A. 分区存放         B. 混合存放

  C. 并列存放         D. 分库存放

9. 下列 （　　） 消毒剂堆垛要垫离地面 10 厘米以上，垛高不超过 12 箱

  A. 含碘消毒剂        B. 酚类消毒剂

  C. 季铵盐类消毒剂      D. 过氧化物类消毒剂

10. 下列需要特别注意避免日光照射的是 （　　）

  A. 消毒器械         B. 医药类化妆品

C. 卫生杀虫剂          D. 保健食品

二、判断题

1. 医疗器械与非医疗器械可以同储在同一库房内。（ ）

2. 保健食品都要求阴凉库储存，没有要求冷藏储存的保健食品，因此无需建造冷藏库。（ ）

3. 卫生湿巾的销售包装上要标注杀菌有效成分及其含量、使用方法、使用范围和注意事项。（ ）

4. 84 消毒液能与次氯酸钙同储。（ ）

5. 酒精类消毒剂浓度越高消毒效果越好。（ ）

书网融合……

知识回顾

微课

习题

# 参考文献

［1］国家药典委员会．中华人民共和国药典（2020年版）［M］．北京：中国医药科技出版社，2020．

［2］鲍宗荣，张晓军．医药物流管理技术［M］．北京：化学工业出版社，2020．

［3］欧阳小青．医药物流实务［M］．北京：中国医药科技出版社，2020．

［4］丛树芹，丁静．GSP实用教程［M］．北京：中国医药科技出版社，2017．

［5］杨玉茹．医药商品储运员职业资格培训教程［M］．北京：中国医药科技出版社，2014．

［6］沈力．中药储存与养护技术［M］．北京：人民卫生出版社，2014．

［7］张海瑞，姜云莉．现代医药物流仓储管理策略优化探析［J］．物流工程与管理，2019，41（4）：70
－71．

［8］王学喜，吴晓华．中药材低氧高氮仓储气体环境创建方法研究［J］．甘肃农业科技，2018，7：
17－20．

［9］林文富．医药连锁企业药品仓库货位优化研究［J］．中国市场，2016，15：31－32．